看護学テキスト NiCE

精神看護学 I
こころの健康と地域包括ケア

現代に生きる人々のこころの健康を支える

改訂第3版

編集　萱間真美　稲垣 中

南江堂

執筆者一覧

◆ 編 集

萱間　真美	かやま　まみ	国立看護大学校
稲垣　　中	いながき　あたる	青山学院大学教育人間科学部／保健管理センター

◆ 執 筆 （執筆順）

稲垣　　中	いながき　あたる	青山学院大学教育人間科学部／保健管理センター
萱間　真美	かやま　まみ	国立看護大学校
西　　大輔	にし　だいすけ	東京大学大学院医学系研究科公共健康医学専攻
吉田　光爾	よしだ　こうじ	東洋大学大学院ライフデザイン学研究科
澤野　文彦	さわの　ふみひこ	公益財団法人復康会　沼津中央病院医療相談課
渡邉　忠義	わたなべ　ただよし	社会医療法人あさかホスピタル
津川　律子	つがわ　りつこ	日本大学文理学部心理学科
吉尾　　隆	よしお　たかし	公益財団法人住吉偕成会住吉病院／昭和大学附属烏山病院
寒河江豊昭	さがえ　とよあき	山形県立米沢栄養大学健康栄養学部
相川　章子	あいかわ　あやこ	聖学院大学心理福祉学部
鷹尾　和顕	たかお　かずあき	前社会福祉法人　つばめ福祉会
麻場　英聖	あさば　ひできよ	公益財団法人復康会　沼津中央病院看護部
増子　徳幸	ましこ　のりゆき	一般社団法人てとて　リンクよこはま訪問看護ステーション
福嶋　好重	ふくしま　よしえ	横浜市立市民病院看護部
野田　文隆	のだ　ふみたか	大正大学名誉教授
吉川　隆博	きっかわ　たかひろ	東海大学医学部看護学科
宮本　有紀	みやもと　ゆき	東京大学大学院医学系研究科健康科学・看護学専攻
吉浜　文洋	よしはま　ふみひろ	元佛教大学保健医療技術学部看護学科
牛島　定信	うしじま　さだのぶ	市ヶ谷ひもろぎクリニック／東京慈恵会医科大学
村方多鶴子	むらかた　たづこ	福岡県立大学看護学部
長谷川雅美	はせがわ　まさみ	富山福祉短期大学専攻科看護学専攻
馬場　香里	ばば　かおり	東京都医学総合研究所社会健康医学研究センター
三森　寧子	みつもり　やすこ	千葉大学教育学部
小髙　恵実	こだか　めぐみ	上智大学総合人間科学部看護学科
小山　達也	こやま　たつや	聖路加国際大学大学院看護学研究科
榊　　美樹	さかき　みき	聖路加国際大学大学院看護学研究科
青木　裕見	あおき　ゆみ	聖路加国際大学大学院看護学研究科
山本　朝美	やまもと　あさみ	公益財団法人　浅香山病院看護部
瀬戸屋　希	せとや　のぞみ	聖路加国際大学大学院看護学研究科
白井　教子	しらい　のりこ	北里大学病院看護部

高橋　恵子	たかはし　けいこ	埼玉県立大学保健医療福祉学部看護学科
福宮　智子	ふくみや　ともこ	昭和大学病院看護部／昭和大学保健医療学部
綿谷　恵子	わたや　けいこ	筑波大学附属病院看護部
瀬尾　智美	せお　ともみ	千葉大学医学部附属病院看護部
二宮　未稀	にのみや　みき	千葉大学医学部附属病院看護部

はじめに

第3版の刊行にあたり，編集者として稲垣中先生をお迎えすることができました．

本書は，2019年に故人となられた前任の編集者・野田文隆先生が，精神科医療を地域に展開するうえで，一貫して用いられてきた，「バイオ・サイコ・ソーシャルモデル」を軸にしています．

このモデルは，病気と治療の生物学的理解（バイオ・からだ），当事者や家族の出来事に対する反応（サイコ・こころ），社会・地域・家族や大切な人とのかかわり（ソーシャル・かかわり）という視点から精神障害をもつ人と暮らしを理解し，支援しようとするものです．

今回の改訂では，バイオ・からだの視点と記載をさらに強化し，「精神障害にも対応した地域包括ケアシステムの構築」を目指した，国の施策と精神保健医療福祉政策との関係，法制度の説明，そして看護職がどのように参加することを期待されているかを学べるように整理しました．

2019年に発生し，現在まで私たちのこころとからだに大きな影響を及ぼしている，新型コロナウイルス感染症の蔓延は，自殺者の動向，メンタルヘルス対策への強い関心・ニーズとも関連しています．近年の大規模災害がもたらしているこころの問題と，自分自身の夢に向かってリカバリーしていくための力であるレジリエンス（回復力），支援モデルとしてのストレングスモデルについても詳しく解説しました．

このような時代に学ぶみなさんは，さまざまな困難を感じてこられたと思います．不利なこと，イメージと異なることも多く経験されたことでしょう．看護師となったとき，私たちが出会う多くの方々も，予想外の健康問題，こんなはずではなかったと思う状況に直面し，それを乗り越えて新しい生活を組み立てる必要性に迫られています．みなさん自身が経験した困難が，人とじっくり話したいと願う気持ち，その中で相手を理解したいと願える気持ちに，つながっていく力になると信じています．

悩みをもつことは，人として当然のことであり，自分で行う工夫と，必要なときは他者に助けを求めることで，新しい自分を獲得することができます．こころの健康への取り組みを身近に感じられる時代に学ぶみなさんに，さらに状況を理解し，当事者とともにリカバリーに向けて取り組むための知識が，看護師として進む道のりを支えることを願い，このテキストを届けます．

2021年10月

編集者を代表して　萱間真美

初版の序 〜The door has been opened〜

あなたはなぜ看護師になろうとしているのでしょうか？

いろんな人に聞かれ，自分でも考え……でも，やっぱり「本当の」動機はわからない人が多いのではないでしょうか．それは，人はなぜ助け合うのかという不思議とつながっている問題です．人間は陰惨な喧嘩をしたり，大きな戦争をする一方，親子を超え，家族を超え，地域を超え，世界を超えて援助し合います．そうしたいからするわけではなくても，母親にはぐれて泣いている子どもがいたら，つい「どうしたの？」と声をかけてしまいます．息を切らしているおばあさんがいたら，席を譲ってしまいます．そんなものの集合体が，きっと援助というDNAを人間に刷り込んだのでしょう．援助職になろうと思う人は，そのDNAに導かれているのかもしれません．でも，DNAだけでは，援助職のあなたの人生は決まりません．素質を磨いていくのは，なにあろう「あなた」です．

さて，そのあなたは，この「精神看護学－こころ・からだ・かかわりのプラクティス」という教科書を持って，その厚さにうんざりしていませんか？　項目の多さにくらくらしていませんか？　きっと「試験のために読まなければいけない」「国試のために勉強しなければいけない」という気持ちが先に立って，この本の持つ豊穣な世界に思いが立ちいたらないのだろうと思います．教科書は，すべてを読むことやすべてを覚えることに目的があるわけではありません．DNAがあなたの身体の地図であるように，教科書はあなたの知識と経験の地図です．

この本は，人の"こころ"の看護という，大きな挑戦を描いた地図です．身体看護という比較的目に見える対象を扱う看護に対し，精神看護はおおむね画像や生化学検査などでは判別はできない"こころ"という目に見えない対象を看護します．「えっ，それってどうするの？」という素朴な疑問が湧いてくるはずです．そのあなたの素朴な疑問の導くままに，この本を紐解いてください．身体が傷ついたり，血を流したり，痛みを抱えるように，こころも痛み，発熱し，病みます．そのケアはクーリングや，ギプスや，手術ではないけれども，ちゃんと同様な手当てがあるのです．

この教科書では，そのケアをバイオ（からだ）・サイコ（こころ）・ソーシャル（かかわり）という視点から考えています．それは人間という存在がそのように組成されているからであり，その中心にあって，でも，透けて見えるわけではない精神は「からだ・こころ・かかわり」の中を駆け巡り，栄養されているからです．このアプローチはなにより，対象を広く，大きく，深く理解していこうとするものです．

この教科書の道順は，まずこの地図の意図を示し（第Ⅰ章），精神を病む人の症状を理解し（第Ⅱ章），どんなアセスメントや治療・ケア・支援が必要かを示し（第Ⅲ章），その看護とはなにかを解説し（第Ⅳ章），最後に看護の対象者が守られるべき社会的手段（つまりは法律）を示します（第Ⅴ章）．

　それぞれの章には，もっと詳しい地図が添えられていると理解してください．でも，山に登るにもいろいろなルートがあります．頂上を目指す人もいれば，見晴らしのよい中腹でピクニックをしたい人もいるでしょう．ふもとからルートを眺めて「いい景色だなあ」と満足する人もいるかもしれません．それぞれに精神看護の「風景」を理解してもらえればいいと思います．

　ただ，「からだ−こころ−かかわり」という峰を越えて，頂上に出たときの絶景は，あなたの苦労のぶんだけ感動を与えてくれるでしょう．また，看護師としてのあなたに大きな知識と深い理解を与えてくれるでしょう．あなたの援助職としてのDNAが「こころの看護」の醍醐味にあなたを誘うかもしれません．そんな好奇心と，探求心を持ってこの本に向かってください．

　こころの看護を旅するあなたに，登山口（Door）はすでに開かれています．
The door has been opened!

2010年1月

編集者

目　次

第Ⅳ章　一般病床における精神看護 …………………………………… 175

1　事例から学ぶ一般病床での精神看護 ………………………………… 176

総目次

第 I 章

精神看護は
どんな活動か

1 こころの健康と必要な支援

この節で学ぶこと

1. 日本において，精神障害が社会にどのような影響を与えているかを理解する．
2. 精神障害による社会への影響を踏まえ，精神障害をもつ人に求められる支援について学ぶ．

　これから精神看護学を学習しようとしているみなさんは，日本の精神障害（精神疾患）の現状について，どのような認識をもっているのであろうか．がんをはじめとする身体疾患が死につながるリスクを孕んでいるのに対し，自殺の問題を別にすれば，精神障害は死につながるリスクがないので，精神障害が社会に及ぼす影響はそれほど大きくないと思い込んではいないだろうか．しかしながら，精神障害が社会に及ぼす影響が大きくないというのはまったくの誤解であり，このような誤解を抱えたまま精神看護学を学習すると，みなさんの学びに好ましくない影響を及ぼしてしまうかもしれない．そこで，本節では精神障害が社会にどのような影響をもたらしており，精神障害をもつ人にどのような支援が求められているかについて，データに基づいて考えてみよう．

A. 日本の医療体制における精神障害

　図Ⅰ-1-1は1996年以降の日本における「精神および行動の障害」および「アルツハイマー（Alzheimer）病」による受療者数の推移を示したものである．図Ⅰ-1-1をみれば，20年以上にわたって日本の精神障害による受療者数が一貫して増加してきたことが理解できる．また，表Ⅰ-1-1は2017年10月の精神障害，および他の傷病による受療者数を示したものであるが，精神および行動の障害による受療者は348.1万人で，脳血管疾患（111.5万人），感染症および寄生虫症（118.4万人），腎尿路生殖器系の疾患（183.2万人），脂質異常症（220.5万人），新生物（229.9万人），皮膚および皮下組織の疾患（247.0万人）より多く，糖尿病（328.9万人），呼吸器系の疾患（367.7万人），眼および付属器の疾患（382.7万人）などとおおむね等しい．なお，この調査における精神および行動の障害による受療者にはアルツハイマー病による受療者（56.2万人）は含まれていない[1]．

　続いて，日本の医療機関と病床数の内訳についてみてみよう．2019年10月の日本には全部で179,416ヵ所の医療機関があり，このうち8,300ヵ所が病院であるが，病院の8分の1強にあたる1,054ヵ所が精神科病院である．また，同じ時期に日本には入院病床が全部で1,620,097床存在したが，約2割に相当する326,666床が精神科病床である[2]．

　このように，受療者数，医療機関数，病床数のいずれからみても，精神障害が社会にも

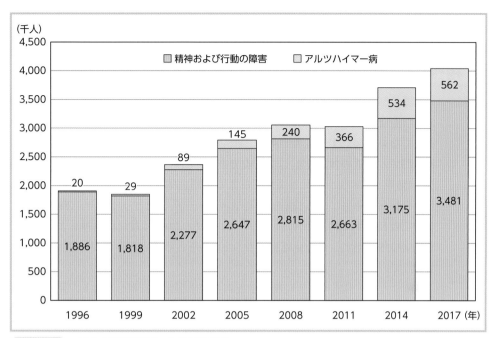

図 I-1-1　日本の精神障害による受療者数

注：2011年のデータには宮城県の一部と福島県が含まれていない．
〔厚生労働省：平成8〜29年患者調査，〔https://www.e-stat.go.jp/stat-search/files?page=1&toukei=00450022&tstat=000001031167〕（最終確認：2021年9月6日）を参考に作成〕

表 I-1-1　日本の主な傷病別受療者数（2017年10月現在）

傷病名	人　数
感染症および寄生虫症	1,184
新生物〈腫瘍〉	2,299
内分泌，栄養および代謝疾患	6,297
糖尿病	3,289
脂質異常症	2,205
精神および行動の障害	3,481
神経系の疾患	1,976
アルツハイマー病	562
眼および付属器の疾患	3,827
耳および乳様突起の疾患	599
循環器系の疾患	13,005
高血圧性疾患	9,937
脳血管疾患	1,115
呼吸器系の疾患	3,677
消化器系の疾患	10,165
皮膚および皮下組織の疾患	2,470
筋骨格系および結合組織の疾患	5,733
腎尿路生殖器系の疾患	1,832
損傷，中毒およびその他の外因の影響	1,426

単位：千人．
〔厚生労働省：平成29年患者調査，〔https://www.e-stat.go.jp/stat-search/files?page=1&toukei=00450022&tstat=000001031167〕（最終確認：2021年9月6日）を参考に作成〕

たらす影響は小さくない.

B. 精神障害と就労

　労働者が身体疾患に罹患したり, 外傷を負ったりした結果, 休職して療養に専念せざるを得なくなることがしばしばみられるが, 精神障害のために休職を余儀なくされることも少なくない. **図I-1-2**は警察職員, 消防職員, 教員を除く地方公務員における長期病休者に関する最近の状況を示したものである. これによると, 新生物 (がん, 良性腫瘍など), 循環器系疾患, 消化器系疾患による長期病休者が減少傾向にあるのに対して, 精神および行動の障害による長期病休者は増加の一途をたどっており, 2003年度から2018年度までの15年間で約2.5倍になっている. また, 2003年度には精神および行動の障害による長期病休者がすべての長期病休者の29.4%を占めていたものが, 2018年度には57.7%に増加している[3].

　このように, 日本の就労に精神障害が及ぼす影響は急増しており, 長期病休者をはじめとする就労能力に問題を抱えた精神障害者に適切な医療を提供する必要が高まっている. 最近の日本では精神障害による長期病休者の職場復帰を支援する「リワーク・プログラム」が普及してきているが, これはこのような時代の流れの中で必然的に発生したものである.

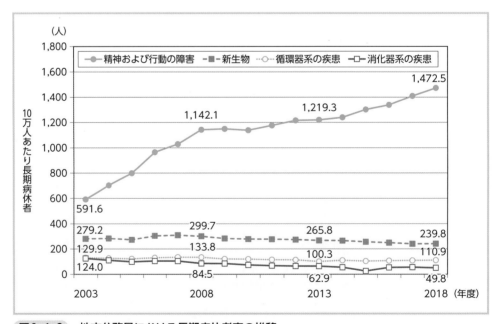

図I-1-2　地方公務員における長期病休者率の推移
[一般社団法人地方公務員安全衛生推進協会：地方公務員健康状況等の現況の概要より引用]

C. 精神障害と死亡リスク

　　読者の多くは「精神障害は，自殺の問題を別にすれば（自殺の問題については第Ⅰ章2節，第Ⅱ章1-3節，第Ⅲ章3節参照），死につながるリスクが少ない病気である」と思い込んではいないだろうか．しかしながら，これも正しい認識とはいえない．

　　古くからさまざまな研究で，精神障害を有する患者は一般人口より**死亡リスク**が高いことが指摘されてきた．2015年に発表されたウォーカー（Walker ER）らの研究[4]によると一般人口と比較した精神障害を有する者の死亡リスクは2.22倍とされているし，デンマークで実施された大規模研究[5]でも精神障害を有する者の死亡リスクは一般人口の2.53倍であり，生存年にすると男性では平均9.97年，女性では平均7.06年も短縮していることが示されている．とくに問題なのは，自殺をはじめとした外因死による生存年の減少分よりも，身体疾患などによる内因死によってもたらされた減少分のほうがはるかに大きいことである．身体疾患に起因する生存年の減少が大きい背景には，精神障害を有する者は食生活をはじめとして非健康的な生活習慣を送っていることが多いこと，喫煙率が高いこと，肥満率が高いことなどによって，脳・心血管疾患や代謝系疾患などに罹患しやすいうえに，これらの身体合併症の治療に対するアドヒアランス（Ⅱ巻第Ⅷ章1節B参照）が不良であるなどといった問題によって身体合併症が悪化しやすいことが関与しているといわれている．

　　このように，精神障害が患者の生命予後に及ぼす影響は大きく，これからの精神科医療では，単に患者の精神的，心理的な問題に対応するにとどまらず，身体的な問題についても留意することが必要である．

D. 精神障害と障害調整生存年（DALY）

　　2019年の日本人女性の平均寿命は約87歳であるが，仮にある女性患者が47歳で発病して，57歳で死亡した場合には，失われた30年分の生存期間のみならず，疾病を抱えて生存した10年についても考慮しないと，その疾患の影響を正しく示すことができない．**障害調整生存年**（disability-adjusted life-year：**DALY**）はこのような問題を解決するために考案された指標で，疾病によって早期に死亡したことによる「損失生存年（year of lost life：YLL）」と，その疾患を抱えて生存した年数にその疾患による障害の程度を重みづけした値を掛け算した「障害による損失年（year lost to disability：YLD）」を合計したもので，「1 DALY」とは完全に健康な状態に換算して1年に相当する期間が失われたことを意味している．

　　2016年の日本におけるYLLの内訳を疾患群別にみてみると，悪性新生物（35.4%），心血管疾患（24.3%），呼吸器感染症（8.0%），呼吸器疾患（6.9%）の順に多く，精神障害はわずか0.32%を占めるにとどまっている．前述の「C. 精神障害と死亡リスク」において，精神障害を有する者の死亡リスクは高いと述べたので，このように精神障害によるYLLが少ないのは矛盾していると感じる読者は少なくないかもしれないが，これは精神障害を有する人が，たとえば，心血管疾患で死亡した場合には精神障害ではなく，心血管疾患で

死亡したとみなされるためである．一方，YLLにYLDを加えたDALYの内訳をみてみると，状況はまったく変わってくる．精神障害によるDALYは悪性新生物（20.6%），心血管疾患（16.8%），筋骨格系疾患（8.0%）に次ぐ第4位（7.2%）であり，認知症（3.2%）や精神障害と密接な関係を有する自傷（2.6%）と併せると第3位となる[6]．

E.　精神障害による疾病費用

　さまざまな疾患による社会的負担を患者数，死亡数，医療費のみで評価すると，精神障害のようにそれ自体は致死的ではない疾患や高額医薬品・医療機器が用いられない疾患はその負担が過小評価される可能性がある．このような問題を踏まえて，近年になってさまざまな疾患の**疾病費用**（cost of illness）に関する検討が行われるようになっている．

　一般に，疾病費用研究では直接費用，生産性費用の2つが計算の対象となる．直接費用とは医療を行うことによって実際に支払いが生じる費用のことで，医療そのもののために医療機関などでかかる直接医療費と，それ以外の直接費である直接非医療費に分けられる．生産性費用とは，その疾患に罹患していることによって生産性が低下したためにもたらされる損失のことで，仕事を休んだり，遅刻・早退したり，退職を余儀なくされたり，あるいは集中力低下や易疲労感などによって仕事の効率が低下したことを反映する罹患費用と，早期に死亡したことを反映する死亡費用の2つから構成される．最近行われた研究結果[7]によると，2008年の日本における統合失調症，うつ病性障害，不安障害に要した疾病費用の内訳は直接費用（それぞれ7,700億円，2,090億円，497億円）よりも生産性費用（それぞれ2兆44億円，2兆8,810億円，2兆3,435億円）のほうが断然大きく，これら3疾患の疾病費用の合計は8兆円を超えるとされている（**表Ⅰ-1-2**）．一方，認知症は疾患の性質上，直接費用には公的医療費のみならず，公的介護費をも含めたほうが適切であり，生産性費用には退職済みであることが多い認知症患者本人の生産性費用ではなくて，家族による介護に関する費用（インフォーマルケアコスト）を計算に含めたほうが妥当と思われるが，2014年の日本における認知症による疾病費用は公的医療費が1兆9,115億円，公的介護費が6兆4,432億円，インフォーマルケアコストが6兆1,593億円で，これらを合計すると14兆5,140億円になる[8]．2008年度と2014年度の日本の国内総生産（gross domestic product：GDP）[9]がそれぞれ509.5兆円，518.2兆円であったことを考慮すると，認知症を

表Ⅰ-1-2　日本における精神障害の疾病費用（2008年）

	統合失調症	うつ病性障害	不安障害
直接費用	7,700	2,090	497
罹患費用	18,497	20,124	20,991
死亡費用	1,547	8,686	2,444
合　計	27,744	30,901	23,932

単位：億円．
[佐渡充洋，稲垣　中，吉村公雄ほか：「精神疾患の社会的コストの推計」事業実績報告書，平成22年度厚生労働省障害者福祉総合推進事業補助金，厚生労働省，2011を参考に作成]

含めた精神障害が日本社会にもたらす経済的影響はきわめて大きい.

引用文献

1) 厚生労働省：平成8〜29年患者調査,〔https://www.e-stat.go.jp/stat-search/files?page=1&toukei=0045002 2&tstat=000001031167〕(最終確認：2021年9月6日)
2) 厚生労働省：令和元(2019)年医療施設(動態)調査・病院報告の概況,〔https://www.mhlw.go.jp/toukei/saikin/hw/iryosd/19/〕(最終確認：2021年9月6日)
3) 一般社団法人地方公務員安全衛生推進協会：地方公務員健康状況等の現況の概要,〔http://www.jalsha.or.jp/tyosa/result〕(最終確認：2021年2月18日)
4) Walker ER, McGree RE, Druss BG: Mortality in mental disorders and global disease burden implication：a systematic review and meta-analysis. JAMA Psychiatry **72**(4)：334-341, 2015
5) Plana-Ripoll O, Pedersen CB, Agerbo E, et al.: A comprehensive analysis of mortality-related health metrics associated with mental disorders: a nationwide, register-based cohort study. Lancet **394**(10211)：1827-1835, 2019
6) World Health Organization: Disease burden and mortality estimates.〔https://www.who.int/healthinfo/global_burden_disease/estimates/en/index1.html〕(最終確認：2020年6月20日)
7) 佐渡充洋, 稲垣　中, 吉村公雄ほか：「精神疾患の社会的コストの推計」事業実績報告書, 平成22年度厚生労働省障害者福祉総合推進事業補助金, 厚生労働省, 2011
8) Sado M, Ninomiya A, Shikimoto R, et al.：The Estimated cost of dementia in Japan, the most aged society in the world. PLoS One **13**(11)：e0206508, 2018
9) 厚生労働省：平成29年度国民医療費の概況(2019年9月26日),〔https://www.mhlw.go.jp/toukei/saikin/hw/k-iryohi/17/index.html〕(最終確認：2021年9月6日)

学習課題

1. 精神障害は社会にどのような影響を与えますか.
2. 精神障害をもつ人の死亡リスクについて説明してみよう.
3. 精神障害が社会に与える影響を踏まえて考えると, 精神障害をもつ人への支援として, どのようなことが必要ですか.

2 現代社会とこころの健康

この節で学ぶこと

1. 現代社会で起きているさまざまな出来事を知る.
2. 人々の暮らしやメンタルヘルスに, どの出来事がどのような影響を及ぼしているかを考える.
3. 自分自身が日々不安に思うことについて考え, それが現代社会のどのような出来事に関連しているかを知る.

A. 不安な現代社会

　2020年4月, 東京では新型コロナウイルス感染症 (COVID-19) 蔓延による緊急事態宣言が発令された. このパンデミック (世界的流行) により, 世界中で多くの人が死亡した. こうした情勢に伴い, 2020年の東京オリンピックに向けてギリシャで聖火が採火された後, オリンピックの開催は1年延期された. 感染症の蔓延はその後も続き, 国民は長期間にわたって大きなストレス下におかれている.

　2016年7月には, 神奈川県の障害者施設である, 津久井やまゆり園で元施設職員が, 入所者19人を死亡させ, 2018年7月に死刑判決を受けた[1]. オーストラリアやアマゾン熱帯雨林では深刻な森林火災が続き, 原因として地球温暖化が指摘されている. 2019年には, 同じく温暖化が原因とされる大雨や大型台風による被害が日本国内でも多発した.

　日本は超高齢社会となって久しい. 65歳以上の人口の全人口に対する比率が21%以上の社会を超高齢社会とよぶが, 日本は2007年にこの割合を超えた[2]. 超高齢社会では, 出生する子どもは少なく, 人口は減少していく. 高齢者の暮らしの糧となる年金制度を支える世代の割合が少なくなり, 負担が増すことが懸念されている. 労働力人口が減るため, 人手不足が深刻になる. 世界には人口が爆発的に増加している国もあるため, 人口の世界的な移動が起こる. この移動は経済活動にも影響する. 低い賃金で働く労働力を確保しようとする事業者と, 安定した雇用と質の高い生活を望む労働者, 税金で財政を運営する国との間では, お互いの利益・不利益が対立することもある.

　このような社会に生きる私たちは, 世代によって焦点は異なるが, 自分や家族, 社会のこれからに対して**不安**を感じている. これまで人類が経験したことのない事態では, 過去の記録に頼ることもできない. 不安はどんな時代にもあるが, それが強くなって, 日々の生活に大きく影響するようになると, 私たちの**こころの健康＝メンタルヘルス**もまた脅かされる. ここでは, 現在日本で起こっているメンタルヘルスにかかわるさまざまな現象と, 私たちが感じる不安について考えたい.

B. 超高齢社会とこころの健康

　超高齢社会では，疾病構造が変わり，医療・介護が必要な人口や認知症をもつ人の数が増加する．核家族世帯，高齢者世帯，単身世帯の増加，介護にあたる人の高齢化により，老老介護や8050問題（80代の親世代を50代が介護する*）など介護にまつわるさまざまな問題が起こっている．また，介護のために仕事を辞める現役世代の人が多くなれば，税金を納めることで高齢者の年金制度を支える労働人口は減り，社会からの孤立に悩む人が増加する．都市部の高齢化は高齢者の単身世帯の増加をまねいており，地方では地域社会の結びつきの希薄化や人口減少により，公共交通機関や買い物などの日常生活に必要な資源（インフラ）の不足が起こっている．

　このような中で，心身の疲労や社会からの孤立によって，こころの健康問題を抱える人もまた増加している．認知症をもつ人のケアでは，その人が大切にしている記憶や生活習慣，コミュニケーションの工夫などをていねいに行うことが求められる．しかし，介護する人自身が生活に不安をもつことは，ていねいなかかわりを難しくする．時として不適切な対応，虐待が起こることも考えられる．介護をする人にもケアを提供しつつ，地域で見守ることが必要である．

　国は，このような状況を踏まえて**地域包括ケアシステム**の構築を進めている．このシステムでは，高齢者が必要なときに適切な医療を受けながら，ほとんどの時間を自宅を中心とした地域で過ごせることを目標にしており，介護や医療サービスにあたる人たちが協議の場をもって，互いに顔の見える関係を構築することを提唱している．

　家族や地域だけでは対応しきれなくなっている超高齢社会の問題に，地域包括ケアシステムの構築に医療職としての看護職が積極的に取り組むことが求められている．

C. 自死（自殺）した人の数と傾向

　わが国の2020年における自殺者数は21,081人であった[3]．前年と比べると912人（4.5％）増え，9年連続の減少傾向が増加に転じた．日本では，1998年に自殺者数が3万人を超え，大きな社会問題となった．**自殺**の原因としては，経済や家庭の問題などと，うつ病などの健康問題が複雑・相互に作用して起こることが指摘されている．自殺に関連が強いうつ病の診断・治療のために，かかりつけの医師と精神科病院が連携するための取り組みや，自殺未遂をした人が病院の救急外来にかかった際のフォローアップ，精神科医の関与，保健師などによる訪問ケアによる地域での支援の研究が進められた．これらの取り組みは制度として定着したものもあり，自殺者の減少に一定の効果があったと考えられる．

　もともと自殺者は男性が女性の2.0倍に上るが，2020年の自殺者数増加は女性において顕著であった．日本における10〜39歳の死因順位の1位は自殺であり，深刻な状況が続いている．学校，家庭，健康問題などが動機の上位であり，異なる背景があるが，相談できる存在があることを知らせ，不安を表出できる場をつくることが望まれる．自殺未遂の経

---

*8050問題には，50代の現役世代が抱える80代の親世代の介護負担が大きいという問題に加え，80代の親世代が高齢になっても子どもの面倒を見続けることの負担・問題などが含まれている．

験がある人では自殺のリスクが高くなるため，未遂者への支援も必要である．

　自殺は残された人たちにも大きな影響をもたらす．自殺した人の身近な人たちに，素早く必要なケアを提供することは大切である．若い世代での自殺は，とくに自分の将来に不安を抱える周囲の若者にも影響を及ぼすことがある．周囲の人たちへのケアもまた重要である．

D. 物質，ネット，ギャンブルへの依存

　アルコール関連障害は，アルコールへの依存が引き起こす複合的な状況として知られている．物質依存には，覚せい剤やいわゆる危険ドラッグを含めた不法薬物，風邪薬などがある．行為への依存としては，ギャンブルやセックス，買い物，インターネット使用やゲームなどがある．**依存症**は，不安やストレスから逃れて強い快楽を得るための行為や物質使用がまねく．依存を伴う行為に耽溺し，社会生活の破綻をまねくことが健康問題である．インターネット依存やゲーム依存も増加しており，使用頻度や時間がどの程度なら依存と判断されるのかについては意見が分かれている．

　もちろん，楽しみや喜びを求めること自体は，私たちがストレスを軽減し，毎日を生産的に過ごしていくために必要なことである．趣味や余暇は人間にとって必須でもある．しかし，それが基本的な生活の要素である，睡眠や食事，人との交流を著しく阻害するほどであれば，心身の健康問題を引き起こし，依存とみなされる．法的に禁止されているものへの依存は，社会的役割を脅かすことにつながる．

　依存を引き起こす物質や状況，依存を見分けるための知識をもつこと，依存症に陥った場合には，それが治療やケアの対象となる健康問題であることを知っておくこと，偏見や差別で対応するのでなく，依存に至る当事者の心情や状況に想像力をもち，周囲が協力して当事者とのかかわり方を模索することが必要である．

E. 経済・雇用の変化

　グローバル化が進む現代では，他国の経済状況が自国の経済状況にただちに影響を及ぼす．国際関係や投資資金の循環，相互依存的な産業構造，多国間の貿易協定，そして感染症のパンデミック（世界的流行）など，影響する要因が多く，将来を予測するのが困難になっている．このような状況は，若い世代では将来設計に，高齢の世代では老後の生活設計に不安をもたらす．

　学校を卒業して良い会社に就職すれば，年月とともに給与が上がり，一定の地位も約束されるという終身雇用の制度は，グローバル化の波を受けて変わりつつある．「勝ち組」「負け組」という言葉のように，正規・非正規の雇用の種別や学歴などによって格差が固定したり，さらに「勝ち組」になったと思っても，企業自体の存続が必ずしも保証されない．ITの進展やAIの活用など，人間がこれまでのように必要とされなくなる可能性によって，雇用の場や機会も変化している．

　仕事の場でもさまざまな緊張やストレスに曝され，職場でそれらが上手に共有されたり，

ケアされたりすることが難しくなってきていることを念頭に置くことが必要である．常時50人以上の労働者がいる事業所においてはストレスチェック制度（第Ⅲ章3-5節B参照）が義務化され，精神的なストレスが強い人への介入も，国をあげて始まっている．看護職は，産業保健師や看護師として職場の環境調整にも関与する．病気になって医療にかかった人がどんな職場で働いていたのか，環境が健康問題に及ぼす影響についても，理解を深める必要がある．

F.　子どもを産み育てること

　　子どもを産み，育むことは人間に備わった自然な力とされてきた．しかし，家族の形が変容し，かつてのように世代を超えたサポートを提供することが難しく，地域のつながりも形を変えている．核家族化が進み，人口が減少する中で労働力として**女性の就労**が期待されるようになった現代では，保育サービスが求められている．しかし，子どもが小さいうちは女性が専業で子育てすることを前提としてきた日本では，いまだに保育サービスが充足されてはおらず，女性に育児役割を偏重しようとする意識の改革も遅れている．

　　身体的・心理的・性的虐待やネグレクト（育児放棄）などの**虐待**は，肉親または肉親以外の身近な大人が子どもに危害を加えることであり，年々増加している．離婚，再婚，一人親家庭，LGBTの家族など，複雑で多様化する家族形態の中で，子どもとの間に愛着が自然に育つことを期待することは難しくなっている．子育ての環境が大きく変化する中，主たる養育者との間に安定した関係性や情緒的な愛着を育てられず，他者への信頼をもてない，助けを求めることができないといった困難をもつ，愛着障害も注目されている．愛着はアタッチメントともよばれ，人への基本的な信頼感の基盤となるものである．かつては，子どもの愛着障害は母親に原因があるとされ，「母原病」とよばれていた．しかし，父親もまた，育児休暇をとるべきであるという議論が起こるように，母親だけに子どもの不調の原因を求めようとする流れは変わりつつある．

　　看護職は，妊娠・出産，乳幼児健診，小児医療など多くの場で子どもを産み育てる家族とかかわる．この時期は多くの家族にとって大きな変化のときであり，女性にとっては生理的にも，ホルモンの急激な変動によってメンタルヘルスの問題が起こりやすい時期であることを理解しながら，家族が発達していくことを支える．その際，自分自身が家族にどんなイメージや思い出をもっているか自覚し，自分自身の家族観を押しつけることがないように留意する必要がある．

G.　災害や異常気象

　　日本は自然災害が頻発する国である．地震，台風，豪雨，火山の噴火など，近年も大きな災害が起こっている．地球規模の気候変動が，豪雨などの異常気象を起こしているともいわれる．

　　2020年のCOVID-19蔓延は，感染症災害と位置づけられる．新型ウイルスの発生にも地球環境の変化が影響していることが指摘されている．さまざまな活動が制限され，多く

　の人が仕事や収入を失い，学校が長期にわたって閉鎖される状況に，世界中の人が直面した．
　2011年3月に起きた東日本大震災では，地震・津波と原子力発電所の事故によって多くの人が被害を受け，犠牲となり，多数の住民が長期間の避難を余儀なくされた．2016年の熊本地震，2018年の北海道胆振東部地震でも甚大な被害がでた．また，2013年の台風26号，2019年の台風15・16号での浸水や土砂災害，停電などによる被害も大きかった．豪雨被害は毎年のように起こっており，猛暑によって人が死亡することもある．地震や気候変動による被害は，いつどこで発生するかわからない．日常生活が突然分断され，慣れない場所や人間関係の中で避難生活を余儀なくされることにより，こころと体の健康問題が顕在化し，悪化することがある．エコノミークラス症候群や，生活不活発病，睡眠障害

コラム
トラウマティックストレスとこころの健康

　「こころの健康なしに健康なし（No health without mental health）」という言葉がある．身体の健康を守り向上させるうえでも，こころの健康が不可欠であることを簡潔に言い表したキーセンテンスで，世界保健機関（World Health Organization：WHO）をはじめ世界中で広く使われている言葉である．そして，トラウマ（心的外傷）となりうる出来事が私たちの心身に非常に幅広い影響を与えていることが，この言葉を真実としている1つの要因である．

　トラウマとなりうる出来事の代表例として，小児期の逆境体験（adverse childhood experiences：ACEs）がある．ACEsには身体的・心理的・性的虐待，ネグレクト（neglect）や家庭内暴力の目撃（面前DV），両親との死別，両親の離婚などが含まれる．米国の研究では，ACEsを4つ以上体験している人は，ACEsがない人に比べて自殺企図をはじめとする精神的な問題だけでなく，慢性気管支炎や肺気腫を含む慢性閉塞性肺疾患（chronic obstructive pulmonary disease：COPD），性感染症，脳血管疾患，虚血性心疾患，喫煙，悪性腫瘍，糖尿病，身体不活動（運動不足）の危険が増えることが示されている．ACEsがさまざまな影響を与える理由としては，ACEsを繰り返し長期的に体験することで神経発達に影響が及び，そのため認知的・情動的な問題が生じやすくなり，結果として健康リスクが高まるような行動（喫煙・飲酒など）をとりやすくなり，身体疾患や社会的な問題までもが生じやすくなるというメカニズムが考えられている[i]．

　ACEsの他にもトラウマとなりうる出来事はたくさんある．日本では約60%の人が，災害や事故などのトラウマになりうる出来事を人生の中で一度は経験するとされている[ii]．もちろん，私たちには回復力（レジリエンス，Ⅱ巻第Ⅵ章5節F参照）が備わっており，トラウマとなりうる出来事を経験することがただちに精神疾患や身体疾患につながるわけではない．しかし，トラウマとなりうる出来事が与えうる幅広い影響について知っておくことは，どの診療科のケアにおいても，患者に対する理解を深めることにつながる．

　なお，看護師も業務の中でトラウマとなりうる出来事を経験しうる．救急救命や災害支援などの現場で悲惨な状況に遭遇する可能性もあるし，残念ながら，通常業務の中で患者や患者家族，医師や同僚の看護師から言語的暴力を受ける可能性もある．トラウマとなりうる出来事の影響を理解しておくことは，セルフケアや同僚のケアにも役立つと考えられる．

引用文献
i) Felitti VJ, Anda RF, Nordenberg D, et al.: Relationship of childhood abuse and household dysfunction to many of the leading causes of death in adults. The Adverse Childhood Experiences (ACE) Study. American journal of preventive medicine 14 (4): 245-258, 1998
ii) Kawakami N, Tsuchiya M, World Mental Health Survey Japan, et al.: Trauma and posttraumatic stress disorder in Japan: results from the World Mental Health Japan Survey. Journal of psychiatric research 53: 157-165, 2014

や消化器症状などにも配慮が必要である．精神疾患をもつ人や，ひきこもりなどの状態にある人は，避難所の利用を躊躇し，家族を含めて孤立する危険もある．都市部では，自宅での避難生活を勧める動きもあり，さらに孤立の問題が危惧される．

H. テロリズム，現代社会が抱えるストレス状況

　思想や社会システム，宗教の異なる国と国の間では，太古から戦争の可能性を含む対立が起こってきた．現代社会では，このような対立に貧富や教育などを受ける機会の差という要素も加わっている．人が抱える怨嗟（えんさ）が，反社会的な組織によって増幅，利用される結果，無差別に市民を標的にしたテロリズムとなり，多くの人の生活や生命，大切な存在を突然に奪われる事件もまた，世界中で起こっている．感染症の蔓延や，それによる経済状況の危機もまた，こうした対立を激化させる．貿易において，自国の利益を優先させる保護主義の台頭がみられるようになる．

　現状で幸運にも災害やテロリズムの被害に遭っていなくても，私たちは，常にそうした被害に遭うことに対する不安と隣り合わせで生活している．ストレスの強い時代では，病気によって強い不安を抱えている人たちの精神状態が悪化することもある．病気や障害を抱えていなかったとしても，こころや体の状態がわるいときに，不安が増幅されて体験されることがある．そのような状況は，どんな人にも起こりうる．メンタルヘルスの知識を得るということは，不安にさいなまれる人たちの状況を理解することにつながる．

　一方，災害によるボランティアや国や自治体を超えた協力の体験は，人と人との結びつきの再認識につながることがある．PTSD（post traumatic stress disorder，心的外傷後ストレス障害）が注目される一方で，PTG（posttraumatic growth，心的外傷後成長）やレジリエンス（回復力）など，災害からの回復を促すコミュニティや人がもつ力もまた，注目されつつある．

I. 共生社会とSDGs

　私たちは，生まれるにあたって人種や国籍を選択することはできない．生まれ，育ち，文化の影響を受けながら，その人の宗教，生活習慣，性同一性，嗜好性などが多様化していく．男女間の一夫一妻制を前提とした性のあり方は，多数派ではあっても絶対ではない．

　LGBTとは，Lesbian（レズビアン，女性同性愛者），Gay（ゲイ，男性同性愛者），Bisexual（バイセクシュアル，両性愛者），Transgender（トランスジェンダー，性別越境者）の頭文字をとった単語で，セクシュアル・マイノリティ（性的少数者）の総称の1つである（ここにQ［Queer，あるいはQuestioning］が加わり「LGBTQs」と称される場合などさまざまである）．多様な嗜好性を認め，共生する社会の構築が目指されている．

　国連は，持続可能な社会を目指して**SDGs**（エスディジーズ）という概念を提唱している．これは，「Sustainable Development Goals（持続可能な開発目標）」の略称であり，2015年9月に国連で開かれたサミットの中で世界各国のリーダーたちによって決められた，国際社会共通の目標（ゴール）である（**図 I-2-1**）．ここで示された17の目標のうち，ゴール5の「ジェン

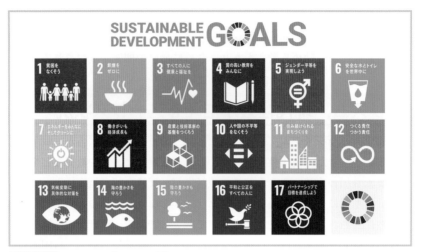

図Ⅰ-2-1　SDGs（17の目標）
〔国際連合広報センター：SDGsのポスター・ロゴ・アイコンおよびガイドライン，〔https://www.unic.or.jp/activities/economic_social_development/sustainable_development/2030agenda/sdgs_logo/〕（最終確認：2021年11月1日）より引用〕

ダーの平等」，ゴール10の「不平等の解消」など，障害をもつ人たちの権利にかかわる項目も含まれている[4]．私たちの将来はどのようになるのか，世界が持続していけるのかという不安は，世代を超えて多くの人がもっている．ゴールを共有し，明るい将来を夢見ることは，メンタルヘルスの保持増進につながる．

引用文献
1）　神奈川県：津久井やまゆり園において発生した事件について（2020年10月8日），〔http://www.pref.kanagawa.jp/uploaded/attachment/846337.pdf〕（最終確認：2021年9月6日）
2）　時事メディカル：超高齢社会とは，〔https://medical.jiji.com/medical/009-1001〕（最終確認：2021年3月17日）
3）　厚生労働省自殺対策推進室，警察庁生活安全局生活安全企画課：令和2年中における自殺の状況（2021年3月16日），〔https://www.npa.go.jp/safetylife/seianki/jisatsu/R03/R02_jisatuno_joukyou.pdf〕（最終確認：2021年9月6日）
4）　朝日新聞社：2030 SDGsで変える，SDGs（持続可能な開発目標）とは何か？17の目標をわかりやすく解説（2019年3月15日），〔https://miraimedia.asahi.com/sdgs-description/〕（最終確認：2021年9月6日）

学習課題

1．日本の自殺者の増減にはどのような傾向がありますか．
2．出産・子育てをめぐるメンタルヘルスの課題を挙げてみよう．
3．SDGsとは何ですか．
4．SDGsが目指すものは何ですか．

③ 看護師は何をするのか ―精神看護の目標と役割

この節で学ぶこと

1. パワレスな状況について知る.
2. エンパワメントについて知る.
3. リカバリーと精神看護の役割の関連について知る.

　このような時代に生き，学ぶ看護学生であるあなたは，日々何をどのように感じているだろう．社会が抱えるどの問題も大きく，世界規模で起こっており，一人では何もできない，変えられないという無力感を覚えることもあるだろう.

　大きな問題であっても，それに関与するのは一人ひとりであり，看護職は人のメンタルヘルスの側面において，関与する患者やサービスの利用者に対してできることがある．看護職自身もまたこころの健康を保ちながら，時代を生き抜き，メンタルヘルスの困難を抱える人たちに何ができるのか考えよう.

A. ケア対象者が自分の力を信じられる援助

　状況や環境に圧倒され，自分には何もできない，何も変えられないと感じる感覚を無力感（パワレス）という．それは絶望であり，気分の落ち込みである抑うつ感を伴う．精神障害をもつ人たちは，疾患や障害であるという告知を受け，日々服薬や治療に取り組み，いつまで続けなくてはならないのか，状況はよくなるのだろうかという不安を感じている．日本では，精神障害をもつことに対する社会的なスティグマ（烙印）や偏見が歴史的に強いことが指摘されている．本人だけではなく，それが家族の責任とされてきた歴史もあって，障害をもち，障害と共に生きることが家族の負担にもなるという特殊な状況にある．これまで述べてきた時代や日常の不安に加えて，さらなる重荷を抱えている．疾患や障害がもたらされる過程でもさまざまなストレスを体験しており，人間関係への不信やうまくいかない状況に対する怒りも抱えている.

　絶望の中にある人の生命を守り，人が本来もっている回復力（レジリエンス）の働きを助け，その人が将来に向かって希望をもち，自分らしくあるように助けることが，看護の支援である．回復にしたがって，人はエネルギーを取り戻し，強くなり，次第に他者の助けを必要とする時間が少なくなる．看護師は，そのような本来の状態を取り戻すための支援を行う.

　そのためは，支援の初期から，その人ができていることを本人に知らせることによって，「自分にはできる」という感覚を育むことが必要である．誰かがいなければやっていけな

いと思わせることは，その後の自立にはつながらず，その人が本来もっている力を削ぐことになる．「私は自分でやっていける」と思える力をケア対象者の中に育むことが，精神看護が目指す支援である．

B.　ケア対象者の安全と安寧を守る

看護師は病院や地域で精神障害者に出会う．出会う機会として多いのは病院に入院しているときだろう．入院しなくてはならないほどに症状が悪化していたり，本人の意思に反して入院を強いられている場合もある．精神症状が悪化すると，日常生活はバランスが崩れ，睡眠や食事・水分をとることができない状態になっていることが多い．

このような状況では，まずは患者の安全を守り，病院が安心できる場所であることを伝え，ゆっくりと休息がとれることを目的としてケアを行う．患者の状態をアセスメントするためには，日常生活行動と精神状態は密接に関連していることから，セルフケアモデル[1]（Ⅱ巻第Ⅵ章5節B参照）とバイオ・サイコ・ソーシャル（BPS）モデルを有効に用いる．

急性期には健康問題の深刻化を予防し，起こりうる問題の発生を防ぐために問題解決モデルでのかかわりが中心となるのが看護職の特徴である．しかし，患者の安全と安寧を守るための援助の中でも，患者のケアについての希望を聞き，それらをかなえる方法を模索することで，自分には選ぶ権利があり，それを実現できると自覚できるように働きかけることは可能である．そのような姿勢によって，入院に至るまで患者が受けてきたであろう，理不尽な対応や，その対応によって引き起こされた無力感からの回復を助け，将来に向けて自分自身が希望をもつことや，それを人に伝えて助けを得ることへの自信を育てることができる．このような姿勢を**エンパワメント**という[2]．看護師が一貫してこのような姿勢をもつことが，患者の**リカバリー**（Ⅱ巻第Ⅵ章5節E参照）の基本となる．

C.　リカバリーへの支援

急性期を脱し，地域生活への移行が視野に入るようになったときには，患者自身がどのような生活を望んでいるか，したいことは何かを話し合い，看護師との対話の中で再発見できるような機会を設けることが必要である．看護師が一方的に患者の目標を決め，それに向けた行動も，本人の希望を聞くことなく決める問題解決モデルの働きかけでは，患者本人が自分の力を感じ，将来の可能性について信じる機会をもちにくい．

患者の立場をあなた自身に置き換えて，想像してみよう．あなた自身がどうなりたいのか，そのためにどんな助けが必要なのかを，知っているのはあなたしかいない．専門家は，よりよいやり方や，他者の力の借り方をアドバイスすることはできる．しかし，まずはあなたの考えを聞いてほしいと思うだろう．

医療ではかつて，生命を守り安寧を保つことを重視するあまりに，患者本人の想いや考えを聴くというプロセスが，必ずしも設けられていなかった．それは，本人は病状がわるく，自分にかかわることをいちいち決めることは難しいだろうという専門家の思いやりによるものだったかもしれない．一見，患者のことを思いやっているようにみえる姿勢だが，

症状の悪化や周囲への不信感で大きなストレスを抱える精神障害者に，さらに負担をかけることにもつながっていた．自分では状況をどうにもできないという絶望感を覚えている人に，回復してもまた，自分のことを勝手に他者が決めてしまうという体験につながるからである．

　地域で生活するための自分の力を信じられるようになるためには，回復の初期の段階から患者本人の意向を引き出し，それが実現することを共に信じて支援するという基本的な姿勢が，リカバリーに向かう支援を可能にする[3]．急性期から回復期まで，長い期間支援を行う看護職だからこそ，この点を強く認識する必要がある．

D.　バイオ・サイコ・ソーシャルモデルによる疾病と障害の理解

　リカバリーを支援するためには，ケア対象者の疾病と障害に関する知識が必要である．それは，患者の意向を尊重する姿勢と矛盾するものではない．決めるのは本人だが，どのようにしたらうまくいきやすいかについて助言し，試行錯誤を繰り返すことに役立つ資源について知っていることは役に立つ．

　やりたいことや，将来の自分のイメージに向って行動するためには，心身のエネルギーが必要だ．その人がどのような体や精神の状態をもち，何を目的にどんな治療をしているのかを理解すること（生物学的側面＝バイオ），これまでの生活や人とのかかわりの中で，その人の受け止めにどんな特徴があり，今のあり方につながっているのかを知ること（心理学的側面＝サイコ），人とのかかわりや社会でどんな体験をし，スキルや特徴をもっているのかを知ること（社会的側面＝ソーシャル），の3つの視点からのアセスメント（バイオ・サイコ・ソーシャルモデル［II巻第VI章5節A参照］によるアセスメント）は，本人との対話を通じて，本人から教えてもらう情報と，医療のアセスメントによって得られた画像や検査などの情報，そして生活歴や制度の利用についてのこれまでの情報を統合して理解することによって得られる．

　本人との対話に臨み，状況の理解を助け，将来に向かうパートナーとなるために，広く，的確な知識を身につけることが，看護師になろうとするあなたに，求められている．

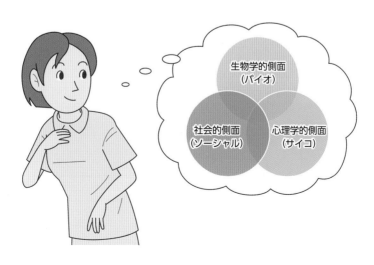

▌引用文献▌

1) 南 裕子, 稲岡文昭, 粕田孝行（編）：セルフケア概念と看護実践；Dr. P. R. Underwoodの視点から, p.80-83, へるす出版, 1987
2) マーク・レーガン（著）, 前田ケイ（監訳）：ビレッジから学ぶリカバリーへの道―精神の病から立ち直ることを支援する, p.28, 金剛出版, 2005
3) 萱間真美：リカバリー・退院支援・地域連携のためのストレングスモデル実践活用術, p.32-45, 医学書院, 2016

学習課題

1. パワレスとはどんな状態ですか. あなたの経験から考えてみよう.
2. エンパワメントされるとはどんな経験ですか. あなたの経験から考えてみよう.
3. リカバリーとはどんなプロセスですか. あなたの経験から考えてみよう.
4. 精神看護の役割について述べてみよう.

4 地域包括ケアと多職種連携

この節で学ぶこと

1. 地域包括ケアシステムの背景と概念を学ぶ.
2. 精神障害にも対応した地域包括ケアシステムの概要を学ぶ.
3. 精神科チーム医療の意義と, 地域での精神科チーム医療の必要性を理解する.
4. 精神科チーム医療に携わる専門職と, それぞれの専門性や役割を学ぶ.
5. 病院における精神科チーム医療を機能させるための看護師の役割は何かを知る.
6. 当事者の地域生活を支援する精神科看護師が, 支援の展開で留意していること, およびチーム内外との連携・協働のポイントと看護の役割を学ぶ.
7. 精神科リエゾンチームの役割は何かを知る.

A. 地域包括ケアシステムとは何か

　地域包括ケアとは, 医療や介護などの福祉サービスが必要な状態になっても, その人が住み慣れた地域で, その有する能力に応じ自立した生活を続けることができるよう, 医療・介護・予防・住まい・生活支援が包括的に確保される, という考え方である. それを支える仕組み（制度とネットワークの総体）を**地域包括ケアシステム**という.

1 ● 地域包括ケアシステムの背景

　日本の少子高齢社会の進展とともに, 団塊世代が75歳以上となる2025年以降は, 医療や介護における需要が増大することが想定されている. こうしたことを背景に, 国は医療や介護を病院や施設などを中心に行うものから, 在宅で行うものへとシフトさせる体制構築を推進している. それが, 地域の包括的な支援・サービス体制である地域包括ケアシステムの構築である.

2 ● 地域包括ケアシステムの考え方と行政的な位置づけ

a. 地域包括ケアシステムとは

　地域包括ケアシステムの構築を通じ, 地域における医療や介護の総合的な確保の推進を目指し, 2014年に**地域における医療及び介護の総合的な確保の促進に関する法律（医療介護総合確保推進法）**が施行された. 同法では, 「地域包括ケアシステム」とは, 「地域の実情に応じて, 高齢者が, 可能な限り, 住み慣れた地域でその有する能力に応じ自立した日常生活を営むことができるよう, 医療, 介護, 介護予防（要介護状態若しくは要支援状態となることの予防又は要介護状態若しくは要支援状態の軽減若しくは悪化の防止をい

う．），住まい及び自立した日常生活の支援が包括的に確保される体制」としている．地域包括ケアシステムは，おおむね30分以内に必要なサービスが提供される日常生活圏域（具体的には中学校区）を単位として，きめ細かな支援がなされる規模が想定されている[1]．

　支援を必要とする人が，生活に必要な要素は「住まい」「医療」「介護」「予防」「生活支援」と多岐にわたる．もともとの暮らしは「1つ」であるが，しばしばその生活はサービス提供者の事情で縦割りに刻まれがちである．地域包括ケアシステムの重要な視点として2014年版「看護白書」[2]では「包括性」「継続性」「地域性」を挙げており，その人の生活全体を，一時点ではなく継続的に，その暮らしが存在する環境の中で支えることが重要である．

b. 地域包括ケアシステム構築の実施主体

　この地域包括ケアシステムは，市町村や都道府県が，地域の自主性や主体性に基づき，地域の特性に応じてつくりあげることが求められている．その役割を担う中核的機関として，2006年の介護保険法の改正により地域包括支援センターの設置が制度化された．また市町村では2025年に向けて，3年ごとの介護保険事業計画の策定・実施を通じて，関係機関と連携・協議の場を設けながら，地域特性に応じた地域包括ケアシステムを構築していくこととなっている．

3 ● 精神障害者に関する地域包括ケアシステム

　地域包括ケアシステムは高齢者分野からスタートしたが，精神障害者についても，地域包括ケアの仕組みづくりが取り入れられようとしている．

　これまで精神障害者を支える仕組みは精神科病院や，それによる入院治療を中心としたものになりがちであった．しかし精神科医療の入院治療への偏重は，長期入院者を生みやすく，そのことによる施設症（institutionalism）や人権上の問題を引き起こしやすいことが指摘され，欧米諸国では1960年代後半以降，脱施設化（deinstitutionalization）の流れが趨勢となっている．日本においても2004年に厚生労働省精神保健福祉対策本部が提示した「精神保健医療福祉の改革ビジョン」[3]では，「入院医療中心から地域生活中心へ」という方策を推し進めていくことが示された．精神障害のある人を，精神科医療機関だけでなく地域のケアの中で支えていく仕組みづくりが，方針として示されたのである．

　このような方針を実現化する一環として，地域包括ケアシステムの構築についても「これからの精神保健医療福祉のあり方に関する検討会」報告書[4]の中で「精神障害にも対応した地域包括ケアシステム」という政策理念として明確化された．

　このシステム構築のために，国は2017年度より2つの推進事業を実施している．1つは「都道府県等自治体に対する補助事業（構築推進事業）」である．都道府県・指定都市・特別区・保健所設置市を主体として，保健・医療・福祉関係者による関係構築と協議の場を通じて地域の課題を共有化し，表Ⅰ-4-1で示される内容の事業を地域の実情に合わせて実施する．もう1つは「都道府県等自治体の取り組みを支援する委託事業（構築支援事業）」で，各自治体が，国が組織した実践経験のあるアドバイザーからアドバイスを受けながらシステムの構築を図るものである．現在各自治体が，精神障害にも対応した地域包括ケアシステムの構築に着手し始めている．

表I-4-1　精神障害にも対応した地域包括ケアシステムの構築推進事業

1. 保健・医療・福祉関係者による協議の場の設置
2. 普及啓発にかかわる事業
3. 精神障害者の家族支援にかかわる事業
4. 精神障害者の住まいの確保支援にかかわる事業
5. ピアサポートの活用にかかわる事業
6. アウトリーチ支援にかかわる事業
7. 措置入院者および緊急措置入院者の退院後の医療等の継続支援にかかわる事業
8. 構築推進サポーターの活用にかかわる事業
9. 精神医療相談にかかわる事業
10. 医療連携体制の構築にかかわる事業
11. 精神障害者の地域移行・地位定着関係職員に対する研修にかかわる事業
12. 入院中の精神障害者の地域生活支援にかかわる事業
13. 地域包括ケアシステムの構築状況の評価にかかわる事業
14. その他，地域包括ケアシステムの構築に資する事業

〔厚生労働省：精神障害にも対応した地域包括ケアシステム構築のための手引き（2019年度版）
（2020年3月），p.26，〔https://www.mhlw-houkatsucare-ikou.jp/guide/r01-cccsguideline-all.pdf〕
（最終確認：2021年9月6日）より引用〕

4 ● 精神科看護の機能

　地域包括ケアシステムの中で，精神科領域に携わる看護職はどのような役割を果たすのであろうか．主として以下が挙げられる．

a. 退院支援・退院調整

　具体的な取り組みの1つは，精神科病院などに入院した利用者の退院支援・退院調整を活発化させていくことである．精神科での看護の役割は，入院中のケアのみではない．「基本は地域生活である」という視点をもちながら，利用者が地域で必要なケアを受け生活できる体制づくりを，アセスメント・入院中のケア・地域の機関との連携調整をしながら準備していくことが必要である．また地域の福祉事業者と病棟の「連携」は十分ではなく，一人ひとりの利用者の退院支援の中で，地域の福祉事業者と医療・看護が出会い「顔の見える関係」を築いていくことが地域包括ケアシステムの中では重要である．

b. 在宅での暮らしを支える

　精神障害のある人は，病院中心から在宅での地域生活に移行しても，症状や日常生活の不安定さから，再入院を余儀なくされる場合もある．こうした不安定さを和らげるために，利用者や利用者を支える家族の地域生活を支援するうえで，**精神科訪問看護**（Ⅱ巻第Ⅷ章4-4節参照）の役割は近年ますます増大している．訪問を通じて医療的な観点をもちながら看護ケアを提供するだけにとどまらず，利用者や家族の「暮らし」「生活」を支援するという視線や技術を身につけていくことが，地域包括ケアシステム時代の精神科訪問看護に重要であろう．

c. 市町村の仕組みへの参加と牽引

　地域包括ケアシステムは，保健・医療・介護分野の連携のもとに市町村が主体となって進めていく取り組みである．協議の場に参加し，精神科の医療機関や訪問看護ステーションの臨床の中で感じている課題を共有しながら，地域に必要なシステムについて検討する役割を担うことが求められている．また保健師として，コミュニティ全体のシステム構築をコーディネートしていくつなぎ役・牽引役となることも看護職に期待されている重要な

役割である.

▌引用文献▌

1) 平成20年度老人保健健康等推進事業 地域包括研究会：地域包括ケア研究会 報告書―今後の検討のための論点整理（2009年5月22日）, p.6,〔https://www.murc.jp/sp/1509/houkatsu/houkatsu_01_pdf01.pdf〕（最終確認：2021年9月6日）
2) 日本看護協会：看護白書〈平成26年版〉地域包括ケアシステムと看護―ケアシステム構築に向けて看護職が担う役割と価値, 2014
3) 厚生労働省：精神保健医療福祉の改革ビジョン（2004年9月）, p.1,〔https://www.mhlw.go.jp/topics/2004/09/dl/tp0902-1a.pdf〕（最終確認：2021年9月6日）
4) 厚生労働省：これからの精神保健医療福祉のあり方に関する検討会報告書（2017年2月17日）, p.5,〔https://www.mhlw.go.jp/file/05-Shingikai-12201000-Shakaiengokyokushougaihokenfukushibu-Kikakuka/0000152026.pdf〕（最終確認：2021年9月6日）

B. 精神科でのチーム医療の必要性

　チーム医療とは，一人の患者に複数の医療専門職が連携して治療・ケアにあたることをいう．チーム医療という考え方が重視されるようになってきた背景には，医療の高度専門化に伴って，患者や家族から求められる治療・ケアの内容が複雑化の一途をたどっていることが関与している．精神科医療においてもこのような状況は同様である．

　従来の精神科医療では，主治医である精神科医が治療に直接関連することはもちろんのこと，障害者年金や生活保護の受給，退院後の住居確保などといった福祉に関連した問題などについても主導的に関与することが多く，「看護師をはじめとするその他の医療・福祉スタッフは，精神科医の補助者としてついていけばよい」といった体質が濃厚にみられたように思われる．しかしながら，このような体制では主治医にかかる負担がきわめて大きいうえに，主治医であっても患者の日常生活全般について十分把握できていないことが少なくないので，不十分な情報に基づいた不適切な判断によって，不適切な方向に治療・ケアが誘導されることも珍しくなかった．また，精神科医の多くは精神科医療以外のこと

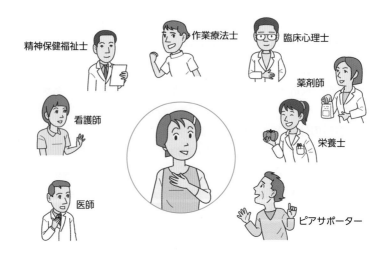

についてあまり詳しくないので，福祉などの領域の問題が生じた際に，最善のケアを提供できないということも起こりうる．さらに，たとえば主治医に薬の副作用の問題について相談したくても，「気を悪くさせるのではないか」などと考えて，相談しそびれる患者は少なくないし，主治医や担当看護師に相談しづらい悩みを抱える患者・家族にもしばしば遭遇するが，従来のスタイルの精神科医療ではこれらの問題や悩みの存在が医療者側に認知されることなしに治療・ケアの方向性が決定されてしまうことがあるかもしれない．これらは入院治療の場でも大きな問題となるが，主治医と患者が接触する時間の短い地域における医療・ケアの現場では，とくに大きな問題となるであろう．

　このように，精神科医が過度に主導権を発揮する治療・ケア体制には問題が多く，看護師，精神保健福祉士，作業療法士，心理専門職（臨床心理士，公認心理師），薬剤師，管理栄養士，ピアサポーターなどといった多様な職種のスタッフとチームを組んで，定期的なカンファレンスなどによって各職種間で情報を共有するとともに，それぞれの職種の専門性を発揮した医療・ケアを提供することが望ましい．このようなチーム医療によって，患者の状態を多様な視点からとらえ，患者のニーズに応じた多様な支援を効率的に行うことが可能となり，患者の利益につながるだけでなく，ひいては家族の負担の軽減にもつながるであろう．

C. チーム医療における多職種の役割

1 ● 精神科医

a. チーム医療における精神科医の役割

　理論上，チーム医療の実施に際しての司令塔的な役割はチーム内のどの職種が果たしても問題ないはずであるが，主治医である精神科医がリーダーとなるのが一般的である．というのは，もともと入院治療や通院治療における主治医の権限が大きいうえに，日本には医療従事者は医師の指示の下に動くというルールが存在するからである．逆に言うと，従来のスタイルの精神科医療では主治医のリーダーシップが強力すぎて，チーム全体が一方的に主治医の意向に引きずられ，チーム医療が機能しなくなるリスクがある．一方，主治医にリーダーシップが欠如していた場合にはスタッフ間，職種間の意見の調整がうまくいかず，チーム医療が機能しなくなる危険性がある．このように，チーム医療を行う場合には，主治医のリーダーシップが強すぎても弱すぎても不適切である．主治医である精神科医はワンマンにならないように自身を律して，各職種から多様な意見が出てくるように努め，チーム内でコンセンサスが自然に形成されるようにするとともに，どうしても意見の一致をみない場合にはリーダーとして決断を下すなどといったことも必要になる．

b. 精神科医の資格

　ところで，日本の精神科医療の現場には，精神保健指定医と特定医師，およびそれ以外の医師の3通りの精神科医が存在する．精神保健指定医とは，①医療保護入院や措置入院などの患者本人の同意によらない入院の要否の判断や，②任意入院者の退院制限の要否に関する判断，あるいは③身体的拘束や12時間を超える隔離などといった行動制限の要否の判断などに関連した業務を行うために厚生労働大臣によって指定された医師のことであ

る．**特定医師**とは4年以上の臨床経験と2年以上の精神科医療従事経験を有する医師のことで，緊急その他やむを得ない理由がある場合に上記の①と②を12時間に限って行うことが認められている（第Ⅱ章1-1節A参照）．精神保健指定医でも特定医師でもない医師は上記の①，②，③を行うことが認められていない．したがって，主治医が精神保健指定医でも特定医師でもなかった場合はもちろんのこと，特定医師であったとしても緊急その他のやむを得ない理由がない限り，主治医は患者本人の意思によらない入院や身体的拘束，12時間を超える隔離などを決定できない．このため，患者の病状次第では主治医ではない精神保健指定医がチーム内の意思決定に関与してくる場合があることについて承知しておくべきであろう．

2 ● 精神保健福祉士

a. 精神保健福祉士とは

　　精神保健福祉士（psychiatric social worker：PSW）は，精神保健福祉士法第2条において「精神障害者の保健及び福祉に関する専門的知識及び技術をもって，精神科病院その他の医療施設において精神障害の医療を受け，又は精神障害者の社会復帰の促進を図ることを目的とする施設を利用している者の地域相談支援の利用に関する相談その他の社会復帰に関する相談に応じ，助言，指導，日常生活への適応のために必要な訓練その他の援助を行うことを業とする者」と定義されている名称独占の国家資格である．

　　1950年頃より精神科病院に雇用されるようになり，精神障害者の抱える生活問題や社会問題の解決のための支援や，社会参加に向けた支援活動を通して，"その人らしい生活"を実現できるようにする**ソーシャルワーカー**である．現在では精神科医療機関のみならず，障害福祉サービス事業所，行政，教育現場などに所属する精神保健福祉士がみられるようになった．どの所属機関でも精神保健福祉士がソーシャルワーク業務を展開するにあたっては「個人としての尊厳」「自己実現」「自己決定」「社会的復権」「権利擁護と福祉」「精神保健福祉の向上」「共生社会の実現」を大切な視点としている．

b. 精神保健福祉士の役割

　　精神保健福祉士は，精神科医療に携わる専門職の中で唯一の**福祉職**である．その業務は，①受診・入院相談，②新規患者の予診，③療養上の援助，④経済的問題の援助，⑤退院後生活環境に関する援助，⑥退院支援・調整，⑦障害福祉サービス事業所との連携・協働，⑧介護保険サービス事業所との連携・協働，⑨行政機関等との連携・協働，⑩制度利用の援助などである．これらの業務は本人主体，すなわち生活者の視点で行われ，自己決定の尊重を主軸におき，"共に考え，共に行動する"ことを大切にしている．

　　その人をとらえるときには，人だけではなく，状況だけでもなく，人と状況が複雑に絡み合い，影響し合っていると仮定し，病状に影響しうる社会的・心理的背景のアセスメントを行う．それらのアセスメントは治療に目途がつくのを待つと遅くなるため，治療開始と同時に介入し，本人・家族への働きかけや制度を利用しながら支援を行う．このように精神科医療機関における精神保健福祉士は，内部調整に加え，外部との「窓口的役割」や「医療と福祉の連携」を担う職種である．また精神保健福祉法では，退院後生活環境相談員の業務を行う職種として規定され，早期退院へ向けての介入や長期入院している人への

働きかけ，退院促進，人権擁護（権利支援）などを行っている．

　実際の支援では，本人と関係をつくりながら，気持ちや思いを聞き取り，望む生活を考え，それらを医療者にていねいに伝える．それらから退院後の生活を見据えたかかわりと支援を組み立て，行政や福祉につなげるため，退院に向けた調整を図るときには中心的な役割を担っている．

　地域社会においては，障害者総合支援法に基づいた施設で，相談支援専門員やサービス管理責任者，生活指導員などとして精神保健福祉士が働いている．なかでも相談支援事業所の相談支援専門員は，地域生活の相談全般にのり，障害福祉サービスを利用するため「サービス等利用計画」を立案し，その人の夢や希望をていねいに聞き取り，障害福祉サービスを利用しながらより生活を豊かにするため一緒に考える役目を果たしている．また，医療と連携しながら地域生活支援を行っている．

3 ● 作業療法士

a. 作業療法，作業療法士とは

　日本の精神科医療領域における**作業療法**は，1901年に東京帝国大学（現東京大学）精神病理学講座主任教授の呉 秀三が，巣鴨病院（現東京都立松沢病院）改革の施策として取り組んだことにさかのぼる．患者の処遇改善と治療方針の刷新に加え，作業療法も積極的に活用され，1965年の「理学療法士及び作業療法士法」制定までの半世紀以上にわたり，作業療法は手探りで創造され育てられた．なお同法第2条において，**作業療法士**は「厚生労働大臣の免許を受けて，作業療法士の名称を用いて，医師の指示の下に，作業療法を行なうことを業とする者」と定義されている．

　2010年の厚生労働省医政局長発出通知「医療スタッフの協働・連携によるチーム医療の推進について」では，作業療法の範囲について，「移動・食事・排泄・入浴等の日常生活活動に関するADL訓練，家事・外出等のIADL訓練，作業耐久性の向上・作業手順の習得・就労環境への適応等の職業関連活動の訓練，福祉用具の使用等に関する訓練，退院後の住環境への適応訓練，発達障害や高次脳機能障害等に対するリハビリテーション」[1]と示され，作業療法士を積極的に活用することが望まれるとしている．

　また日本作業療法士協会によると，作業療法は「人々の健康と幸福を促進するために，医療，保健，福祉，教育，職業などの領域で行なわれる，作業に焦点を当てた治療，指導，援助である．作業とは，対象となる人々にとって目的や価値を持つ生活行為を指す」と定義されている[2]．作業には，日常生活活動，家事，仕事，趣味，遊び，対人交流，休養など，人が営む生活行為と，それを行うのに必要な心身の活動が含まれる[2]．また作業には，人々ができるようになりたいこと，できる必要があること，できることが期待されていることなど，個別的な目的や価値が含まれる[2]．日本作業療法士協会では，定義の具現化を目指し，「**生活行為向上マネジメント**（management tool for daily life performance：MTDLP）」という支援ツールを開発し（**図I-4-1**），意味のある作業療法の推進を図っている．

　生活行為向上マネジメントによる作業療法の支援プランでは，日常的で親しみのある作業の介在を軸に，受け入れやすく侵襲性の少ない作業を提供し，現実検討の機会や生活目

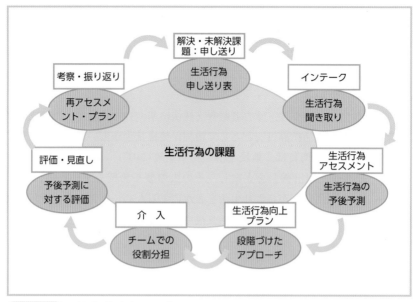

図Ⅰ-4-1　生活行為向上マネジメントサイクル
生活行為向上マネジメントの各過程を示している．各過程は一連のサイクルとなっている．
〔日本作業療法士協会：生活行為の自立を目指して（生活行為向上マネジメントパンフレット），2014，
〔https://www.jaot.or.jp/files/page/wp-content/uploads/2014/12/panflet.pdf〕（最終確認：2021年9
月6日）より許諾を得て転載〕

標を見出し，作業を通じた自己肯定感や満足感，達成感の醸成を図りながら，徐々にこころのコントロールや自分らしさを取り戻すよう促す．

　作業療法では，可能な限りポジティブな結果を引き出すため，障害の程度や能力に応じた作業種目や作業の難易度，作業工程，作業量を考慮し，活動遂行過程で生じる不安定なこころの状態に介入していく．

b. 作業療法の実際

　精神科領域における作業療法の目的を時期別に俯瞰すると，急性期はサーカディアンリズム（概日リズム）の改善や作業を通じた精神の安定，回復期には作業を通じた残存能力と自己効力感の回復，地域移行期にはソーシャルスキルの改善獲得や自身の障害特徴の理解支援，ワーク・ライフ・バランスと余暇活動支援などがその柱になっている．

　たとえば，急性期の作業療法では幻覚や妄想など統合失調症の陽性症状（Ⅱ巻第Ⅵ章3-2節A参照）による苦しみからの解放，思考混乱による不適応行動の修正を目的に，反復作業で構成される作業種目を選択し，安心して活動できる場面を提供したり，気分発散を目的とした木工や農耕，園芸などを取り入れる．回復期や地域移行期では，本人が望む社会適応力の改善と自分らしさの再構築を目的に買い物，掃除，調理などの**手段的日常生活活動**（instrumental activities of daily living：IADL）などの模擬的生活体験の場を設定したり，企業協力のもと，就労体験の場を設定する．本人が望む生活行為向上のために，回復ステージに応じた作業活動を提供することが作業療法の役割である．

統合失調症に対する精神科作業療法の役割と機能の例

一例として，統合失調症に対する作業療法を治療場面に分け，その役割と機能を表に示す．

治療場面	介入時期	作業療法士の役割と機能
外来①	前兆期	・疾患理解の促進 ・医療とつながることへの安心感をつくる
入院	急性期	・治療的導入の準備性を高める（不安の軽減） ・個別的，短時間作業活動の提供 ・症状への対処方法分析
入院	回復期	・生活リズム安定に向けた活動づくり ・成功体験，自信回復の場の提供 ・社会参加への目標設定とプランの共有・実施 ・自己理解の促進，生活スキルの獲得・向上 ・就労能力の評価
入院	地域移行期	・地域生活への不安感軽減（本人，家族） ・実際の生活環境の評価 ・社会資源利用に向けた動機づけ ・就労準備性獲得の必要性検討
外来②	地域生活期	・生活場面課題への対処 ・地域生活安定に向けた作業場面の提供 ・安心して利用できる場づくり ・交流場面の設定 ・就労支援事業所との連携 ・地域資源導入拡大，地域生活継続に向けた評価，マネジメント ・就労支援

作業療法では，発症予防や再発回避のための支援から，前兆期*に生じやすい不安の解消，入院後の病状に応じた治療計画の立案や，社会適応能力や代償能力の向上を目指したさまざまな作業を提供することで，現実検討の機会を増やし，退院に向けた段階的な治療を行う．

さらに，家族を対象とした疾患教育や心理教育を提供しながら，地域支援者も巻き込んだ生活再構築を図る．

退院後の外来作業療法では，地域生活における現状や課題を把握し，改めて日常生活における達成目標を設定し，訪問による介入も含めた支援を継続する．本人にとって必要となる具体的な支援や介入を本人と共に探りながら，その人らしく安心して地域生活が維持できるように支える切れ目のないプロセスが作業療法といえる．

*前兆期：発症の前触れといわれるような心身の変化（眠れなくなる，音や光に敏感になる，焦りの気持ちが強くなる，気分が変りやすくなるなど）がみられる時期で，こうした変化に本人も周りの人も気づきにくい場合が多い．

4 ● 心理専門職（臨床心理士，公認心理師）

a. 臨床心理学の始まりから心理専門職の誕生まで

現存する世界最古の心理学書といわれる『デ・アニマ（De Anima）』は，古代ギリシアの哲学者であるアリストテレス（Aristotle）の著作である．これに象徴されるように心理学（psychology）の歴史は古いが，哲学の中にあって1つの学問として独立していなかった．フェヒナー（Fechner G），ヴント（Wundt W），ジェームズ（James W）ら先駆者の活躍によって，こころを研究する科学としての近代心理学が独立したのは1879年

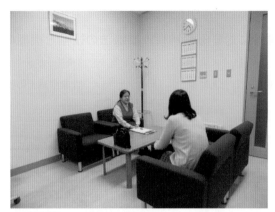

図Ⅰ-4-2　心理相談（心理カウンセリング）の様子

といわれている．また，多数ある心理学の部門の中でも精神看護学と最も親しい臨床心理学（clinical psychology）の近代史は，1896年にウィットマー（Witmer L）がペンシルバニア大学に「心理クリニック」を開設した年とされることが多い．

　ウィットマーはいまでいう学習障害などの問題を抱える子どもたちに，心理学の知識を用いて直接的な支援を行ったが，日本においても大正時代から子どもの心理支援が始まり，高良とみ（1896-1993）など医療に従事する心理専門職もいた．第二次世界大戦前には傷兵保護院などに技師として従事していた心理学者もいた．しかし，本格的に心理専門職が病院や診療所に勤務するようになったのは戦後のことである．心理療法士，心理カウンセラーなどいまでもさまざまな呼称があるが，臨床心理学を基盤とした対人援助専門職として1988年に**臨床心理士**の資格認定制度がスタートし，2020年現在，38,397名が臨床心理士試験に合格している．

b．臨床心理士とは

　臨床心理士は，医療・保健領域だけでなく，教育（教育相談所やスクールカウンセラーなど），福祉，司法・矯正・保護，産業・労働，私設心理相談（**図Ⅰ-4-2**），大学・研究所など幅広い領域で仕事をしているが，医療・保健領域は最も人数の多い領域である．どの領域においても，主に①臨床心理面接，②臨床心理アセスメント，③臨床心理地域援助，④臨床心理学研究を業務としている．

c．公認心理師とは

　臨床心理士は，女性の割合が多く，20〜40歳代が中心的な世代で，大学院修士課程を修了しているにもかかわらず約半分が非常勤勤務で，経済的・身分的に厳しい状態におかれてきた．その理由の一端として，臨床心理士が国家資格でないことがあり，長い間，資格法制化の活動が行われてきた．その結果，2015年9月9日に公認心理師法が国会で成立し，同年同月16日に公布された．

　公認心理師法が公布された後，2018年9月9日に国家試験である第1回の公認心理師試験が実施され，追加試験を経て，2019年8月4日に第2回の試験が実施された．公表されている数値として，公認心理師登録者数は41,556名（2021年4月末現在）となっており，すでに4万人を超えている．

公認心理師という国家資格の特徴をいくつか挙げると，①業務独占ではなく名称独占の資格であること，②領域横断的な資格であること，③文部科学省と厚生労働省の共管であること，④受験資格に大学院修了が入っていること，⑤保健師・助産師・看護師の延長線上にある資格ではなく，心理職としての国家資格であること，などである．

なお，診療報酬上で評価する心理職については，経過措置を設けたうえで，「公認心理師」に統一することがすでに公表されている．これからますます，チーム医療の一員として，看護職と協働していく機会が増えていくものと思われる．

5 ● 薬剤師

a. 薬剤師とは

薬剤師は，薬剤師法の第1条において，「調剤，医薬品の供給その他薬事衛生をつかさどることによって，公衆衛生の向上及び増進に寄与し，もつて国民の健康な生活を確保するもの」と定められている．薬剤師は，医薬品全般における豊富な知識を活かし，医師の処方に基づく調剤や服薬指導，医薬品の管理・販売を行う専門職である．

薬剤師の資質の基本はジェネラリストであり，すべての処方せんについて，調剤およびその患者の薬学的管理を行う能力をもち，患者，医師，看護師などと十分にコミュニケーションをとりながら実践できなければならない．また，医療現場以外にも製薬企業の開発，学術，安全などの部門において，医薬品情報，症例評価，研究デザイン，PK/PD[*1]解析，薬剤疫学などの知識と能力を活かすことができる[3]．一方，スペシャリストとしての薬剤師が求められる領域も拡大しており，精神科領域においても，**精神科専門薬剤師，精神科薬物療法認定薬剤師**がこれを担う資格として認定されている．

b. 大学における薬学教育

従来，薬学部の修業年限は4年であったが，2006年に始まった新薬学教育制度においては，薬学部の学部教育として，臨床にかかわる実践的な能力を培うことを主たる目的とする6年制課程の教育システムと，多様な分野に進む人材の育成のための4年制課程の教育システムの2つの課程を並置する制度が確立されている．しかし，現在，4年制過程では薬剤師国家試験受験資格は得られない[4]．

c. 精神科チーム医療における薬剤師のかかわり

チーム医療における薬剤師の役割は，治療チームに対して，向精神薬などに対する正確な知識を提供し，適切な助言を行っていくことである．現在の精神科医療では，チーム医療により治療・リハビリテーション・社会復帰援助などは，総合的かつ有機的に行われており，そのためには，治療チームにおいて情報の共有化が不可欠となる．薬剤師は，治療薬の副作用，相互作用，重複投与のチェックなどとともに，患者から得られた関連情報を評価・分析し，その他の治療チームにフィードバックしていくことや，治療チームの各職種から患者の病状変化や日常の状態，リハビリテーション場面などでの状況などの情報を

[*1]PK/PD：薬物投与時の薬物動態はpharmcokinetics（PK），その反応性（薬物動力学）はpharamcodynamics（PD）とよばれる．PDは多くの場合，薬物濃度やPKパラメータに関連しており，それらの関係を表す概念が，総称してPK-PDとよばれている．たとえば，抗菌薬の領域では，PDの指標にMIC（最小発育阻止濃度），PKの指標にCmax（薬物最高血中濃度）などを用いた複合パラメータ（例：Cmax/MIC）と治療効果の関係が検討され，臨床応用されている．

把握し，精神科の治療薬についての知識と経験を踏まえて，治療チーム各職種に対して，有効な助言を行っていく．

d. 精神科における専門薬剤師，認定薬剤師の役割

　精神科における薬物治療の適正化のため，精神科専門薬剤師，および精神科薬物療法認定薬剤師の認定制度が日本病院薬剤師会において，また，日本精神薬学会においても精神薬学会認定薬剤師の制度が運営されている．精神科専門薬剤師は，精神科薬物療法に関する高度な知識と技術により，精神障害者の治療と社会復帰に貢献することを理念とし，精神疾患に対する薬物療法を安全かつ適切に行うことを目的としている．また，これらに加え，適切な精神科薬物治療に関する研究を行うとともに，精神科薬物療法認定薬剤師やジェネラリスト薬剤師に対する指導・教育を行っている．精神科薬物療法認定薬剤師，精神薬学会認定薬剤師は，薬物療法を効果的に，安全に実施するため，薬物療法の維持，処方支援，処方設計を行う．これらのスペシャリストは，処方調査とフィードバック，薬剤師による精神症状評価，副作用の評価，バイタルサインズのチェック，臨床検査や薬物血中濃度測定の依頼などを積極的に行い，患者・家族を含んだチーム医療での情報共有を行い，薬物治療の最適化を図るために機能している[5]．

6 ● 管理栄養士

a. 管理栄養士の業務

　管理栄養士とは，栄養士法第1条の2において「傷病者に対する療養のため必要な栄養の指導，個人の身体の状況，栄養状態等に応じた高度の専門知識及び技術を要する健康の保持増進のための栄養の指導等を行うことを業とする者」と定義されている，名称独占の国家資格である．管理栄養士の免許は，管理栄養士国家試験に合格した者に対して，厚生労働大臣から与えられ，その業務は疾病の治療や重症化予防を目的とした「栄養管理」と安全な食事の提供を管理する「給食経営管理」に分けることができる．栄養管理は，入院時に栄養管理計画書を作成し病状に合わせた食事を提供し，提供している食事が適切か否かを評価するために定期的に栄養アセスメントを行う．

b. 精神科リハビリテーションにおける食事の支援

　精神科リハビリテーションは，患者のライフステージ全般に関与する重要な活動である．精神疾患を有する患者の入院期間は，一般病床に入院する患者に比べ長期となる．入院中に精神疾患および慢性疾患などの治療と並行して，精神科リハビリテーションによる生活の技術の習得も重要となる．地域で生活するために必要となる重要な技術の1つに，食事を自ら確保できるスキルがある．食事の確保方法および調理技術の習得は安定的に地域で生活するために必要なスキルであり，再入院を予防するのに重要である．患者のケアを行う看護部門，日常生活の能力改善を支援する作業療法部門・理学療法部門，そして栄養部門は，各部門との情報共有により栄養改善を支援することができる．

c. 栄養管理における理学療法士との協働

　栄養管理では疾病の重症度から適切に設定した栄養量の提供と同じく，排便管理も重要である．精神疾患を有する患者は向精神薬の副作用として，抗コリン作用による消化管活動や分泌活動の低下などが現れ，排便障害による便秘を有する場合が多い．その結果，緩

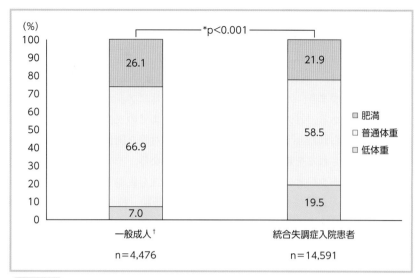

図I-4-3　一般成人と統合失調症入院患者における肥満，普通体重，低体重の割合

肥満：25≦BMI，普通体重：18.5≦BMI＜25，低体重：BMI＜18.5（JASSO）．
*χ2乗検定（2群の関係性の有無を検定する統計解析方法）．
†平成21年度国民健康・栄養調査結果を本対象者の年齢層にマッチングして補正．
［Inamura Y, Sagae T, Nakamachi K, et al.：Body Mass Index of Inpatients with Schizopherenia in japan. THE INTERNATIONAL JOUNAL OF Psychiatry in Medicine 44(2)：171-181, 2012より引用］

下薬への依存と常習性から多量の服用による下痢も生じやすい．患者は頻回の排便により自ら行動を抑制し，精神的不安の助長もまねく．そこで，運動機能の回復および向上を専門的に行う専門職である理学療法士と連携し，運動負荷により腸管を刺激して排便障害の改善に努める．向精神薬を服用する患者の栄養管理は排便管理といっても過言ではない．理学療法士との協働は重要な栄養管理である．

d. 精神科栄養サポートチームの活動

　精神障害者の栄養状態では，肥満や低体重の出現が問題となる．全国の精神科病院に入院中の統合失調症患者約15,000人と一般成人約4,500人のBMI区分で比較した結果，低体重，普通体重，肥満の患者割合は精神科病院入院の患者で19.5％，58.5％，21.9％であるのに対し，一般成人では7.0％，66.9％，26.1％であり，BMI区分において両群に有意な差が認められた（**図I-4-3**）．

　精神疾患を有する患者は肥満だけではなく，社会的，経済的，精神的な要因による低体重の改善が必要である．BMIの改善は栄養管理だけでできることではなく，多くの分野の専門職が協働して支援する体制が重要である．精神活動の安定，身体機能の維持向上，拒薬の改善，社会保障制度の支援，生活の技術の習得，食生活の改善など，各部門が評価した患者情報を共有する組織が**精神科栄養サポートチーム**（nutrition support team：NST）である．NST活動の範囲は，入院から地域で生活する患者までの広範囲となることが望ましく，精神科リハビリテーションと同様にライフステージ全般を支援する活動である．

7 ● ピアサポーター

a. ピアサポーターとは

　ピア（peer）とは，仲間，対等，同等の者，同僚，同輩というのが原義である．ピアサポートとは，「同様の経験や目的をもつ対等な仲間同士の支え合いの営みのすべて」[6] を意味する．つまり，くくり方次第であらゆる「ピア」があり，それに応じてあらゆるピアサポートがある．対人支援においては，これまでの支援システムにおける一方的な"支えたり，支えられたり"という関係ではなく，対等な関係性を基盤に支え合う，もしくは，「支援する–されるを超えた関係性」が重要になる．

　ピアサポーターとは，ピアサポートの関係性を促進していく役割を担う人である．精神疾患・障害の領域においては，「自身の人生経験（精神障害や疾患の経験，サービスを受けた経験，リカバリーの途を歩んでいる経験など）を活かして，仲間（クライエント）のリカバリーに寄与する人」をいう．つまり精神科医療および精神保健福祉サービス利用者であり，かつ，これらのサービスの提供者でもある人で，身をもって支援され，かつ支援している人である．ピアサポーターは，クライエントとの対等な関係性を構築し，当事者経験をもたない専門職者には難しい経験者としての視点を活かし，リカバリーに向けて共に歩む新たな職種といえる．

　呼称はピアサポーターのほか，ピアスタッフ，当事者支援者，ピアワーカー，ピアサポート専門員などさまざまで，統一されていないが，ピアスタッフは雇用契約を締結している者，ピアサポーターはセルフヘルプグループのファシリテーターなど雇用契約を締結せずに活動している者と，区別して用いる場合もある．

　日本では1990年代後半頃より増え始めた．2000年以降，地域移行支援の一員として，大阪や北海道をはじめ各地で採用が始められた．2021年度より障害者総合支援法に「ピアサポート体制加算」として，指定の研修を修了したピアサポーターを雇用している事業所に報酬加算が算定されるようになった．

　米国では「認定ピアスペシャリスト」と称され，州による認定資格が制度化されており，メディケイド[*2] の償還対象サービスとして位置づけられ，新たな職種としての地位を確立している．

b. ピアサポーターの役割・機能

　これまでは，サービス提供者側は主に専門職者のみで構成され，サービスを考え，つくり，提供してきた．そこにサービス利用経験のある者が加わることで，より利用者のニーズに合致したサービスを考え，つくり，提供することができるようになり，よりリカバリー（Ⅱ巻第Ⅵ章5節E参照）を促進する可能性が高まることが期待されている．たとえば地域移行支援においては，長期入院により退院への意欲を失い，地域で暮らすことのみならずさまざまな夢や希望を諦めてしまっている入院者へ，かつて同様に入院を経験し，現在地域で暮らしている仲間と出会うことで，もう一度地域で暮らせるかもしれない，暮らしたいという意欲の喚起となる．

　ピアサポーターの存在意義および有効性は，①クライエント（仲間）のロールモデルと

---

*2メディケイド：アメリカ合衆国連邦政府が州政府共同で行う医療給付制度で低所得者を対象としている．

表 I -4-2　ピアサポーターが生き生きと働くための環境

1. 採用方法の明確化
2. 複数のピアスタッフの採用
3. 二重関係や役割葛藤への理解と役割および責任の明確化
4. 安定した収入と適切な仕事量
5. 研修（システム）が整っている
6. スーパービジョン体制が整っている
7. 利用者としての立場も保障されている
8. チームでの支援体制の整備
9. リカバリー志向の職員および組織文化

［相川章子：精神障がいピアサポーター——活動の実際と効果的な養成・育成プログラム, p.257, 中央法規, 2013 より許諾を得て転載］

なりリカバリーを促進する, ②ピアサポーター自身のリカバリーがより促進される, ③同僚や職員, 専門職などがリカバリーを信じるようになる, ④クライエント（仲間）のニーズに合った, リカバリー志向のサービスへ変化する, ⑤サービス提供機関・組織がリカバリー志向へ変化する, ⑥ピアサポーターが障害などを開示して働くことにより, 精神障害者に対する社会のスティグマが減じるなど社会が変革する, の6点が挙げられる.

c. ピアサポーターを取り巻く課題

　一方, ピアサポーターを取り巻く課題として, 二重関係[*3]や役割葛藤[*4]などを抱えることや, 研修システムなどの未整備, またピアサポーターと共に働く基盤としてリカバリー志向の組織文化が醸成されていないなどにより, 休職・退職に至ってしまうケースも少なくない.

　ピアサポーターが生き生きと働くためにチーム全体として環境を整えていく必要がある（表 I -4-2）[7]. 多職種チームでのチームケア体制が整備されることが, ピアサポーターが生き生きと働く要件である. またクライエントを中心においたチームとなるためには, ピアサポーターの存在は欠かせない.

引用文献

1) 厚生労働省医政局：医療スタッフの協働・連携によるチーム医療の推進について　医政発0430第1号（2010年4月30日），〔http://www.mhlw.go.jp/shingi/2010/05/dl/s0512-6h.pdf〕（最終確認：2021年9月6日）
2) 日本作業療法士協会：作業療法の定義，〔http://www.jaot.or.jp/about/definition.html〕（最終確認：2021年9月6日）
3) 吉尾　隆：薬剤師の人材育成. 精神保健医療福祉白書2018/2019, p.125, 中央法規出版, 2018
4) 吉尾　隆：薬剤師の人材育成. 精神保健医療福祉白書2017, p.137, 中央法規出版, 2016
5) 吉尾　隆：アドヒアランス改善のための薬剤師の役割. 臨床精神薬理 12 （11）：2295-2301, 2009
6) 相川章子：ピア文化とコミュニティ・インクルージョン. 精神科 31 （6）：538-543, 2017
7) 相川章子：精神障がいピアサポーター——活動の実際と効果的な養成・育成プログラム, p.257, 中央法規, 2013

[*3]二重関係：2つの関係を重複してもつことを意味する. ピアサポーターの場合, 利用者とは, 同じ当事者同士というピア関係と支援関係の2つの関係を, （元）利用者がピアスタッフとして雇用された場合は, さらに支援関係と雇用関係もしくは同僚関係という2つの関係をもち, 多重関係に陥る. 二重関係・多重関係がある場合, 支援においては, 2つの役割を演じることになり, 互いに葛藤を抱え, 倫理的にもさまざまな困難さをもつとされる.

[*4]役割葛藤：競合・対立・矛盾する役割期待のために, 行為者が内的葛藤を伴う調整をしなければならない場合を「役割葛藤」という. ピアサポーターの場合, 専門職と同様の働きを期待される一方で, 当事者として同じ目線の支援者らしくない働きを期待されるなど, 見えない役割期待に葛藤するということがみられる.

コラム

ピアサポーターとしての活動：当事者だからできること

　私は福岡市にある社会福祉法人つばめ福祉会の理事長をしていますが，精神障害の当事者でもあります．かつて福祉サービスを利用し元気と希望を取り戻せた経験から，福祉の世界を志すようになり，2010年，当法人にピアサポーターとして入職しました．採用面接時，私には資格もなく，あるのは当事者としての経験と，その経験を役立てたいという思いだけでした．

　入職後は地域活動支援センターに配属となり，他の職員と共に，利用者が安心できる居場所の提供，来所相談や電話相談，サークル活動などを行ってきました．その後，居住サポート事業や退院支援事業を担当し，センターの管理者を経て現在に至ります．

　現在，当法人では私を含め7名のピアサポーターが在籍しています．これまで彼らと一緒に働く中で，ピアサポーターならではの活躍の場面を何度も見てきました．

　たとえば，「ピアサポーターだからこそ相手がこころを開き話してくれたこと」，「副作用の不安で服薬拒否していた方が，薬を飲みながら働くピアサポーターを見て服薬を始めたこと」，「長期入院で地域生活への不安が強くなり退院に拒否的だった方が，入院経験のあるピアサポーターが地域で生活している姿を見て，退院へ踏み出せたこと」などさまざまです．

　ピアサポーターの強みは，安心感をもってもらえること，深い共感ができること，利用者目線であること，体験的知識をもっていることなどいろいろありますが，リカバリーした姿そのものに説得力があり，それが希望を与えるのだと実感しています．

D. 病院における精神科チーム医療と看護

1 ● 病院における精神科チーム医療

　精神科病院では，精神科医，看護師，精神保健福祉士，作業療法士，公認心理師などさまざまな職種が役割と責任を負っている．また，最近ではチーム医療に患者本人やピアサポーターが積極的に参画する場面も増えている．その各々の職種や立場の専門性を強みとしつつ，チーム内で情報や方向性が共有され，チームの目標に向かってアプローチがされていくことになる．このチームを機能させるための鍵となるのが看護師といえよう．

2 ● 病院における精神科看護師の役割

a. 看護師の専門性を活かす

　看護師の専門性として，医学的な視点と生活者としての視点の両面で考えることができるという強みがある．両面で考えられるからこそ看護師としての存在価値があり，この特性を活かして患者に関するさまざまな情報を得るべきである．

b. 患者の思いや考えを知ることが大事

　上記と関連するが，看護師は患者のそばにいることが多いため，よりよい人間関係をベースに日頃の観察やケアを通して，患者の思いや考えを知ることができる．この情報はケアプランや退院計画などをチームで検討する際に，大変有用なものとなる．なぜなら，患者の意思が反映されていない計画は奏功しない確率が高くなるからである．また，自分の意思がうまく伝えられない患者にとっては，看護師が患者の**代弁者**としての役割を果たさねばならない．

c. コーディネート（調整）する

　看護師は，患者の面会に訪れる家族との接触の機会も多い．そのため，患者を取り巻くさまざまな情報が集まる．また他職種からの情報においても，チームリーダーである医師のそばにいるために，看護師に集まってくることが多い．看護師は情報を仕分け・整理し，関連する担当者に適切に橋渡しし，チーム内の情報共有や方向性の確認ができるようにコーディネート（調整）していくことが必要である．このように，チーム医療が十分な力を発揮するためには，看護師がハブとしての機能を十分に果たすことが重要である．

d. 看護師としての意見を述べる

　チーム医療は，各領域の担当者が役割と責任を果たすことで成立しているので，看護師としての意見をしっかり述べることも重要な役割である．このとき留意すべきは，他の職種の専門性を尊重すること，そして主役は患者自身であるということはいうまでもない．

E. 地域における精神科チーム医療と看護

1 ● 地域における精神科チーム医療

　地域では，医療や福祉のみならずさまざまな職域の専門職や当事者スタッフ（ピアサポーター）と協働してチームをつくる機会がある．そのチームが当事者主体の支援をするためには，チームの理念として「ストレングスへの注目」と「リカバリーの応援」を掲げることが求められている．

2 ● 地域における精神科看護師の役割

a. 生活を支える意識と信頼関係の構築

　病院や施設をでて地域生活を送る当事者は，それぞれ個別の環境や家族・他者との関係の中で生活をしている．地域で活動する精神科看護師は医療・ケアの立場から当事者にかかわるが，留意したいのは，地域では当事者の意向に基づく「生活」が中心であり，看護師はそれを支える一員という意識をもつことである．主治医から処方された薬を服用していなくても，部屋がたくさんのゴミにあふれ，足の踏み場がなくても，それはそのままその人の「生活」であり，まずはそれを否定せず受け止めることが前提となる．そのうえで看護の知識と経験を活用して本人の苦労や困難の解消のためにかかわるが，まずは相手に「この看護師とかかわっても安全だ」と安心感をもってもらうことを目指す．とくに地域での訪問支援は密室かつ個対個という構造をもっているので，信頼関係ができる前に無理な介入をすることは当事者に脅威を与え，結果としてさまざまな事故につながりかねない．

　関係構築が難しい場合，一人で抱え込まずチームで話し合い，さまざまな視点や発想でアイデアをだし合うことが必要である．そのために積極的に支援チームに情報共有し，時には助けを求める意識と，他のスタッフが安心して情報共有できる体制と雰囲気づくりが重要である．

b. ストレングスへの注目，リカバリーを応援する姿勢

　一般的に看護師は，看護過程を展開する中で看護問題を同定してその問題の軽減・解決を目指す．しかし，精神障害は慢性的な経過をたどることが多く，長期的なケアが必要な

複数の看護問題が抽出され，行きすぎた生活管理（服薬，金銭，食糧など）によって信頼関係の構築が難しくなったり，パターナリズムに陥ったりする危険性がある．むしろ問題を把握しつつ，その人の将来の夢や希望，興味・関心などの個人的な資質や環境（ストレングス）に注目し，それらを伸ばすようにかかわることで自身の生活へのモチベーションが上がり，信頼関係の構築と問題の軽減につながることがある．またこのようなかかわりは，さまざまな浮き沈みを経験しながらも，自らの人生を意義深いものと感じて日々を過ごすプロセス（リカバリー）を，生活の中で体験することを応援する姿勢につながる．

c. 療養生活のマネジメントにコミットする

　精神障害は，いわゆる三障害（身体障害，精神障害，知的障害）の中で唯一「障害の状態と病気の状態を行き来する」障害である．生活上のストレスが高じるなどさまざまな原因で精神症状が再燃するので，生活の質と医療の必要性は互いに影響しながら上下する．また，長期の経過の中で生活能力が緩やかに落ちていくことがあり，生活支援の内容や量については継続的で多面的なアセスメントが必要となる．このように医療と福祉の必要性が折々に変化するので，その人の生活や支援チーム全体を俯瞰しながら調整するマネジメント機能が必要である．これは障害分野の制度では相談支援専門員が担うこととされているが，相談支援専門員は主に福祉サービスの調整を担当しており，地域医療や訪問看護の調整には踏み込まない場合がある．地域の精神科看護師は，この支援チームの一員として積極的にコミットし，医療の立場から必要な情報共有をすることが求められている．

d. その地域のケアシステムの一員としての視点

　現在，厚生労働省は「精神障害にも対応した地域包括ケアシステム」の構築を推進しており，各自治体が取り組んでいる．これにより，医療，障害福祉・介護，住まい，社会参加，地域の助け合い，教育が包括的に確保されることを目指している．

　「地域」と一言でいっても，実際には場所によって暮らしている当事者も違えばその事情も違い，支援の量も内容も違うので，地域ごとの細やかなアセスメントと支援のマネジメントが必要である．地域で活動する精神科看護師は，民生委員や自治会などが当事者の「問題行動」に対応する際に，アセスメントや対応の面で助言する機会を通してシステムの一員としての働きを期待され，存在感を強めている．今後は，そのシステムの中で精神科の専門職として医療的な問題を把握しつつも，当時者とその家族だけでなく地域住民をも含めたストレングスに注目し，そのリカバリーを応援する先駆けとして活動の幅を広げていくことが期待されている．

F. 精神科リエゾンチームと看護師の役割

　2012年度診療報酬改定において，一般病棟における精神医療ニーズの高まりを踏まえ，一般病棟に入院する患者に対して多職種で連携し，より質の高い精神科医療を提供した場合の評価として，精神科リエゾンチーム加算が新設された．**精神科リエゾンチームは，精神科リエゾン**（第Ⅳ章2節参照）について十分な経験を有する専任の精神科医，精神科などの経験を有し精神科リエゾンにかかわる所定の研修を修了した専任の常勤看護師，精神医療や精神科リエゾンについて十分な経験のある専従の常勤精神保健福祉士，常勤作業療

法士，常勤薬剤師，常勤心理技術者から3名以上（医師と看護師は必須）で編成される．

1 ● 精神科リエゾンチームの役割

精神科リエゾンチームの役割は，①患者への直接介入，②医療スタッフへの介入，③病院全体への介入，④職員のメンタルヘルス支援に分類される[1]．

a. 患者への直接介入

身体の治療で入院中の患者が一時的になんらかのこころの問題を抱えたり，精神疾患を有していた患者が調子を崩した場合，精神状態を評価し，必要に応じて薬物療法を行う．また，ゆったりとした会話を通して患者の悲しみやつらさを和らげ，その人らしさを取り戻していく支援をする．

b. 医療スタッフへの介入

患者と医療スタッフ，または医療スタッフ間をつなぐ．医療の高度化，複雑化，入院期間の短縮化に伴い，医療スタッフのストレスも増している．何かトラブルがあったとき，患者・家族と医療スタッフとの関係，医療スタッフ同士の関係がぎくしゃくすることがある．患者の治療が効果的に進むようにカンファレンスを開くなどスタッフ間で話し合う場を設けたり，患者とかかわる人たちの風通しをよくする働きを行う．

c. 病院全体への介入

精神症状に関する研修会を開き，精神疾患の理解を促したり，医療安全管理室と協働し医療安全意識の向上に貢献する．

d. 職員のメンタルヘルス支援

メンタルヘルスの個人相談，事故発生時などの心的外傷体験後の継続支援などを行う．

2 ● 精神科リエゾンチームにおける看護師の役割

精神科リエゾンチームの専任看護師（リエゾンナース）は，精神状態をアセスメントし，精神科治療や直接介入の必要性を判断する．アセスメントに基づき，患者や家族に直接ケアを行ったり，スタッフナースの行う看護ケアへのアドバイスを行う．また，困難な状況にあってもスタッフがケアをし続けられるように，情緒的な支援を行う．

リエゾンチーム活動を推進していくうえでは，専任の看護師の活動がチームの要であり，直接ケアやコンサルテーション機能を活かして精神科医と共に医療活動を行い，環境調整や心理的支援を日常的に行う役割がある．また，連携機能を発揮して，リエゾンチームのメンバーをはじめ，患者にかかわる医療スタッフ間のコミュニケーションを円滑に図り，スムーズなチーム医療活動が展開できるための土壌づくりを担っているといえる．

■ 引用文献 ■

1) 吉邨善孝，横山正宗：医療計画，診療報酬改定における精神科リエゾンチームの展望．精神神経学雑誌 115：SS 655-661, 2013

学習課題

1. 精神障害にも対応した地域包括ケアシステムでは保健・医療・福祉関係者による連携が重要であるが，連携が必要な機関を考えてみよう．
2. 精神科医療において，チームとして治療・ケアにあたることの意義を説明してみよう．
3. 精神科チーム医療を担う専門職には，どのような職種があり，それぞれどのような役割を担っているか説明してみよう．また，自分自身が看護職としてどのような役割を果たすことができるか，考えてみよう．
4. 精神科チーム医療において，看護師が患者の思いや考えを知ることがなぜ大事なのか考えてみよう．
5. 精神科看護師が当事者の地域生活を支援するうえで留意していること，およびチーム内外との連携・協働のポイントと看護の役割は何か考えてみよう．
6. 精神科リエゾンチームの活動を推進するために看護師の立場から何ができるか考えよう．

5 社会とのかかわりを理解する

この節で学ぶこと

1. 人間は，家族・地域・社会の中の存在であり，ケア対象者にはソーシャルワーク的アプローチも必要であることを知る．
2. 「精神障害」という言葉の意味を理解する．
3. 精神科リハビリテーション，心理社会的リハビリテーションの必要性を理解する．

A. 社会的存在としての人間

　人は器官をもった生物であり（**生物学的側面**から理解する），その器官が紡ぎだすこころをもつ存在であるともいえる（**心理学的側面**から理解する）．しかし，「身体（器官の総合体）」と「こころ」をもっているだけでは存在し得ない生物であることも理解しよう．

　つまり，身体とこころをもっていれば，認知し，行動し，感情を表現するという人間生活はできるのであるが，その認知，行動，感情の基盤が提供されなければ，人は1日たりとも生き延びられない．食べることはできても食べ物がない，愛したくても愛する相手がいない，学びたくても教育がなければ身体とこころは機能しない．その機能を提供するものが社会の存在である．社会とは「関係」の世界である．人間は常にこの関係の世界の中に生活している．

　関係はまず「個人」というレベルから発生する．その「個人」を取り巻くものが「家族」である．「家族」は村や町といった「地域」に内包されている．「地域」はもっと大きな「社会」といったものに取り巻かれ，「社会」は「国」に，「国」は「世界」に，「世界」は「地球」に，「地球」は「宇宙」というふうに，関係は階層的なシステムで構成されている[1]．

　つまり，一人の人間の問題は「関係性」という観点から考えていくと，家族の問題であり，地域の問題であり，社会の問題であり，国の問題であり，世界，宇宙の問題であるとみなすことができる．わかりやすい例で示すなら，一人の人の出すゴミの問題が実は地域環境から地球環境にまで影響し，ひいては宇宙環境の問題にまで通じることは最近ではよく知られている．

　社会的側面からケースをとらえるということは，たとえば一人の青年のうつの問題は外来や病棟での彼に対する治療にはとどまらないという認識に立つことである．青年は家族の中で暮らしているのであるから，家族がどのようにこの問題をとらえているかは病気の予後にとってきわめて重要である．また，職場が彼のうつをどうみなしているか，あるいは彼の今後にどういう考えをもっているかは職場復帰できるかの要ともなる．彼の暮らす地

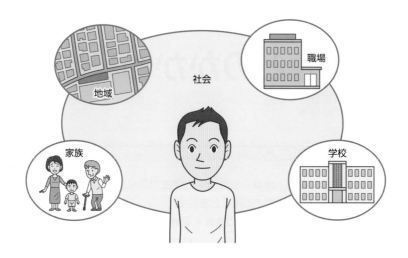

　域の支援がどのようにあるのかも病状を左右するかもしれない．自治体や国のメンタルヘルス施策は，より大きな視点（マクロの視点）からうつ病対策にとって重要である．また，社会の精神疾患に対する態度や理解も，この青年の回復に大きな影響を与えるであろう．

　このように，関係というものは十重二十重に人を取り囲んでいる．看護の現場では，身体としての人間，こころとしての人間はわりとよく見えるものである．しかし，関係としての人間は見えにくいものである．実は，この関係を整理したり，家族関係を調整したり，制度を整備したりするソーシャルワーク的アプローチは，時には，生物学的，心理学的治療よりも効果が高いことを看護師は知っておく必要がある．日々の看護の中では，器官やこころに働きかけると同時に，患者の置かれた社会のネットワークに思いをはせ，そこから治療的に切り込んでみるという発想も重要である．その発想が看護の幅を広げ，バランスのよい精神看護をもたらしてくれる．

B.　社会的ネットワークの中にいる対象者

　どのような病気であれ，社会的側面を考えつつ治療することが必要であるが，精神の疾患，とくに重篤な疾患の治療にとりわけその視点が求められるのは以下のような理由による．

①疾患を認知すべき脳のトラブルであることから，精神を病むことによって判断能力や当事者能力が衰えることがあり，すべてを自己責任で処理することが難しくなる（たとえば，激しい幻覚妄想状態にあるときの判断や，うつや躁のあるときの判断や行動，慢性化した症状がもたらす思考障害下での責任など）．そのため，社会的介入が必要な状況が多い．

②単に「疾病」というより「障害」としての要素が強く，その障害に対する社会的サービスが求められることが多い．

③精神疾患にも精神障害にも，スティグマが大きくつきまとい，当事者は大きな社会的不利をこうむることが多い．そのため，社会的支援が必要になることが多い．

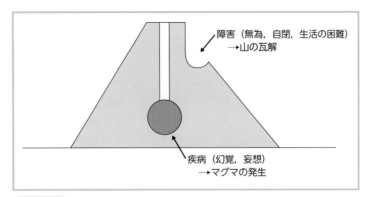

図I-5-1　精神障害火山論
[野田文隆, 蜂矢英彦(編)：誰にでもできる精神科リハビリテーション, 星和書店, 1995
より引用]

　これらの社会的アプローチは，大きな枠組みでは「**精神科リハビリテーション**」や「心理社会的リハビリテーション」とよばれる[2-5]．

　ここでは精神障害という概念に少し触れ，社会的アプローチの必要について解説したい．

　統合失調症を例にとる．この病気は10代，20代という若いときに発病し，再発を繰り返しやすい．この病気の問題は，初発期に現れる幻覚や妄想という激しい症状（**陽性症状**とよぶ）に加え，何度か再発を繰り返すうちに生活上の困難が生じてくることである．この困難は，たとえば，外へ出たがらなくなることであったり，人と上手にコミュニケーションができなくなったり，仕事を続ける粘りがなくなったりすることである（一般にこういう症状を**陰性症状**とよぶ）．この困難は身体に障害のある人のように目が見えなかったり，歩けなかったりするような「見える」障害ではないので，当事者にも他人にも理解が難しい．しかし，その困難のために学校へ戻ったり，復職したり，社会活動に参加したりすることが難しくなるのは確かである．

　陽性症状は「疾患」として**薬物療法**の対象となり，比較的治療効果が高い．しかし，慢性的に残存する陽性症状もあり，これが生活の質を下げることも多い．一方，陰性症状のほうは，薬物療法では改善しにくく，リハビリテーションという手法で働きかけをしないと，ますます生活上の困難は深まる．

　これらの慢性的に残存する陽性症状，回復が難しい陰性症状によってもたらされる困難の総体を「障害」とよぶ．統合失調症を病む人々が精神障害者とよばれるのはこのような理由による．このように疾患によって慢性の生活上の困難と回復の課題を抱えた人々は「障害」を抱えていると考えてよい．統合失調症の類縁疾患や難治性の感情障害を抱えた人もこの定義に含まれる．

　普通，「障害」とよばれるものは，固定したものと考えられている．しかし，精神の障害は**図I-5-1**に示すように疾病と障害が並存する形をとり，また，火山のように疾病（マグマ）が起こると障害（山の瓦解）が深まる．そのため，常に疾病をコントロールしつつ，障害を回復するというアプローチをとらなければならない．医学的治療とリハビリテーションが並行して行われなければいけない理由はここにある[6]．

　リハビリテーションの目標は，社会とかかわることへの躊躇や恐れを取り去り，人との
コミュニケーションが改善できるようになり，社会生活に参加できるようになり，復学が
できたり，仕事が始められるようになったりと多岐にわたる．このような社会性回復の支
援は，決して外来の一室や病棟だけではできない．具体的にはⅡ巻第Ⅷ章4-1節で述べら
れるが，前述のように対象者を階層的なシステムの中に存在する人ととらえ，社会のネッ
トワークを駆使してサポートしていく必要がある．家族にアプローチし，地域の資源を使
い，障害者支援の制度を使い，自助組織の力を借りるなどのさまざまな方法が試みられる
必要がある．

C.　対象者を社会的側面から理解する視点の提供

　社会的側面から対象者をとらえる方法を具体的に理解するために，創作事例を紹介しつ
つ，Q&Aでポイントを指摘する．

> **事例①　外来通院しながら家族と暮らす統合失調症のAさん**
>
> 　Aさん．25歳，女性，独身．統合失調症．現在外来通院中．
> 　17歳，高校生のときに発病．修学旅行のとき，突然体が動かなくなり，電波がやっ
> てくるような異常体験を覚えた．その後，支離滅裂となり，半年ほど入院した．現在
> は当時のような激しい症状はなく，自宅でぶらぶらしている．妹が1人いるが，就職
> をして家の外で暮らしている．友達付き合いはほとんどなく，週に2回スイミングに
> 行く以外は，終日家にいて母親と顔を突き合わせている．母親はとても口うるさい人
> で，Aさんのすべての行動に支配的である．Aさんは反発も覚えているが，結局，母親
> に依存的な生活をしている．しかし，機嫌のわるいときは母親と激しい喧嘩をして，
> その後，母親のワンピースをはさみで裂いてしまったり，ときどき理解できないよう
> な奇妙な行動にでることがある．
> 　手持ちぶさたの時間が多いので，スナック菓子などをたくさん食べてしまい，かな
> りの肥満がある．清涼飲料水もがぶ飲みしている．本人に話を聞いてみると，「いまの
> 生活ではいけないという気持ちが強いがどうしていいかわからない」と言っている．
> またこの歳になって，ボーイフレンドの1人もいないことに強いコンプレックスを感
> じている．でも母親は，「結婚など考えられません」と言っている．
> 　父親はこの母子の関係には口をはさまず，なんとなく遠巻きに見ている存在らしい．
> 本人には妹は自分よりずっと両親にかわいがられているという思い込みがあり，それ
> が親子喧嘩の原因になることもある．症状としては，いつも「何か悪口を言われてい
> る気がする」という敏感関係妄想は存在している．しかし，激しい思考障害もなく，
> 身繕いも清潔で，比較的しっかりした感じを受ける．

Q1　このような対象者をあなたはどうとらえるであろうか？

(1)対象者への視点によってアセスメントや解釈は変わる

　まず，以下の2つの代表的意見を考える．

▶**問題なしととらえる人の代表的意見**

　統合失調症という病気（障害）はもってはいるが，治療は続けているし，家族に保護されている．母親は口うるさいといっても，どの家庭でもそれくらいのことはあるであろう．健康面でも週2回のスイミングは続けていて，社会的にも外へ出ないというわけではない．肥満に関しては，外来でダイエットの知識をもう少しインプットすればよいのでは．まだ，若いし，どこかでボーイフレンドに会えることもあるであろう．そう焦ることはない．妹へのコンプレックスはどういう姉妹であれそのようなものはある．

　ともかく，病気をもちつつも温かい家庭をもち，身繕いも普通で，思考障害も目立たないという．多少のトラブルはあっても，安定した生活をしているのであるから，よいレベルを維持できていると思う．いま，何かの介入をする必要はないと思う．

▶**問題ありととらえる人の代表的意見**

　①本人がいまの生活ではいけないと思っていること．

　②退屈な生活の中で，清涼飲料水をがぶ飲みするなどの自棄的な行動がみられ肥満があること．

　③母親と娘の距離が近すぎ，それが母親の過干渉につながっていること．

　④父親の役割が見えない．家族の役割バランスがわるい．

　⑤スイミング以外には社会とのかかわりがないこと．ボーイフレンドがほしいというノーマルな気持ちが達成される場がないこと．

　⑥奇妙な行動が散見されたり，敏感関係妄想がコントロールされていないこと．

　こういう問題を解決するために介入するべきだと思う．

　このように1つの事例を考えるにも，視点によってまったくアセスメントや解釈が変わってくる．回答はこれ以外にもいくつもあるであろう．

(2)重要なのはさまざまな視点を知ったうえで考えること

　社会的視点として大切なことは，Aさんという25歳の女性が統合失調症という病を負っていることによって，どのような「社会的存在」になっているかを考えることである．問題があるかないかという視点は，その「社会的存在」をどう考えるかによってまったく異なってくる．そもそも問題性は社会的文脈の中で生じるものであり，対象者自体が絶対的問題であることはないのである．

　この場合も，いくつかの社会的文脈の読み方が提供される．

　①Aさん固有の問題としてとらえる

　②25歳の女性の暮らし方としてとらえる

　③病をもった25歳の女性の暮らし方としてとらえる

　④統合失調症をもった25歳の女性の暮らし方としてとらえる

　⑤統合失調症者の暮らし方としてとらえる

　また，あなたがAさんとどういう関係にあるかによっても視点は変わってくる．医師，看護師，心理士，ソーシャルワーカー，作業療法士などという援助職という立場，友人という立場，家族という立場，赤の他人という立場によっても意見は変わってくるであろう．

　たとえば，赤の他人がこの事例を「統合失調症者の暮らし方としてとらえた」場合，「こういう人は入院させて，社会的に問題が起こらないようにしてください」というかもしれない．同様に赤の他人がこれを「Aさん固有の問題としてとらえた」場合，「私には何も関係ないことだから放っておいてよいです」というかもしれない．

　援助職のあなたであっても，Aさんをごく当たり前の「25歳の女性」としてとらえる場合（ソーシャルワーカーにはこの見方が多い）と，「統合失調症をもった25歳の女性」としてとらえる場合（医師や看護師はこの見方が多い）とではかなり意見が違ってくる．前者はAさんの生活者としての側面を見ていこうとするであろうし，後者は病者としてのAさんを考えるであろう．いわばこの問題に絶対的な正解はないのである．

　「入院させて，社会的に問題が起こらないようにしてください」という回答を誤答だと思う人は多いであろうが，この人は統合失調症をもつ社会的存在の人間をそうとらえているのであって，Aさんに思いをはせているわけではない．そこには統合失調症という病気に対する誤解があるであろうし，精神障害に対する漠然としたスティグマがあるのかもしれない．

　しかし，そういう見方が決して少数ではないという社会的側面があることも事実である．反面，こういう人たちは「私には関係ない」と考える人よりは，ある意味で問題を考えるという姿勢に富んでいるのかもしれない．つまり，社会的視点には絶対的な評価というものは存在しない．Aさんが多様な次元で理解されていることを知るのが重要である．このさまざまな視点を知ることを通して，あなた自身はどういう立場をとり，どういうアセスメントや支援をするかが決まってくるのである．

Q2　Aさんを支援しようとすればあなたはどういうことをするか？
(1)支援のあり方は支援者の存在するシステムで異なる

　対象者は社会的システムの中にいるとすでに述べた．それは法律というシステム（精神保健福祉法，障害者総合支援法など），制度というシステム（健康保険制度，障害者ケアマネジメントによる制度，障害者総合支援法下での制度，生活保護法下での制度など），社会サービスというシステム（公的なサービス，私的なサービス，医療サービス，福祉サービス，保健サービス，フォーマルなサービス，インフォーマルなサービスなど）と多様である．Aさんを支援することは，どのシステムをどのように組み合わせて使っていくかという実践である．家族，地域，病院というシステムを使うことも必要なのかもしれない．この場合，支援する人も実は社会システムの中にいることを考えなければいけない．Q1で考察したのと同じように，支援者の存在するシステムによって支援のあり方・姿勢も以下のように異なってくる．

　①対象者の「自主性」を重んじ，やりたいようにやらせる．ほとんどかかわらない．
　②対象者の「自主性」をできる限り尊重し，最小限の支援にとどめる．
　③対象者の「自主性」を尊重しつつも，すべてが「自主的」には運ばないところに「障害」を認め適宜支援する．
　④対象者の「自主性」は「障害」によって損なわれていると考え，その「自主性」を

回復させるべく大々的に支援する.

⑤対象者の「自主性」は「障害」によって損なわれ,回復はきわめて難しいと考える.そのため,損なわれた機能の代替をするための支援を与える.

⑥対象者の「自主性」は「障害」によって損なわれ,能力の欠損となり固定していると考える.そのため,欠損した能力でも暮らしていける環境を与え,その中で保護することを考える.

(2)支援者の態度は働く場に支配される

支援者の主たる考え方により,支援の「場」の力動は変わってくる.たとえば,かつて反精神医学派の治療者の集まった英国のキングスレーホールでは①が実行されていた[7].古い時代の日本の精神科病院では⑥の考えに支配されていた.エンパワメントやストレングスという考え方に従えば②ないしは③の態度となるであろう.このように一口に支援といっても,そこに従事する支援者の考え方によってずいぶんと色彩の違ったものになってくる.

これを裏返していえば,支援者の態度はまずはその人の働く場によって支配されることが多いといえる.たとえば,精神科病院を筆頭とする入院・入所施設内では④～⑥の態度が強いようである.地域作業所をはじめとする地域に暮らす精神障害者を支援するサービス機関では①～③の態度が優位である.入院・入所施設には重症な人が多く,地域機関を利用する人には比較的軽症な人が多いからという理由づけも可能であるが,そればかりともいえない.むしろ,長年にわたってその場に育まれてきた精神医療の「習慣」や「風土」というべきものの影響が大きいように思われる.

(3)支援者の世代と職種で考え方は異なる

また,世代や職種によっても考えは変わる.あくまで一般論という前提においてであるが,若い世代は精神障害者の健康な能力を評価する態度をとり,古い世代は障害部分を主に考えるという傾向がある.職種においても,医師や看護師は,ソーシャルワーカー,作業療法士に比べるとより保護的でパターナル(家父長的)であるように思える.これらは教育やトレーニングの背景に密接に関係する事象であろう.

(4)支援を考えるときは場のシステムを熟考する

このように,場や人,あるいは世代や教育の背景によって精神障害者をとらえる視点が異なれば,支援の態度も異なってくる.たとえば,同じ対象者でも,⑥の考え方を強く支持する場では閉鎖病棟での「入院続行」という選択肢になるかもしれないが,⑤の考え方の支配的な場では「療養病棟」への処遇を考えるかもしれない.④の考え方のもとでは「開放病棟」から退院を促進し,頻繁な訪問看護などを織り込んだ濃厚なケアマネジメントを計画するかもしれない.③の考え方ではごく普通の退院を援助し,かつ地域のサービス機関への紹介を試みることが考えられる.②の雰囲気のもとでは,「本人の希望」に沿った支援が計画されるであろう.また,この考えをもつ場ではもともと入院はないかもしれないし,あってもごく短期のもので,多くの時間は地域で暮らすことが促進されるであろう.①の考えは,精神障害を他の疾病と同じ視点でとらえる支援法となる.「本人が望めば」支援を提供するというスタンスとなる.

　　ここで示したいことは，この事例のAさんの支援を考えるとき，あなたはどのような場にいてどのような考え方にさらされているかを知る，つまりは，場のシステムをよく考えることである．あなたは病院で働いているのか，地域で活動しているのか．それとも行政の職員なのか，ボランティアなのか，あるいは学生なのか？

　　あなたは場のシステムの中で働く社会的存在である．つまりは場の文化に色濃く影響を受けているはずである．支援の方法は当然その文化の産物なのである．

　　支援の方法を考えるとき重要なのは，自分の立場と見方をしっかりもつことである．たとえば，「学生の立場」として，Aさんの事例を「25歳の女性の暮らし方としてとらえる」というふうに考えを整理していくことである．そうすると考えられる支援は，「閉鎖病棟に働く看護師」として「統合失調症をもった25歳の女性の暮らし方としてとらえる」人とはずいぶん違ったものになるであろう．

　　社会的アセスメントというのは，こういう条件設定をもったものである．

　　システムには必ず制約がある．しかし，社会的アセスメントはその制約をどのように創造的に乗り越えて支援を展開するかの道も模索するものでなければならない．

D.　適切な入院と脱施設化の働きかけ

　　次に，適切な入院と**脱施設化**の視点で社会的側面から対象者をとらえる方法を，創作事例をもとにQ&Aでポイントを指摘する．

事例②　入院して15年になる統合失調症のBさん

　　Bさんは53歳．C病院に入院して15年，現在は社会復帰病棟に暮らしている．入院前はタクシーの運転手をしていた．身繕いもしっかりしていて，受け答えも礼儀正しい．毎日作業療法に通っているが，作業から帰ってくると病室で寝ころんでいることが多い．あまり外へ遊びにもいかず，友達付き合いもない．

　　カルテによると，古い記載で「精神分裂病（統合失調症）」と書いてある．入院時にさかのぼって病歴を調べてみると，Bさんはタクシー会社に勤めていた38歳の頃，急に元気がなくなり，よく仕事を休むようになった．口もきかず，食欲もなく，ぼーっとしているので，心配した社長が近くに住むBさんの姉に連絡をとり，姉に連れられて受診となり即日入院となった．その入院のときは1ヵ月ほどで元気になり職場復帰したが，ほどなく同じような状態となり，そのうえ一度，市販の睡眠薬を大量に飲んで自殺未遂をし，また病院に運ばれた．担当医は「今度はじっくり治療しましょう」といって今回の入院となった．それ以来，退院話も出ることなく今日に至っている．

　　新任の主治医が本人を呼び，入院当時「幻覚や妄想」があったか聞いたが，「はー，あたしにはそんなものあったことはございません」と答える．「じゃ，退院考えませんか？」と切り込むと「とんでもない，一度死にかけた病気もちのあたしが外の世界で生きていけるわけがございません」とまったく興味を示さない．薬も欠かさずに飲むし，まったくトラブルも起こさないので，看護師も問題視することがない．家族は盆暮れ程度に面会に来るだけで，外泊したことはない．

Q1　なぜBさんは入院生活が15年にもなっているのだろう？

自殺未遂という行動があって以来，社会復帰にすっかり腰の引けてしまった家族と本人の意をそのまま汲んでしまった治療者サイドの態度が原因のほとんどであろう．院内寛解で手のかからない患者であったことが「長期在院」に拍車をかけた．

病棟の「慣例」として問題のある人を優先して考え，より多くの時間とエネルギーを割くものである．そのうえ，Bさんは退院を望まなかった．だから，このケースを取り上げるには誰かが強い問題意識をもたなければならなかった．しかし，治療者を含め誰もその「労」をとろうとしなかったということである．こういうBさんのようなケースは日本の精神科病院の1つの典型的な「社会的入院」の例である．

Q2　適切な入院だったのだろうか？

自殺未遂をしたときに入院が求められるのは妥当なことであるが，本来入院は相当する条件が改善されたときは終了するべきものである．統合失調症の陽性症状がなく，自殺未遂があったとすればうつ病であった可能性もある．いずれにしても，統合失調症という診断だけが先行し，長期に入院が続いたことは適切とはいえない．その再アセスメントもなされていないことも妥当ではない．

Q3　入院が長引くとどういう問題が起こるのであろうか？

ここに描かれているBさんのように，病気そのものからではない二次的な障害が発生する．それは，統合失調症の陰性症状（無為であること，ひきこもってしまうことなど）に似ている．施設の中ですべてが受身的な生活を繰り返すと，本来もっていた自立する能力が削がれてしまう．この症状を「施設症」とよぶ[8]．この障害が脱施設化を大きく阻害する（Bさんも，地域生活などまったく考えられなくなっている）．

Q4　どのような支援を考えなければいけないのであろうか？

「精神障害者は病院に住まなければいけないのであろうか？」という疑問は1950年代，抗精神病薬が発見された頃から起こってきた．その流れは西欧を皮切りに，精神に障害をもっていても，「家」「お金」「医療」「人の支え」があれば地域で暮らせるという確信となって世界へ伝播していった．

事実，発病する患者をすべて入院させていては病院はパンクするし（実際，郊外の大精神病院は患者で溢れかえっていた），病院の維持はとてもコストのかかることでもある．むしろ，病院を小さくして患者を地域へ帰し，自宅の近傍でケアを提供することが，本人にとっても満足度が高く，保健行政上も利のあることが証明されていった．それが，地域精神医療への流れであった．

1960年代から1980年代にかけて，英国，米国，カナダ，フランス，イタリアなど，先進諸国は怒涛のように「病院から地域へ」と精神医療をシフトしていった．たとえば，カナダ，バンクーバーでは1970年初頭に2,000床あったリバビュー州立精神病院を縮小するために大バンクーバー精神保健機構という組織をつくり，バンクーバーに暮らす精神障害者の医療と生活上のニーズに対応するサービスを展開した（**図I-5-2**）．町をいくつかのキャッチメントエリアで区切り，そのエリアごとに非医師によって主導されるメンタルヘルスチーム（MHT）を置き，当事者の衣食住の相談に応じた．また，MHTと並行して，精神科救急システム（**図I-5-2左**），ショートステイ施設（**図I-5-2右**），居住ソーシャ

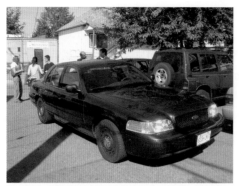

Car 87：地域精神医療の救急のために夜間，休日帯に
出動するパトカー
私服警官と精神科ナースが同乗する

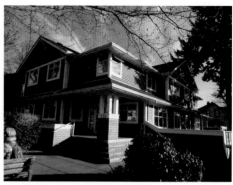

ベンチャー：ショートステイ施設
やや具合の悪くなった患者が2，3日から1週間滞在す
る．精神科ナースが常駐する

図Ⅰ-5-2　バンクーバーの精神科救急システムとショートステイ施設

ルワーク，自殺予防センター，ACT（assertive community treatment，包括型地域生活
支援）（Ⅱ巻第Ⅷ章4-1節F参照）などを配置した．このサービスにより2012年にはリバ
ビュー州立精神病院は閉鎖された[9,10]．

　日本では，この地域精神医療の制度が大きく立ち遅れた．その理由はいくつもあるが，
精神科病院の9割以上が民間病院だった理由が大きい．脱施設化によって病院の経営が傾
く可能性があるからである．その余波で，しばしば退院できる多くの患者が病院に取り残
されたままとなった．このBさんのようなケースである．また，行政が，脱施設化・地域
精神医療に消極的であったこともその理由に挙げられる．2004年に精神科医療の改革ビ
ジョンが示されるまで，精神保健の予算の大半は精神科病院に向けられていた．

　「家」「お金」「医療」「人の支え」があれば地域で暮らせるならば，Bさんも病院に住む
ことはない．この場合，支援の焦点は，病院の外でBさんがこの4条件が得られるかとい
う検討となる．バンクーバーのように居住支援が制度化されていない日本ではまず「家」
の確保が難題である．就労が確保されていないとき生活費の担保はどうするか，途中で医
療が途切れないようにどこで使いやすい医療を提供するか．とりわけ長期在院者が地域で
暮らす場合は，不安や孤独に対応する「人の支え」が必要である．

　これらの支援をトータルに考えていくのが，脱施設化のための精神科リハビリテーショ
ンである．その具体的なアプローチはいくつかの試みが発表されているので参考にしてほ
しい[8,11]．

　以上，対象者を社会的側面から理解する視点についてケースを交えながら解説した．そ
の具体的なサービスについてはⅡ巻第Ⅷ章を学習してほしい．

┃引用文献┃

1)　T.パーソンズ：社会体系論（佐藤　勉訳），青木書店，1974
2)　蜂矢英彦，岡上和雄（編）：精神障害リハビリテーション学，金剛出版，2000
3)　秋元波留夫：精神障害者リハビリテーション，金原出版，1991

4) 伊藤順一郎, 後藤雅博, 遊佐安一郎（編）：精神科リハビリテーション（I）援助技法の実際, 星和書店, 1995

5) W. アンソニー, M. コーエン, M. ファーカス：精神科リハビリテーション（浅井邦彦, 高橋　亭, 高橋真美子訳）, マイン, 1993

6) 野田文隆, 蜂矢英彦（編）：誰にでもできる精神科リハビリテーション, 星和書店, 1995

7) M. バーンズ, J. バーク：狂気をくぐりぬける（弘末明良, 宮野富美子訳）, 平凡社, 1977

8) 野田文隆, 寺田久子：精神科リハビリテーションケース・ブック―Back to the community, 医学書院, 2003

9) 野田文隆：各国の精神保健医療, カナダ "Every door is the right door". 改訂 世界の精神保健医療（新福尚隆, 浅井邦彦編）, p.32-38, へるす出版, 2009

10) 野田文隆：カナダのブリティッシュ・コロンビア州における精神保健システムとモニタリング. 精神保健福祉のモニタリング（吉川武彦, 竹島　正編）, p.36-62, 中央法規出版, 2001

11) 竹村堅次：日本・収容所列島の六十年, 近代文芸社, 1998

学習課題

1. 治療上, ソーシャルワーク的アプローチが必要である主な理由として, どんなことが挙げられますか.
2. 統合失調症を病む人々が精神障害者とよばれるのはどういう理由からですか.
3. ケア対象者に対するアセスメントや支援の内容が, 支援者によって異なることが起きるのはどんな事情・背景によるからですか.

精神医療の歴史的変遷

この節で学ぶこと

1. 各時代における精神疾患がある人の処遇の特徴について学ぶ.
2. 精神疾患に対する治療法および精神科看護の発展と看護者の役割について学ぶ.
3. 日本の精神医療にかかわる法制度の特徴と発展について学ぶ.

A. 世界における精神医療の歴史的変遷

1 ● 迫害の時代

　古代より, 精神疾患にかぎらずあらゆる病気は悪魔などによる祟りだと考えられており, 治療といえば悪魔を祓うことで, 祈祷師による呪術などが行われていた. 中世ヨーロッパでは精神病者を悪魔憑きとみる考え方が強まった. 7世紀頃には, 精神医学はキリスト教僧侶の支配下におかれることによって医学の分野を離れ, 精神医学の発展はそれまでにもまして遅れをとることとなる. 当時の一般民衆にとっては, 精神疾患は恐ろしいものであり, 患者は迫害の対象であった. 15世紀には, 精神病者は魔女や悪魔に憑かれた者として捕らえられ, 宗教裁判にかけられ処刑されるという恐ろしい時代が到来した. そして社会からの隔離や監禁を目的として, 精神病者を牢獄や寺院の地下室などに収容し, 手枷・足枷を用いて鎖につなぐといった方向に向かっていったのである. こうした精神病者の迫害の時代は, 18世紀末まで続いた.

a. 開放的治療

　フランス革命（1789〜1799年）当時, ビセートル貧民病院の医長に就任した医師フィリップ・ピネル（Pinel P, 1745-1826）は, 共に働いていた看護長のジャン・バティスト・ピュサン（Pussin JB, 1745-1811）と共に, 患者を拘束していた鎖を外していった. これは精神病者の解放といわれ, 精神病者を鎖から解き放った功績は大きい. 彼らの「患者を人間として尊重する人道主義の精神」は, のちの道徳療法と称される精神医療の創設につながった.

b. 道徳療法（モラル療法）

　道徳療法（モラル療法, moral treatment）のモラル（moral）は, "こころ"を意味しているといわれ, 患者を人道的に取り扱うという意味合いが濃い. トリートメント（treatment）は治療を表す言葉ではあるが, 時代背景からいうと入院治療における処遇改善に重きを置いている. つまり, 道徳療法は人道的な治療環境の創設と働きかけを主義としたものであり, その働きかけの部分は現代における作業療法の起源とも考えられている[1].

c. 精神分析療法

　精神分析の創始者とよばれている**フロイト**（Freud S, 1856-1939）は，ヒステリー，神経症，催眠術などの研究を通じて，**精神分析**による治療法を築いた[2]．フロイトは，意識，前意識，無意識という3つの心理領域による精神活動や，自我，エス，超自我という精神構造からなる力動的な関係に注目していた（第Ⅲ章1節参照）．1900年に刊行された『夢判断』が，フロイトによる精神分析の学説として有名である．

　フロイトの弟子となる**ユング**（Jung C, 1875-1961）は，内因-外因の性格類型ないしはコンプレックスの心理学，すなわち分析心理学の創始者として有名である[3]．その他，フロイトの影響を受けた精神分析学者として**エリクソン**（Erikson EH, 1902-1994）が有名であり，自我同一性の概念や心理社会的発達論を提唱している（第Ⅲ章2節参照）．

2 ● 近代治療法の幕開け

　19世紀後半から20世紀にかけての精神医学の特徴は，生物学的な立場から，精神の疾患を「脳の病気」ととらえるようになったことである．このような身体医学の枠組みを初めて精神医学に導入したのは，ドイツの精神科医**エミール・クレペリン**（Kraepelin E, 1856-1926）であった．クレペリンは近代精神医学を体系化し，現代の精神医学の基礎を築いたといわれる．クレペリンは，1896年に精神病を早発性痴呆と躁うつ病の2大内因性精神病の疾患群に分け，両者は症状および経過も明らかに異なるとした（その後，**オイゲン・ブロイラー**[Bleuler E, 1857-1939]が早発性痴呆のかわりに統合失調症の名称を用いることを提唱している）．

3 ● 欧米諸国の精神医療改革

　欧米諸国を含め多くの国々では，医学的な観点よりも自傷他害などの危険性を要件として，精神障害者を精神科病院へ収容してきたという歴史が認められる．入院治療では患者の回復を支援するには限界があり，長期入院と社会復帰が大きな課題となっていた．

a. イタリアにおける脱施設化の動き

　イタリアでは，1960年代から北イタリアを中心に**脱施設化運動**が起こった[4]．トリエステ地方ではフランコ・バザーリア（Dr. Franco Basaglia）らが，脱施設化を目指した精神医療改革として，旧来の精神病院のシステム改革に着手した．その結果，1965年には91,700人とピークだった患者数が，1989年には約80%も減少し2万人となった．トリエステの実践は，精神科病院の入院医療に頼ることなく，地域ケアで支えることが可能であることを示したといえる．

b. 米国における脱施設化の動き

　米国では，1950年代末から州立精神病院の**脱施設化運動**が始まった．脱施設化運動は，精神障害者の人権擁護と閉鎖的な病院治療の批判を目的にして始められた．政府側の州立精神病院の経費削減方針と，1963年に当時のケネディ（John F. Kennedy）大統領が「精神病及び精神薄弱に関する大統領教書」[5]において地域ケアを推進したことなどもあり，米国による脱施設化は速いペースで進んでいった．1955年のベッド数が55万9,000床であったが，約40年後の1994年には，7万2,000床まで減少した．その後の評価としては地

域コミュニティの努力にもかかわらず，精神障害者のホームレスが増えたとの批判もあるが，それは脱施設化運動そのものに対する問題ではなく，施行された方法に問題があったものと考えられている．

B. 日本における精神医療をめぐる法制度の歴史的変遷

1 ● 江戸時代中期～明治時代：監置の時代

a. 精神病者の保養所

日本では，京都の岩倉村の大雲寺に，物狂いになった後三条天皇の皇女が霊泉を服用して治癒したという言い伝えがある．これは平安時代の1072年の出来事とされるが，この伝説が広まった1700年頃より各地の精神病者が大雲寺に参詣し，近隣農家や茶屋などに宿泊しながら病を癒したという．茶屋は明治以降になると**精神病者の保養所**に発展し，1884年に**岩倉癲狂院**が建てられ（のちに岩倉病院へ改称），周辺の保養所とともにコロニー形式の治療圏を形成した．この岩倉のコロニーは，第二次世界大戦終戦直前に岩倉病院が陸軍病院として接収されるまで存続していた．

b. 私宅監置と精神病者監護法の制定

明治初期まで，日本の大多数の精神障害者は自宅に監置されており，いわゆる**座敷牢**に閉じ込められた状態が多かった．当時の治療といえば**加持祈禱**が中心であった．1900年に精神病者監護法が制定され，精神病者の監置手続きや監護責任が明確になったが，この法律は患者の私宅監置を合法的に認めるとともに，患者の監護に携わる責任を家族に負わせるという側面をもっていた．

1883～1895年にかけて，旧相馬藩（現在の福島県相馬市・原町市）の藩主・相馬誠胤を精神病者として相馬家が私宅監置・入院としたことに対し，旧藩士（錦織剛清ら）の告発によって10年以上にわたる訴訟合戦が続いた[6]．この**相馬事件**を契機に精神病者の不法監置の問題が世間に浮き彫りになり，**精神病者監護法**の制定につながった．ただし精神病者監護法は，精神病者の治療よりも監置に重点を置いたものであった．

2 ● 大正時代～戦後：私宅監置の廃止

a. 精神病院法の制定

1913～1918年にかけて，精神科医の**呉秀三**らが精神病者の処遇に関する全国調査を行い，「精神病者の私宅監置の実況及其統計的観察」という報告書を当時の内務省に提出した．私宅監置の実態を，呉秀三は「わが国十何万の精神病者はこの病を受けたるの不幸のほかに，この国に生まれたるの不幸を重ぬるものというべし」という言葉で表している．この調査により入院施設が大幅に不足しているという状況が明らかになり，**精神病院法**の制定（1919年）に大きな影響を与えた．

精神病院法により，内務大臣は道府県に精神病院（公立）の設置を命じることができるようにするとともに，私立精神病院をもって道府県病院の**代用精神病院**に指定できるようにした．また精神病院法による精神病院に対しては，建築費・設備費の2分の1を，運営費の6分の1を国庫が補助することにした．精神病院法は，精神病に対する公共の責任と

して公的精神病院を設置する考え方を明らかにしたが，予算不足などのため設置は思うように進まなかった．

b. 精神衛生法の制定

　第二次世界大戦後の1950年，**精神衛生法**が制定された．これにより，精神病者監護法と精神病院法が廃止され，私宅監置は禁じられ，**精神病院の設置**が都道府県に義務づけられた．同法第1条で「この法律の目的は，精神障害の予防並びに患者の医療及び保護を行い，国民の精神的健康の保持及び向上を図ることを目的とする」と規定しており，予防の観点を盛り込んだ法律であった．その背景には戦後に欧米より精神衛生に関する最新の知識が導入されたことや，公衆衛生の向上を国の責務とした日本国憲法が成立したこと，それにより，精神衛生が治療のみならず予防を含め国民の精神的健康を保持・増進するという理念が強まったことなどが挙げられる．対象も，これまでの精神疾患をもつ者だけでなく，当時の表現でいう精神薄弱者や精神病質者なども含め拡大された．

　私宅監置制度が廃止されたことで，精神障害者は精神病院，精神科病室に収容されることになった．また，知事の命令による強制入院である措置入院制度，保護義務者同意による同意入院制度（現在の**医療保護入院**）などの入院の仕組み[2]が規定され，**精神衛生鑑定医制度**も設けられた．このように精神衛生法は，その目的として予防・医療・保護をうたってはいるが，実際には入院を中心とした手続法としての性格が強い法律であったといえる．

3 ● 1960年代：入院制度の整備・強化

a. ライシャワー事件

　1965年の精神衛生法改正に向けて，それまでの入院医療中心から地域精神医療への方向転換が求められたが，改正の前年に駐日米国大使の**ライシャワー**（Reischauer E）が精神障害者に刺されるという事件（ライシャワー事件）が発生した影響を受けて，地域支援への進展は期待どおりにはいかなかった．地域医療・外来通院を促進する方向性の改正があった一方で，精神病院管理者などの通報による**措置入院**を可能にすることや，**緊急措置入院制度**の新設，措置入院患者が無断離院した場合の警察への通報義務化など，入院制度の強化も併せて行われた．

b. クラーク勧告

　1966年12月，日本政府は当時の社会的，公衆衛生的課題の1つであった精神障害の早期発見とリハビリテーションの促進を目的に，日本の現状を観察評価し地域衛生活動に関する指示を受けるために，WHO（世界保健機関）に対し顧問の派遣を要請した．翌年の1967年11月，WHOの顧問として**デービッド・H・クラーク**（Clark DH）が来日し，3ヵ月間の滞在期間の中で精神病院15施設，精神薄弱者施設7施設，精神衛生センター5施設などを訪問し，その観察結果に基づき日本政府に勧告を行った．勧告の主な内容としては，政府の精神衛生に関する部局を強化すること，精神病院における長期入院の改善とアフターケア，リハビリテーションを充実させることなどであった．

4 ● 1970〜2000年代：精神保健福祉法の成立

a. 精神保健法への改正

　1984年，精神病院において無資格者による医療行為が行われ，また暴行により患者が死亡するといった事件が発生する（宇都宮病院事件）．この時期には，精神病院における同様の不祥事が頻発し，それが契機となって国内外から精神衛生法への批判が強まった．これに対応するため，1987年に，精神衛生法を改正し**精神保健法**が成立した．

　精神保健法では精神障害者本人の同意に基づく**任意入院制度**が設けられた．また入院時の書面における**権利等の告知義務**，**精神保健指定医制度**，**精神医療審査会制度**が設けられるなど，人権尊重に関する規定が強化された．さらに入院治療が終了した精神障害者の社会復帰を図るために，**精神障害者社会復帰施設**に関する規定も設けられた．

b. 精神保健福祉法への改正

　日本では，身体障害者については身体障害者福祉法が，精神薄弱者（現在の知的障害者）に対しては精神薄弱者福祉法（現在の知的障害者福祉法）が定められていたが，精神障害者福祉には根拠となるべき法律が整っていなかった．そこで，1993年に心身障害者対策基本法の改正として成立した障害者基本法，翌1994年に成立した地域保健法を踏まえて，1995年に精神保健法が改正され，**精神保健及び精神障害者福祉に関する法律（精神保健福祉法）**が成立した．この法律では，目的に「自立と社会経済活動への参加の促進のために必要な援助」を行うとの文言が加わり，医療だけではなく福祉の面での援助を行うことが明示された．主な改正内容は以下のとおりである．

①精神障害者保健福祉手帳の創設
②社会復帰施設の4類型化（生活訓練施設［援護寮］，授産施設，福祉ホーム，福祉工場），および通院患者リハビリテーション事業（社会適応訓練事業）を法律に規定
③都道府県，市町村，精神保健福祉センター，保健所の役割の規定
④医療保護入院・措置入院を扱う精神科病院に精神保健指定医を必置義務とすること
⑤精神医療の公費負担医療の保険優先化

　直近では，2013年に改正され，本法における保護者制度の廃止，医療保護入院制度の見直し，精神医療審査会委員の見直しが行われた（第Ⅱ章参照）．

C. 近年の日本における精神医療の発展

1 ● 電気けいれん療法

　精神科領域における電気けいれん療法（electroconvulsive therapy：ECT）は，日本においては1940年代に用いられるようになった．従来の療法は，四肢や体幹にけいれんを起こすものであったが，現在は全身麻酔下で筋弛緩薬を用いて行う**修正型無けいれんECT（m-ECT）**が主流になっている（Ⅱ巻第Ⅷ章1節C参照）．

2 ● 薬物療法

　1952年にクロルプロマジンが開発され，精神疾患にも薬物療法が開始された．薬物療

法によって，興奮や妄想などの不穏状態にある患者，あるいは拒絶的な患者とも接触がとりやすくなり，さまざまな働きかけが可能になった．

　近年，精神医療における薬物療法では，**向精神薬多剤大量投与**が大きな課題となり，**単剤化**に向けてさまざまな取り組みが行われている．診療報酬では抗不安薬，睡眠薬，抗うつ薬の複数処方に対して減算規定を設けるようになった．2年ごとの診療報酬改定では，減算規定の基準が厳しく評価される見直しが続いている．

　また，日本では，2009年より**治療抵抗性統合失調症治療薬**（**クロザピン**［クロザリル®］）が発売されている．ただし，クロザピンの投与にあたっては，クロザリル患者モニタリングサービス（CPMS）に登録するとともに，無顆粒球症などの副作用の観察などが必要なことから，民間精神科病院での普及が思いのほか進まないという課題がある．

3 ● 生活指導

　生活指導は，1947年頃から，ショック療法と共に精神外科療法*が実施され始めたとき，手術後の患者が示す無為無欲の状態への後療法として，精神外科医によって提唱されたといわれている[8, 9]．生活指導は日課指導と集団指導体制により，起床から就寝まで一貫した生活管理を行うことで，患者に健常な生活習慣を再学習させるために実施された．生活指導の一環として，掃除やシーツ交換など，身の回りのことは患者自身で行うように働きかけていた．掃除の時間になると看護者は無為・自閉的な患者へ声かけを行い，患者と一緒に病室や廊下の掃除を行いながら，患者がうまくできない場合には指導を行っていた．また，デイルームやトイレなど共有スペースについては，患者が当番制で行っていた病院も多い．その他に，患者の日常生活にかかわる働きかけや生活指導の一環として，喫煙や間食（買い物）に関する「取り決め」が多かった．

4 ● レクリエーション療法

　1956年には小林八郎により，生活指導を基盤としつつ，レクリエーション療法，作業療法と総合的に働きかける**生活療法**が有効であると紹介され，精神病院で広く導入されるようになった[10]．生活療法は日本独自のもので，生活指導（しつけ療法），レクリエーション療法（あそび療法），作業療法（はたらき療法）の3つの柱からなり，病棟全体に張り合いと生活リズムを保ち，また患者同士の人間的な交流や協調性を養おうという働きかけであった[11]．

a. レクリエーション療法における看護者の役割

　レクリエーション療法は生活療法の一環であり，すべての患者を対象として行っていたが，なかでも無為と自閉，自発性の減退した患者に対する働きかけを目的として取り組むのが一般的であった．看護者は患者の参加意欲，自発性，参加態度などに注目し，看護記録に記載するとともに，当時から集団活動を通しての相互作用などのグループダイナミク

---

*精神外科療法：精神外科療法は1922年にダンディー（Dandy W）によって提唱された前頭葉切除法（脳手術）による治療法である．1935年にはモニッツ（Moniz E）による，短時間で行える脳手術としての前頭葉白質切離法，ロボトミー手術が創設され，わが国においても行われていた[7]．外科的侵襲による副作用，精神障害そのものに対して無効であること，脳に対する外科的侵襲がもたらされることに関する倫理問題から50年以上前に使われなくなっている．

スに注目していた.

　レクリエーションの活動内容は時代背景や病院によって特徴があるが，病棟単位では室内で行えるゲームのようなものや，テレビ，音楽鑑賞などが普及していた．精神科病棟の中に卓球台を設置していた病院も多かった．屋外で行う活動としては，散歩や軽スポーツなどがあった．多くの病院・病棟ではレクリエーションの体制が整えられ，看護者らによるレクリエーション会議（レク会議）を開催し，季節行事を盛り込んだ年間計画を考えていた．実際に活動内容を企画する際には，その病院や看護者の特色が多分に活かされていた.

5 ● リハビリテーション

a. 病院内リハビリテーション

　看護者による作業療法やレクリエーション活動が盛んになるにつれて，病院内でのリハビリテーションも広がり始めた[1]．1965年には理学療法士及び作業療法士法が制定され，これらの職種が精神科リハビリテーションに携わるようになった．社会復帰病棟での単身生活を目指した訓練としてナイトホスピタル，生活訓練の場を病院外に移した中間宿舎（ナイトケア）やデイホスピタル（精神科デイケア）などが推進された[12].

b. 社会復帰関連施設リハビリテーション

　長期入院患者の社会復帰を促進するために，1971年，日本で初めての精神障害者社会復帰施設である川崎市社会復帰医療センターが設立された[13]．これ以降，リハビリテーション活動は，各地に設立された社会復帰関連施設においても行われるようになった．当時の看護者の役割として，精神障害者自身の主体性が引き出されるような援助が求められるようになった．そのため患者の自己決定を促すような援助や，自立した日常生活が送れるような援助が臨床で行われるようになってきた．1974年になると**作業療法とデイケア**の診療報酬が点数化されたことにより，各地の病院で盛んに取り組まれるようになった.

c. 精神科訪問看護などの地域生活支援

　1986年頃になると，精神障害者は医療の対象者であると同時に，保健や福祉の対象者であるという考え方が広まり，精神障害者リハビリテーションも医療の枠組みを超えて，福祉の領域に広げられるようになった[14]．この年には診療報酬に**訪問看護指導料**が創設されたことや，精神保健法の成立によって社会復帰が全面に打ち出されたことに伴い，訪問看護はリハビリテーションのサポートシステムに位置づけられるようになった．また，小規模作業所（授産施設）や共同住居（グループホーム）なども増加し，精神障害者の社会参加が図られるようになるとともに，地域で患者の生活を支援することが，看護者の役割としてますます求められるようになった.

6 ● アウトリーチ支援

　2011年，厚生労働省の予算により**アウトリーチ支援**が事業化された．アウトリーチ支援は，地域で生活することを前提とした支援体系であり，精神障害者および家族が抱えるさまざまな課題に対する解決にあたって，入院という形に頼らないことを基本的な考え方とした．アウトリーチ支援は看護師，医師を含む多職種チームにより行う．支援対象者は

受療中断者，未受診者，長期入院後の病状が不安定な者などを想定していたため，医療機関と行政機関が連携して，24時間365日支援する体制を構築した．2014年には，対象者を長期入院後の病状などが不安定な患者，入退院を繰り返す患者に限定し，診療報酬によりアウトリーチ支援体制の構築と支援が評価されるようになった．2019年からは精神障害にも対応した地域包括ケアシステムの構築推進事業において，自治体が選択できる事業としてアウトリーチ支援が挙げられている（**表Ⅰ-4-1**参照）．

7 ● 精神保健福祉法の改正（行動制限最小化，保護者制度）

2014年の精神保健福祉法改正により，医療保護入院制度の見直しが行われた．このときの改正では医療保護入院における保護者の同意要件を外し，家族などのうちいずれかの者の同意を要件とすることに変更された（第Ⅱ章参照）．また，医療保護入院者の入院長期化を防ぐことを目的として，**退院後生活環境相談員の選任，医療保護入院者退院支援委員会**の設置を義務づけるなど，退院促進措置の規定が新たに盛り込まれた．退院後生活環境相談員は，医療保護入院患者個々の退院支援のための取り組みにおいて，中心的役割を果たすことが期待されており，相談員の要件に看護職員も含まれている．

8 ● 地域包括ケアシステム

2017年，厚生労働省は「これからの精神保健医療福祉のあり方に関する検討会」報告書をとりまとめた．報告書では，新たな地域精神保健医療体制のあり方として，精神障害に対応した地域包括ケアシステムの構築を目指すことが打ち出された（第Ⅰ章4節参照）．

今後は，精神障害の有無や程度にかかわらず，誰もが安心して自分らしく暮らすことができるよう，医療，障害福祉，介護，住まい，社会参加（就労），地域の助け合い，教育が包括的に確保された地域包括ケアシステムの構築が指向されている．

▌引用文献▌

1) 加藤智也：作業療法に潜在するロマン主義的な精神—道徳療法における理性と感情に関する考察を通して．健康科学大学紀要 9：82-83，2012
2) ピエール・ピショー：精神医学の二十世紀（帚木蓬生，大西　守訳），p.82-83，新潮社，1995
3) 相場　均，荻野恒一（監）：現代精神病理学のエッセンス—フロイト以後の代表的精神病理学者の人と業績，p.88，ペリカン社，1988
4) 遠山照彦：イタリア・トリエステを中心に．精神医学レビュー 15：91，1995
5) 三宅宏治：日本の精神医療保健関係者の脱病院観についての考察—米国地域精神医療保健改革とそれについての議論をもとに．Core Ethics 6：413-423，2010
6) 岡田靖雄：日本精神科医療史，p.134-136，医学書院，2002
7) 青木義治，桑原かをり：精神治療の看護と指導，メヂカルフレンド社，1955
8) 外口玉子：系統看護学講座 専門25 精神看護学1 精神保健看護の基本概念，p.178-179，医学書院，1999
9) 小林辰雄：精神科リハビリテーション看護［1］歴史を振り返る中で．精神科看護 43：96-100，1993
10) 江副　勉，小林八郎，西尾忠介ほか（編）：精神科看護の研究，p.174，医学書院，1965
11) 田中一明：今さら聞けないこの言葉 5．生活療法．精神科看護 28（5）：79，2001
12) 野田文隆，蜂矢英彦（編）：誰にでもできる精神科リハビリテーション，p.5，星和書店，1995
13) 前掲12）p.6
14) 前掲12）p.8

学習課題

1. 欧米諸国で取り組まれた精神医療改革の意義について考えてみよう.
2. 日本の精神医療にかかわる法律が誕生した理由と，その後に行われた法改正の背景および目的はそれぞれどのようなことですか.
3. 日本において精神科看護に求められる役割が，時代とともにどのように変化してきたか考えてみよう.

7 人権を守るために―精神看護における基本的人権と倫理的配慮

この節で学ぶこと

1. 患者の人権と自己決定権の大切さを学び，医療者が従うべき倫理の4原則を知る.
2. 自己決定能力が不十分な例外的状況もあり得ることを知るとともに，慎重・厳格に患者の人権を守る責務があることを学ぶ.
3. 当事者による活動と医療に患者がかかわることの意義を知る.

　看護師をはじめとした医療者には，医療の対象となる人の苦痛を緩和し，その健康の増進や回復を援助するという役割がある. また同時に，対象となる人の人間としての尊厳や権利を守り，その人にとっての最善の利益を目指すことが医療者としての義務である.

　人間としての尊厳を守る，権利を尊重するということは，その人格や意思，自己決定を尊重し，その権利（学ぶ権利，知る権利，秘密を守られる権利など）を守るなど，その人を一人の価値ある人間として遇することである.

A. 人権とは

　人権とは，すべての人間が，生まれながらにしてもっている権利であり，誰もが幸せに生きる権利，自分らしく生きる権利ということもできる. 基本的な人権といえるものとして，平等に扱われる権利，自分の身体の自由や思想・表現の自由に対する権利，職業を自由に選ぶ権利，教育を受ける権利，婚姻する権利などがある. これらは，1948年12月10日，国連総会にて採択された「世界人権宣言」に示されている[1].

　残念なことに，精神科領域に限らず，医療の対象となる人は，その健康状態や障害のため，あるいは医療を受けているという立場のために，これらの人間としての権利を侵害されやすい状態になることがある. 医療を提供する立場である看護師はこのことを意識し，医療の対象となる人の人権が守られているか，医療を提供するうえで倫理的配慮がなされているかについて常に確認すべきである.

B. 医療者が行うべき倫理的配慮

1 ● インフォームド・コンセント

　ここ数十年でこれまで以上に重視されるようになった患者の権利として，自己決定権がある. これは，患者が自分の理解しうる方法によって自身の診断上の評価，提案される治療の詳細，他に考えられる治療法，これらの治療によって生じうる苦痛，不快，危険につ

いて説明されたうえで治療に同意する（インフォームド・コンセント）権利のことである．患者は自身に関する治療を選択して決定したり，治療を拒否したり，中止させたりする権利を有しており，医療者は**患者の意思決定を尊重する**，つまり，患者の意思決定を支え，決定された意思を尊重する必要がある．

　医療者は原則としてインフォームド・コンセントをとらずに医療行為を行ってはならないが，インフォームド・コンセントをとらずに医療行為が行われることもある．たとえば，救命処置が必要だが本人に意識の障害があり本人の意思が確認できない場合や，理解力や判断力が著しく不足している場合などである．

2 ● 医療者が従うべき倫理の4原則

　医療者が従うべき倫理の代表的な理念として，ビーチャム（Beauchamp T）とチルドレス（Childress J）の提示した4つの原則がよく知られている．それらは，①自律的な患者の意思決定を尊重し，必要であればその自己決定を助ける「自律尊重原則」，②患者に危害や不快，苦痛を及ぼすのを避ける「無危害原則」，③患者に利益をもたらすために行為すべきであるという「善行原則」，④利益と負担を公平に配分する「正義原則」の4つである[2]．これらはあくまでも原則であり，法的拘束力をもつものではないが，個々の実践を振り返り検討していく際の手がかりとなる．

3 ● 葛藤が生じるとき

　状況によっては，倫理原則や価値観が対立する場面に遭遇し，医療者としての葛藤が生じることがある．

a. 患者の意思の尊重に葛藤が生じるとき

　たとえば，患者にとって最善だろうと医療者が考えた治療を患者が拒否するとき，患者の意思決定を尊重することと，患者に利益をもたらすと思われる行為をすることが一致せず，葛藤が生じる．

　このような葛藤が生じた場合に，一律にことを進めるのではなく，毎回毎回，その状況を整理して考えることが重要である．たとえば，以下などについて整理が必要であろう．

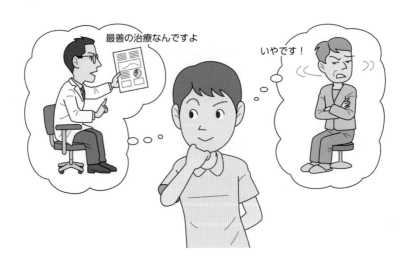

- その治療によってもたらされる利益は，誰にもたらされるか？（治療の結果は患者にとっての利益なのか？　家族にとって，あるいは医療者にとっての利益となっていないか？）
- 「最善」とは，誰の価値観から考えた最善なのか？
- 患者は自身の状態，提示されている治療のメリット・デメリット，他の選択肢を理解しているか？
- 患者の判断力や自分の意思を表現する力は十分か？

　これらを整理し，患者の意思決定を尊重して治療をしないという選択肢もあるだろう．患者の意思決定を尊重することを優先できないと判断される場合にも，患者の理解が不十分と考えられるのであれば，患者が理解できる方法で説明や情報提供をする．また，患者の判断力や表現力，自己決定能力が不足していると判断される場合には，医療者はまず患者の自己決定や意思表示を助ける援助をする．

　これらのことを行ってなお，患者に適切な判断能力が不足しているとみなされ，状況が切迫しているときには，医療者がその患者にとって最善と考える医療を提供することが現在，一般に行われている．しかしながら，概して医療者は，自分たちが提案する治療の提案を受け入れる患者を「自己決定能力あり」とみなし，逆に，受け入れない患者を「自己決定能力なし」とみなす傾向にある[3]ことも常に意識し，状況を客観的に整理する努力が必要である．

b. 医療者間で葛藤が生じるとき

　看護師同士，あるいは看護師と医師など他職種間でも，価値観が異なったり，優先する事項が異なったりすることは多く，実践の中で倫理的葛藤が生じることがある．何かがおかしいと感じたり，倫理的に気になることがあった場合に，一人で抱えたり，それを軽視したり抑圧するのではなく，言語化して同僚や倫理の専門家と話し合うことが重要である[4]．

C. とくに精神科医療場面で注意すべきこと

1 ● 自己決定権の侵害

　先述のとおり，自身の治療に関する自己決定権は尊重されなければならない．しかしながら，事態が切迫しており，その治療を行わないと患者の状態が改善せず，そのことが結果的に本人に不利益をもたらすと考えられる場合で，患者の自己決定能力が不十分であると判断される際に，インフォームド・コンセントが不十分でも本人を自傷他害から「保護」する理由のもとに治療が行われることもある．

　精神科でこのような状況が起こり得るのは急性期の場面が多いが，これは例外的な状況であるということを忘れてはならない．状況に応じて患者の自己決定を助けると同時に，患者の理解力，判断力が回復し次第，患者の自己決定を尊重するという原則に戻る必要がある．

　また，精神科病棟で行われることのある，医療者など本人でない者による金銭管理（小遣い管理）を強制的に実施したり，使用額を強制的に制限したりすることで患者の権利を

侵害していないか，他にも患者の選択や決定の権利を侵害していないか振り返って考える必要がある．

2 ● 身体の自由に対する権利の侵害

　精神科医療場面においては，自傷他害のおそれがあり自己決定能力が不十分であると判断される場合に，本人の意思に反する強制入院や，**隔離，身体拘束**や行動の制限をせざるを得ないこともある．

　精神科における入院や身体拘束については，患者の尊厳や人権を尊重するために**精神保健福祉法**（第Ⅱ章1-1節参照）に規定がなされ，厳格な運用が求められている．身体拘束を行う際には，法の下で例外的に認められた人身の自由への介入行為であるということを認識し，行動制限を最小化する努力が常に求められる．なお，介護保険法の下では身体拘束は原則として禁止されていること，日本も批准している障害者権利条約で，自由の剥奪が障害の存在によって正当化されない（障害を理由に自由を剥奪してはならない）とされていることにも留意する必要がある．

D.　精神看護に関する倫理原則と倫理綱領

　精神科看護の場面で患者の人権を守るために，具体的にどのようなことに気をつけて看護をすればよいのかについて，わからない部分もあるだろう．

　1991年12月に国際連合の総会で決議された「精神疾患を有する者の保護及びメンタルヘルスケアの改善のための諸原則」（Principles for the protection of persons with mental illness and the improvement of mental health care)[5] は，25の原則からなり，具体的に精神疾患を有する人に対する医療やケアを提供する際に守るべき原則が述べられている．これらの原則はとくに精神科病院などの施設に非自発的に入院している精神疾患を有する者へのケアに焦点を置いており，たとえば，精神疾患を有する者として処遇を受ける者が「経済的搾取，性的搾取，その他の搾取，身体的またはその他の虐待，品位を傷つける処遇から保護される権利を有する」（原則1：基本的自由と権利）ことや，「最も制限の少ない環境下で，最も侵襲的でない治療を受ける権利を有する」（原則9：治療）ことなどが挙げられている．長文であるが，訳文も現在さまざまなインターネットサイトなどに掲載されているので，一読されたい．

　なお，看護師の職能団体である日本看護協会の「看護職の倫理綱領」[6] や精神科看護師の職能団体である日本精神科看護協会の「倫理綱領」[7] も，看護師はもちろん，他の医療者，医療の対象とされる人にも公開されている．精神科であるないにかかわらず，**看護者の倫理**として重視されるものに大きな違いはなく，看護者は対象となる人々の人間としての尊厳と権利を尊重し擁護することを明示している．

E.　守秘義務と個人情報の保護

　医療者は，業務上知り得た人の秘密を漏らしてはならない．これを**守秘義務**といい，医

療者の規範であると同時に，医療関連法規（たとえば，保健師助産師看護師法）に罰則規定とともに定められている．

保健師助産師看護師法における守秘義務の規程（第42条の2）
　「保健師，看護師又は准看護師は，正当な理由がなく，その業務上知り得た人の秘密を漏らしてはならない．保健師，看護師又は准看護師でなくなった後においても，同様とする」．

　また，**個人情報の保護に関する法律（個人情報保護法）**が2005年から全面的に施行されたことにも関係し，個人の「秘密」だけではなく，患者個人の情報を適切に管理し保護する義務も示されている（第Ⅱ章1-5節参照）．

　これらの情報の管理は，組織全体で取り組む必要があるが，情報を漏らさない（情報を持ち出さない，患者についての話をする場所に注意する）ことは一人ひとりが厳守しなければならない．時には，医療者と患者が医療以外の場面で面識があることや（同級生，近所に住んでいる，など），共通の知り合いがいたりすることもあるだろう．そのように想像力を働かせ，患者の医療情報はもちろん，医療施設を利用していることなどを他者に話してしまうことなどのないよう，注意が必要である．

　情報は，漏らさないことだけでなく，必要以上の情報を医療者が集めないこともまた重要である．医療（あるいは看護）の提供上，有益な情報のみを収集し，無関係な情報までむやみに知ろうとしない姿勢も必要である．その情報を医療者が知ることで提供できる医療にどのような違いが生じるのか，立ち止まって考えることは重要である．

F. 患者の権利と人間の尊厳

　あらゆる場面で，患者の人権や尊厳が守られているか，その医療行為や医療的判断，医療者の態度が倫理的といえるかを確認することは重要である．その場で提供されている医療（その内容，提供している者の姿勢など，すべて含めて）を自分が受けるとしたら，あるいは，自分の家族や大切に思う人たちが受けたとしたらどうだろう，と考えることは有用である．

　ただし，自分だったらこうだからといって，自分の考えや価値観を他者に押しつけることがあってはならない．重要なのは，相手が何に価値をおいているのかその意見を聞き，あるいは，その意思を汲む努力をし，意向を尊重することである．

　看護者は，患者だけでなく周囲の人々の人間としての尊厳を守ること，そしてまた同時に，自身の人間としての尊厳が守られているかにも気を配ることも重要である．

G. 当事者による活動と医療への患者・市民参画

1 ● 当事者による活動

　医療者は，患者や障害をもつ人を，助けが必要な守るべき人として見て，患者についてのすべての責任を医療者がもたなければならないと思ってしまう傾向がある．しかし，疾

患や障害をもつ人は，医療やサービスを受けるだけの存在ではない．自分に必要なものを選んだり，行動したり，誰かを助け支える存在であり，そのような力を発揮できるよう促し支えることも医療者に必要な姿勢である．

　患者が自分の経験や考えを仲間と話し，支え合い，気づきや力を得るような活動は広く行われ，患者個人にも，社会にも，効果を及ぼしている．これらの活動は，**当事者活動**，**セルフヘルプ**，**ピアサポート**などさまざまによばれている．当事者による活動やその力を医療者が認識し，そのような活動の存在を患者に伝えることで，患者が新たな資源につながり，ひいては患者の権利の向上に寄与することができるかもしれない．

a. 当事者活動

　当事者活動とは，精神疾患・精神障害に限らず，なんらかの経験の当事者である人たちが主体的に行う活動すべてを指す．交流し楽しい時間を過ごす，互いに支え合う，自分たちの権利を守り，自分たちの暮らしの向上のために声をあげる，社会に発信し働きかけるなどの活動が含まれる．

b. ピアサポート

　ピア（peer）とは，仲間，対等な人を指し，ピアサポートとは，対等な立場にある人によるサポートを指す．学生間，同僚同士の支え合いなど，対等な立場からのサポートはどれもピアサポートであり，先に述べた当事者活動など，共に活動する仲間の中では，ピアサポートがほぼ必ず起きている．

　ピアサポートは，たとえば病棟の入院患者同士などで自然発生的に生じるが，同じ困難を有する者同士のピアサポートが生じるような場が設定されることもある．たとえばセルフヘルプグループ，患者会などである．また，疾患や障害の経験のある人が医療機関やその他サービスに雇用され，困難の経験をもつ立場からピアサポートを提供することも近年広がりつつある．

c. セルフヘルプグループ

　セルフヘルプグループは，自助グループともよばれ，共通の経験を有する人たちが集まり，対等な立場で互いに支え合うものである．セルフヘルプグループでは，助ける人，助けられる人は固定されておらず，互いに互いの助けとなる．

d. 患者会

　患者会は，同じ疾患を有する者同士，あるいは同じ医療機関を利用する者同士などの組織である．患者主体で運用されているものもあれば，医療者や患者家族などの支援者により運用されているものもある．

　上記は，いずれも当事者同士での交流，意見交換を通じ，他者の知恵を自分の参考にしたり，支えを得たり，自分も他者の力になれることに気づいたり，社会や制度の改善すべき点に気づいたりということが起きる．そして，組織の中での支え合いだけでなく，情報発信や政策提言を行ったり社会変革に向けて活動している組織もある．

2 ● 医療への患者・市民参画

　近年，医療の計画や研究に患者や市民がかかわる考えが広がっており，たとえば英国で

は，医療のあり方（医療全体の提供体制）の検討や計画を，専門職と患者・家族（あるいはその経験者）とで共に行うことが求められている[8]．このように，患者やその家族，地域住民に医療に参加してもらうことを**患者・市民参画**（patient and public involvement：PPI）とよんでいる．また，患者やその家族と専門職で共につくりあげることを共同創造（コ・プロダクション）と表現することもある．

　医療に患者や市民が参画することにより，患者・家族の思いを医療者が理解しやすくなり，患者の必要としていることに合った治療やケアを提供することができ，患者の権利や尊厳も守られやすくなる．また，医療にかかわることで患者・家族の医療に対する理解も進み，よりよい選択を患者ができるようになるため，患者にとっても医療者にとっても，より満足できる医療を提供できるようになると考えられている．

　日本の精神保健領域においても，個々の医療への本人の参加と，さまざまなサービスの計画や提供に精神健康の困難の経験のある人々に参画してもらうことが今後ますます求められるようになる．

┃ 引用文献 ┃

1) 国連総会：世界人権宣言（Universal Declaration of Human Rights），1948，〔http://www.ohchr.org/EN/UDHR/Pages/Language.aspx?LangID=jpn〕（最終確認：2021年9月6日）
2) 水野俊誠：医療倫理の四原則．入門・医療倫理I［改訂版］（赤林　朗編），p.57-72，勁草書房，2017
3) 服部健司：医療倫理学の基本問題　E．パターナリズム．医療倫理学のABC，第4版（服部健司，伊東隆雄編），p.88-94，メヂカルフレンド社，2018
4) 宮脇美保子：看護における倫理．シリーズ生命倫理学14　看護倫理（浜渦辰二，宮脇美保子編），p.1-18，丸善出版，2012
5) Office of the High Commissioner for Human Rights：Principles for the protection of persons with mental illness and the improvement of mental health care. Adopted by General Assembly resolution 46/119 of 17 December 1991，〔https://www.who.int/mental_health/policy/en/UN_Resolution_on_protection_of_persons_with_mental_illness.pdf〕（最終確認：2021年9月6日）
6) 日本看護協会：看護職の倫理綱領，2021，〔https://www.nurse.or.jp/home/publication/pdf/rinri/code_of_ethics.pdf〕（最終確認：2021年9月6日）
7) 日本精神科看護協会：倫理綱領，2004，〔http://www.jpna.jp/outline/ethics.html〕（最終確認：2021年9月6日）
8) 宮本有紀，小川　亮：コ・プロダクション（共同創造）は英国の精神保健医療福祉施策にどのように位置づけられているか．精神保健福祉ジャーナル　響き合う街で**87**：11-16，2019

学習課題

1．医療者が従うべき倫理の4原則とは何ですか．
2．患者の人権と倫理的問題の点で，精神科医療で時に起こり得る問題にはどのようなものがありますか．
3．権利や尊厳を守るために，看護師をはじめ医療者がもつべき基本的姿勢や注意点にはどのようなものがありますか．
4．患者が医療にかかわることの意義にはどのようなものがありますか．

第Ⅱ章

精神保健医療
福祉と制度

学習目標

1. 精神保健に関連する法規の主旨・概要を理解する.
2. 精神保健福祉の現状と課題を理解する.
3. 精神の健康に関する普及啓発活動について理解する.

1 精神保健医療福祉に関係する法と制度

この節で学ぶこと

1. 精神保健福祉法，障害者総合支援法，心神喪失者等医療観察法，児童虐待防止法，DV防止法，個人情報保護法などの精神保健医療福祉にかかわる法律や制度について理解する．

　精神看護領域の入院医療，地域医療，精神保健は，多くの法律に基づいて制度がつくられ，運用されている．これらの法律は，その主な目的や対象とする事象に着目すると**表Ⅱ-1-1**のようなカテゴリー（類型）に分けられる．本節では，このカテゴリーごとに各法律について解説する．

　精神科医療・看護にとって，法律や制度の知識は，身体医療における解剖生理などの知識にも相当するといえる．それは，精神疾患が障害という側面をもつことに加え，過去，現在と人権問題が伴う強制的な医療を排除することができていないためである．また，発症や治療には，身体疾患に比べ社会の影響がより大きく影響していることもある．

表Ⅱ-1-1　精神保健医療福祉に関係する法律の分類

法類型	法律名など
精神科医療にかかわる法律	・精神保健福祉法 ・心神喪失者等医療観察法
精神障害者の福祉にかかわる法律	・障害者総合支援法 ・障害者権利条約 ・障害者差別解消法 ・障害者雇用促進法 ・発達障害者支援法 ・再犯防止等推進法
精神保健にかかわる法律	・自殺対策基本法 ・アルコール健康障害対策基本法 ・ギャンブル等依存症対策基本法，刑法 ・犯罪被害者等基本法
社会病理にかかわる法律	・児童虐待防止法 ・高齢者虐待防止法 ・障害者虐待防止法 ・配偶者からの暴力の防止及び被害者の保護に関する法律（DV防止法）
その他の法律	・個人情報保護法 ・性同一性障害者の性別の取り扱いの特例に関する法律（性同一性障害特例法）

1-1 精神科医療にかかわる法律

A. 精神保健福祉法

1 ● 精神保健福祉法の基本的な考え方

　　精神科医療が他の診療科と大きく異なるのは，医療法や医師法，保健師助産師看護師法などの資格法の適用を受けるだけでなく，**精神保健福祉法（精神保健及び精神障害者福祉に関する法律）**という精神障害者や精神科医療だけに適用される法律があることである．これは精神科医療が，非自発的入院や行動制限に代表される，通常は許されない"人の自由"を制限して入院・治療を行わざるを得ない側面をもっているからである．

　　精神科病院は，入院の手続き，通信・面会，行動制限，患者の権利の告知など，精神保健福祉法の規定に基づいて運営されている．患者の人権へ配慮した医療でなければならないからである．医療的な判断と法律上の判断に折り合いをつけて精神科医療は行われる．精神科臨床の場で働くには，精神保健福祉法をはじめ，関連の法律の知識が要求される．

2 ● 精神保健福祉法の成立と改正

　　第I章で学んだように，精神保健福祉法は，1950年に精神衛生法として成立し，以後，精神保健法（1987年），精神保健福祉法（1995年）と法の名称を変え，内容を刷新しながら今日に至っている．最近では，2013年に改正されている．この半世紀間の改正は，ライシャワー事件や宇都宮病院事件に関連して，また，障害者基本法，地域保健法，障害者自立支援法の成立に伴い法体系の見直しが必要となったことを受けて行われている．

　　2013年6月の改正（施行は2014年4月）は「精神障害者の地域生活への移行を促進する」ことを目的としている．1年以上入院している長期入院者が約19万人3,000人（2011年患者調査*）もいた状況を改善し，新たな長期在院者を生みださない施策が必要とされたのである．この改正では，地域生活への移行を促進するための，精神障害者の医療に関する指針（大臣告示）の策定，保護者制度の廃止，医療保護入院制度の見直しなどが行われた．

3 ● 法の目的と精神障害者の定義

　　精神保健福祉法は，法の目的を次のように定めている．

精神保健福祉法の目的（第1条）

　　精神障害者の医療及び保護を行い，障害者の日常生活及び社会生活を総合的に支援するための法律と相まってその社会復帰の促進及びその自立と社会経済活動への参加の促進のために必要な援助を行い，並びにその発生の予防その他国民の精神的健康の保持及び増進に努めることによって，精神障害者の福祉の増進及び国民の精神保健の

---

*患者調査：病院，診療所などを利用する患者の傷病名，入院期間，退院の理由などの実態を明らかにするため，3年ごとに行われる調査．サンプリングされた施設を調査日に利用した患者を対象としている．

　　向上を図ることを目的とする

　　2005年の障害者自立支援法（現在の障害者総合支援法［障害者の日常生活及び社会生活を総合的に支援するための法律］）の成立までは，入院医療だけでなく通院公費医療制度，社会復帰施設，居宅介護支援事業など外来医療や地域における福祉サービスも精神保健福祉法に定められていた．しかし，障害者自立支援法が制定されて，福祉関連の規定が同法に移り，精神保健福祉法に定められる内容は，精神障害者の「医療および保護」に関する規定がほとんどを占めるに至っている．

　　また，精神保健福祉法は，精神障害者を次のように定義している．

精神保健福祉法による精神障害者の定義（第5条）

　　統合失調症，精神作用物質による急性中毒又はその依存症，知的障害，精神病質その他の精神疾患を有する者

　　狭義の精神疾患だけでなく，知的障害（Ⅱ巻第Ⅴ章1節C参照）や精神病質なども同法の対象としていることがわかる．「精神障害者」の定義をめぐっては，医療の対象である「疾患」と福祉の対象としての「障害」を区別していないなどの論議があり，見直しを求める意見もある．

　　以下，臨床と関係の深い「医療及び保護」に関する条項を中心にその概要を紹介する．

4 ● 精神保健福祉法に基づく入院形態

a. 任意入院（法第20条）

　　任意入院は，本人が入院に同意し，自らの意思で入院した場合の入院形態である．精神障害者の入院に際しては，できるだけ任意入院に努めなければならないとされている．任意入院に際しては，退院請求，処遇改善請求ができ，信書の発受を制限されない，原則として開放的な処遇とするなどの権利があることを書面で知らせ，入院者からは自らの意思による入院であることを了解した旨を記載した書面を受けとらなければならない．

　　任意入院者から退院の申し出がある場合には，原則として退院させなければならないが，指定医の診察の結果「医療及び保護のため入院を継続する必要があると認めた場合」には，72時間に限り退院を制限することができる．この72時間以内に，医療保護入院などの他の入院形態に変更するかどうかを検討し，入院を継続するのであれば，新たな入院形態に沿った手続きをとることになる．

b. 医療保護入院（法第33条）

　　医療保護入院は，精神保健指定医からは入院治療を必要とする状態とみなされていても，本人が入院を拒否している場合，あるいは入院について本人の同意を取りつけることができる状態ではない場合に，医療及び保護の観点から「家族等」の同意で入院させることができるという入院形態である．「家族等」とは，配偶者，親権者，扶養義務者，後見人または保佐人のことをいう．なお「家族等がない場合」またはその「家族等の全員がその意思を表示することができない場合」は，市町村長が同意を行うとされている（法第33条第3項および第34条第2項）．この場合は市町村長が家族等の役割を果たす．

　　2013年の法改正以前は保護者制度があり，保護者の同意で入院がなされて保護者には精神障害者に治療を受けさせる義務等が課されていた．主に家族が保護者となっていたが，その高齢化などに伴い，役割が果たせず，負担が大きくなるなどの理由から保護者制度は廃止となり，医療保護入院の要件の1つであった「保護者」の同意は，「家族等」の同意に変更された．

　　医療保護入院には**精神保健指定医**（後述）の診察が必要であり，退院請求など患者の権利に関する書面告知も行わなければならない（書面告知は，内容は異なるがどの入院形態にも必要である）．

　　2013年の法改正により，医療保護入院者に**退院後生活環境相談員**（精神保健福祉士，看護職など）を選任すること，地域援助事業者（入院者本人や家族からの相談に応じ必要な情報提供などを行う相談支援事業者など）を紹介し連携すること，そして，退院支援委員会を開催することが精神科病院管理者に義務づけられた．精神科病院は，退院促進のための体制整備を図り，医療保護入院者の地域移行を促進しなければならない．

c．応急入院（法第33条の7）

　　応急入院は，緊急を要するが家族等の同意を得ることが不可能な場合の入院形態である．精神保健指定医の診察の結果「直ちに入院させなければその者の医療及び保護を図る上で著しく支障がある」場合に適用される．緊急に入院のうえ，精神医療的対応を迫られる状態といえる．本人の同意が得られず，任意入院の対象とならない点は医療保護入院と同様である．ただ，この入院形態での入院は72時間までという時間制限がある．緊急性はあるが自傷他害のおそれがない場合の入院形態といえる．入院先は応急入院指定病院でなければならない．

d．措置入院（法第29条）

　　措置入院は，「医療及び保護のために入院させなければその精神障害のために自身を傷つけ又は他人に害を及ぼすおそれがある」と2人以上の精神保健指定医の診察の結果が一致した場合に，都道府県知事によって行われる入院である．入院医療機関は国などが設置した精神科病院か指定病院でなければならない．措置入院であること，退院請求などの権利があることを書面告知することも義務づけられている．

　　精神保健指定医の診察で自傷他害のおそれがないと認められた場合には，都道府県知事はただちに措置解除をしなければならない．措置入院費用は，医療保険による給付を除き国が4分の3，都道府県が4分の1の割合で負担する．

e．緊急措置入院（法第29条の2）

　　緊急措置入院は，自傷他害のおそれがあり，措置入院が必要な状態で急速を要するが，正規の措置入院の手続きをとることができない場合に，都道府県知事により1人の精神保健指定医の診察で行われる入院である．入院期間は72時間を超えることができない．

5 ● 入院者の処遇

a．入院中の行動制限

　　精神科病院では，入院中の精神障害者の**行動制限**を行うことができるとの法の規定がある．ただし，「医療又は保護に欠くことのできない限度」という最少制限の範囲でなけれ

ばならないし，医療者には観察義務などが課されている．

　精神保健福祉法は，信書の発受の制限，行政機関の職員との面会および電話の制限，代理人である弁護士の面会および電話の制限などは行うことができないとしている．また，精神保健指定医が必要と認めるのでなければ行えない行動制限，その他，入院者の処遇について必要な基準を定めるとの規定があり，これを受けた隔離，身体拘束，通信面会，任意入院患者の開放処遇の制限についての詳細な運用マニュアルが厚生労働省告示として示されている．

6 ● 精神医療審査会

　都道府県，政令指定都市には，精神保健指定医，法律に関し学識経験を有する者，精神障害者の保健または福祉に関し学識経験を有する者を構成メンバーとする**精神医療審査会**を置くことになっている．精神医療審査会では，入院患者などからの退院請求や処遇改善請求，医療保護入院，措置入院の定期病状報告書などの審査を行う．精神保健福祉法改正による保護者制度の廃止により，精神医療審査会に対し，入院者本人と共に退院，処遇改善などの請求をできる者として，これまでの保護者に代わり「家族等」が規定された．

7 ● 通報制度

　精神保健福祉法は，精神障害，またはその疑いのある者について保健所長を経て都道府県知事に通報することができることを規定している．通報を受けた県は，調査のうえ，措置入院のための診察を行うかどうか決める．

　一般の人は，住所，氏名，症状の概要を記載した申請書をもって精神保健指定医の診察および必要な保護を申請することができる．

　警察官は，自傷他害のおそれのある精神障害者を発見したとき，検察官は，精神障害者またはそのおそれのある者を不起訴処分にしたときなどに通報義務がある（後述する「心神喪失者等医療観察法」による申し立てをした場合を除く）．

　保護観察所の長，矯正施設（拘置所，刑務所，少年院など）の長にも通報義務があり，精神科病院の管理者も自傷他害のおそれのある入院者から退院の申し出があったときには，都道府県知事に通報しなければならない．

8 ● 精神保健指定医と特定医師

　精神科医療には，一般の医師には許されていない非自発的入院や行動制限など人権の制限が関係した業務を行う**精神保健指定医**の制度がある．指定医になるには，5年以上の臨床経験，3年以上の精神科医療への従事，厚生労働省令で定められた研修を受けるなどの要件が満たされている必要がある．精神保健指定医は，措置入院や医療保護入院の要否，行動制限，任意入院者の退院制限の要否などを判断する．

　2005年の法改正で導入された特定医師制度もある．**特定医師**（医師として登録後4年経過し，2年以上精神科医療に従事した経験を要する医師）は，指定医が不在のやむを得ない緊急の場合に指定医に代わって12時間以内の医療保護入院・応急入院・任意入院者の退院制限の要否を判断することができる．

(コラム)

相模原障害者施設殺傷事件の検証に基づく，措置入院患者の退院後支援の整備

●「相模原障害者施設殺傷事件（通称：やまゆり園事件）」の概要[i, ii]

　2016年7月，障害者支援施設「津久井やまゆり園」において，同施設の元職員の男が障害者19人を殺害し，27人を負傷（施設職員を含む）させる事件が起きた．男は同年2月，犯行を予告する手紙を衆議院議長公邸に出向いて受理させていた．その数日後の2月19日，施設での管理者との面接で障害者を殺害すると発言．施設の要請で待機していた警察官にも障害者の大量抹殺を広言したため，同日，警察官通報により緊急措置入院となり，2月22日には措置入院に切り替えられた．しかし，不穏な言動や精神症状（躁状態）は消退したとして3月2日に退院となる．犯行は，退院から約4ヵ月後に実行された．

●「精神障害者の退院後支援ガイドライン」の策定

　厚生労働省を中心とした事件の検証チームは，主要な検討課題を退院後の医療などの支援の継続とした．この検証を踏まえ措置入院者が退院した後の医療などの支援の強化を盛り込んだ精神保健福祉法改正案が2017年2月の第193回国会に提出されたが，9月の衆議院解散で廃案となった．そのため，厚生労働省は，2018年3月「地方公共団体による精神障害者の退院後支援に関するガイドライン」を通知した．このガイドラインでは，計画の作成主体である自治体が，支援を行う必要があると認めた入院中の精神障害者のうち，同意が得られた退院者について「退院後支援に関する計画」を作成することとされている．同時に警察官通報による措置入院の標準的な手続きを示した「措置入院の運用に関するガイドライン」も通知している．

[引用文献]

i) 相模原市の障害者支援施設における事件の検証及び再発防止策検討チーム：中間とりまとめ 事件の検証を中心として（2016年9月14日），〔https://www.mhlw.go.jp/file/05-Shingikai-12201000-Shakaiengokyokushougaihokenfukushibu-Kikakuka/0000139289.pdf〕（最終確認：2021年9月6日）
ii) 相模原市の障害者支援施設における事件の検証及び再発防止策検討チーム：報告書 再発防止策の提言（2016年12月8日），〔https://www.mhlw.go.jp/file/05-Shingikai-12201000-Shakaiengokyokushougaihokenfukushibu-Kikakuka/0000145258.pdf〕（最終確認：2021年9月6日）

B. 心神喪失者等医療観察法

1 ● 法制定の背景

　心神喪失者等医療観察法（心神喪失等の状態で重大な他害行為を行った者の医療及び観察等に関する法律）は，2002年3月の通常国会に法律案が提出され，法の目的の修正などを経て2003年7月に成立した（施行は2年後の2005年7月）．

　欧米諸国は，法に触れる行為を行ったが刑罰を科すのが適当ではないと判断された精神障害者を司法の責任で治療施設に収容する保安処分制度をもっている．しかし，日本にはその制度がないため，心神喪失等で不起訴あるいは裁判で無罪となった場合，精神医学的問題があれば，精神保健福祉法の通報制度によって精神科医療に処遇が託され措置入院を含めた精神保健福祉法の枠内で対応していた．そこへ本法律が成立し，法規に基づきその処遇が決定されることとなった．刑法に保安処分制度を設けるかどうかをめぐっては，1960年代から1980年代にわたって司法，精神科医療界を二分して議論された．この法律の制定は，保安処分問題に1つの区切りをつけたといえる．

> **コラム**
> **附属池田小事件**
> ....
> 　2001年6月8日，大阪教育大学教育学部附属池田小学校で起きた多数の児童や教諭が殺傷された事件．児童8人が刺殺され，児童13人，教諭2人が重軽傷を負った．犯人の男性は，措置入院を含む精神科入院歴，通院歴があった．司法鑑定の結果，完全責任能力があり，刑事責任が問えるということで起訴された．裁判では，責任能力を認められて死刑判決が確定し，2004年に刑が執行されている．この事件は，心神喪失者等医療観察法の成立を後押ししたといわれている．

2 ● 処遇の決定

　これまで措置入院となっていた「他害のおそれ」のあるとされていた患者のうち，重大な他害行為があった者については，心神喪失者等医療観察法で処遇されることとなった．この法律が対象としている他害行為は，重大な犯罪といわれている禁固刑以上の刑が科される殺人，放火，強盗，強制性交等，強制わいせつ，傷害致死，傷害（軽微なものは除く）である．軽い傷害事件などはこれまでと同様に措置入院で対処される．

　処遇決定は，まず検察官が地方裁判所へ申し立てることから始まる．この申し立ては2つの経路を経てなされる．1つは事件の容疑者で，検察庁で簡易鑑定などを経て心神喪失等と判断され不起訴処分となった場合，2つ目は，起訴され裁判において心神喪失等で無罪あるいは執行猶予となった場合である．

　検察官の申し立てを受けた地方裁判所の裁判官は，医療的観察のために対象者を鑑定入院させる．鑑定は，容疑者が精神障害者であるか，「この法律による医療」を受けさせる必要があるかなどをめぐってなされる．なお，鑑定入院中も「適切な医療」を行うことになっている．

　処遇は，1人の裁判官と1人の精神科医（精神保健審判員）で構成された合議体で決定される．鑑定入院先から提出された鑑定書，保護観察所の社会復帰調整官による社会環境調査などをもとに処遇が決められる．決定される処遇には，入院と通院の2つがある．

3 ● 入院処遇と通院処遇

a. 入　院

　入院処遇の決定を受けると全国の国公立病院に開設された**指定入院医療機関**に入院となる．そして，手厚い専門的な医療を受け，社会復帰を目指す．入院処遇は，入院継続の必要があれば6ヵ月ごとにその確認を地方裁判所に申し立てることになっている．この申し立てを判断するのも裁判官と精神科医からなる合議体である．なお入院処遇には期間の定めはないが，入院中の患者の外出，外泊は認められている．

b. 通　院

　「入院によらない医療」を受ける者（通院処遇者）は，**指定通院医療機関**による医療を受ける．指定通院医療機関は，一定の基準に適合する病院の中から厚生労働大臣が指定する．基準をクリアできれば民間病院でも指定を受けることができる．通院医療の期間は，

原則3年以下であり，裁判所の許可があれば2年だけ延長できる．

2020年4月現在，指定入院医療機関は国，都道府県関係併せて33ヵ所，833床あり[1]，病床数の整備目標を達成している．ただ，地域偏在があり，四国，北海道は未整備である．

c. 入院と通院の管掌

通院患者の地域ケアマネジメントをするのは，保護観察所に配置される社会復帰調整官である．社会復帰調整官は，患者に「継続的な医療を受けさせるために必要な指導」を行う．この法律では，入院医療を厚生労働省管轄下の国公立の病院に設置される指定入院機関が受けもつのに対し，通院医療に責任をもつのは法務省管轄下の保護観察所である．

なお，この法律と精神保健福祉法との関係はやや複雑である．入院処遇の場合は，精神保健福祉法は適用されない．しかし，通院処遇となった者は精神保健福祉法の対象でもある．通院処遇中の者が，措置入院などの精神保健福祉法の規定による入院となることもある．

┃ 引用文献 ┃

1)　厚生労働省：指定入院医療機関の整備状況（2021年4月1日現在），〔https://www.mhlw.go.jp/stf/seisakunitsuite/bunya/hukushi_kaigo/shougaishahukushi/sinsin/iryokikan_seibi.html〕（最終確認：2021年9月6日）

1-2 精神障害者の福祉にかかわる法律

A. 障害者総合支援法

1 ● 障害者自立支援法から障害者総合支援法へ

　精神保健福祉は，法の目的に「障害者の日常生活及び社会生活を総合的に支援するための法律と相まって」精神障害者の社会復帰，社会経済活動への参加を促進し，精神障害者の福祉の増進を図ることを挙げている．「精神保健および精神障害者福祉」施策は，障害者総合支援法による障害者福祉施策と，精神保健福祉法の定める「医療及び保護」が両輪となって展開される．

a. 障害者自立支援法の制定

　2012年に成立し，2013年4月施行された障害者総合支援法（障害者の日常生活及び社会生活を総合的に支援するための法律）は，障害者自立支援法に代わる法律として制定された．それまでの，措置制度，支援費制度と変遷してきた障害者福祉施策を抜本的に見直した**障害者自立支援法**は，2005年に成立している（施行は2006年4月）．

　障害者自立支援法のねらいは，次の5つの点にあった．

①身体障害，知的障害に精神障害を加えた3障害を対象とし，実施主体を市町村に一元化し，都道府県はこれをバックアップする
②利用者本位のサービス体系に再編成し，「地域生活支援」「就労支援」のための事業や重度障害者を対象としたサービスを創設する
③新たな就労支援事業を創設し，雇用施策と連携することで就労支援の抜本的強化を図る
④障害の程度を客観的に判定する尺度を導入し，審査会での認定などで，支給決定の透明化，明確化を図る
⑤国の費用負担の責任を強化し，利用者も応分の費用を負担することで安定的な財源の確保を図る

b. 障害者自立支援法の見直し

　障害者自立支援法は2006年4月の施行後，障害者団体をはじめ多方面から問題点の指摘が相次ぎ，見直しの要望が出された．障害者福祉政策の抜本的な改革を謳ったにもかかわらず，円滑施行特別措置として「利用者負担の更なる軽減」「事業者に対する激変緩和措置」，その他の「緊急的な経過措置」を実施せざるを得なかったことに表れているように，周到な準備がなされての法制定とは言いがたい面があったのである．

　最も論議をよんだのが費用負担の問題である．障害が重く，多くのサービスを必要とする人ほど負担が大きくなる「応益負担」の問題，所得に応じて，費用の一部を負担するにしても所得認定の単位は「世帯」ではなく「個人」とするべきではないか，などが検討課題に挙げられた．費用負担の問題を主な争点とする違憲訴訟も各地で起きた．

　この障害者自立支援法違憲訴訟は，民主党政権下で2010年1月，原告の障害者らと国と

の合意が成立し，各地の訴訟は終結した．双方が交わした基本合意文書には，遅くとも2013年8月までに，障害者自立支援法を廃止し新たな総合的な福祉法制を実施すること，その新制度を策定するために「障がい者制度改革推進本部」をすみやかに設置し議論することが盛り込まれていた．

　2010年12月，「障がい者制度改革推進本部等における検討を踏まえて障害保健福祉施策を見直すまでの間において障害者等の地域生活を支援するための関係法律の整備に関する法律」として障害者自立支援法は一部改正された．そして2012年6月，「地域社会における共生の実現に向けて新たな障害保健福祉施策を講ずるための関係法律の整備に関する法律」の中の「障害者自立支援法の一部改正」として成立したのが，障害者総合支援法である．

　障害者総合支援法は2013年4月に施行されたが，違憲訴訟の合意文書で述べられているような「自立支援法の廃止」「新たな総合的な福祉法制」となっているかどうか疑問があるとの声もある．

2 ● 障害者総合支援法の目的と理念

a. 目 的

　障害者総合支援法（障害者の日常生活及び社会生活を総合的に支援するための法律）の目的は以下のとおりである．

　　障害者及び障害児が基本的人権を享有する個人としての尊厳にふさわしい日常生活又は社会生活を営むことができるよう，必要な障害福祉サービスに係る給付，地域生活援助事業その他の支援を総合的に行い，もって障害者及び障害児の福祉の増進を図るとともに，障害の有無にかかわらず国民が相互に人格と個性を尊重し安心して暮らすことのできる地域社会の実現に寄与すること

　障害者自立支援法では，「自立した」日常生活，社会生活であった部分が，「基本的人権」や「個人としての尊厳」に改定され自立が強調されなくなっている点に注目しなければならないだろう．

b. 理 念

　障害者総合支援法では，以下のような基本理念が法に明記されている．

　「全ての国民が障害の有無にかかわらず，等しく基本的人権を享有するかけがえのない個人として尊重されるものであるとの理念」に則って，障害者・障害児への支援はなされるのであり，それは「相互に人格と個性を尊重し合いながら共生する社会を実現する」ためである．

　共生社会を実現するためには，以下を考慮した障害者・障害児への支援を総合的かつ計画的に行わなければならない．

　①すべての障害者および障害児が可能な限り，その身近な場所において必要な日常生活または社会生活を営むための支援を受けられることにより社会参加の機会が確保されること

②どこで誰と生活するかについての選択の機会が確保され，地域社会において他の人々と共生することを妨げられないこと

③障害者および障害児にとって，日常生活または社会生活を営むうえで障壁となるような社会における事物，制度，慣行，観念その他一切のものの除去

3 ● 2016年の改正の主な内容

　2013年に施行された障害者総合支援法には，3年後の見直しが規定されていた．その見直しが行われ，2016年6月に「障害者総合支援法及び児童福祉法の一部を改正する法律」が公布，2018年4月に施行された．改正の主な内容は，次のとおりである．

①**障害者の望む地域生活の支援**：一般就労に移行した人に，就労に伴う生活面の課題に対応するための支援を行う「就労定着支援」と，円滑な地域生活に必要な理解力・生活力などを補うため，定期的な居宅訪問や随時の対応により日常生活における課題を把握し，必要な支援を行う「自立生活援助」が訓練等給付に新設された．また，介護給付の「重度訪問介護」は，従来，在宅の要介護者が対象であったが，入院時の外出における移動支援など入院時も一定の支援が可能となった．65歳となり障害福祉サービスから介護保険サービスに移行する際の負担軽減の仕組みも新設された．

②**障害児支援のニーズの多様化へのきめ細かな対応**：「障害児通所支援」の中に重度の障害などのため外出が困難な障害児の居宅を訪問して支援する「居宅訪問型児童発達支援」が新設された．保育所などに通所している障害児に対する訪問支援である「保育所等訪問支援」の対象施設が拡大され乳児院と児童養護施設に通う障害児も対象となった．

③**サービスの質の確保・向上に向けた環境整備**：都道府県がサービス事業所の事業内容などの情報を公表する制度が新設された．

4 ● 提供するサービスの対象と概要

　障害者が利用する福祉サービスは，障害者総合支援法に基づいて提供される．ここでいう障害者とは，身体障害，知的障害，精神障害（発達障害を含む），それに難病である．障害者総合支援法に改正されたときに，それまでの3障害に加え難病の130疾患が法の対象となった．

a. 自立支援給付と地域生活支援事業

　障害者総合支援法に定められているサービスには，「自立支援給付」と「地域生活支援事業」の2つの類型がある．

　自立支援給付は，ほぼ「障害福祉サービス」（「介護給付費」「訓練等給付費」「自立支援医療」「補装具費」）で占められている．この中で精神障害者の利用が多いのは，訓練等給付費の自立訓練（機能訓練，生活訓練），就労移行支援，就労継続支援（A型，B型），共同生活援助（グループホーム）である．

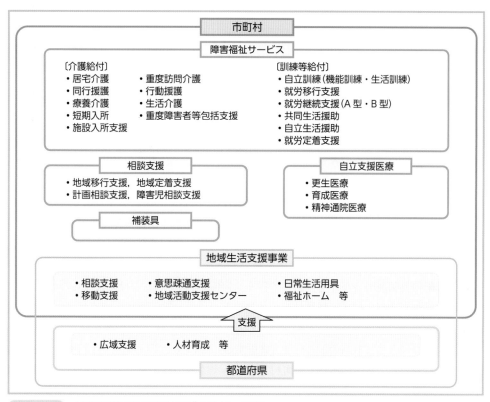

図Ⅱ-1-1　障害者総合支援法に基づく給付・事業

資料　厚生労働省

[厚生労働統計協会：国民衛生の動向2020/2021, p.126, 2020 より引用]

　　地域生活支援事業は，市町村が主な実施主体である（専門性が高い，あるいは広域的な支援事業は都道府県が実施）．その中には，「相談支援事業」「成年後見制度利用支援事業」などがある．

b. 精神障害者が対象となる主なサービス（図Ⅱ-1-1）

　　精神障害者が対象となる障害者総合支援法で定められた主なサービス内容は，以下のとおりである．

(1)介護給付

・重度訪問介護：常に介護を要する人が対象である．知的障害，精神障害により行動上著しい困難を有する障害者も対象となった．

・行動援護：安全の確保や行動の自己コントロールが困難な重度自閉症，てんかん，統合失調症などの障害者が外出などの際に利用できる．

・生活介護（通所）：継続した日常生活介護が必要な障害者が対象である．日中利用する事業所での食事，入浴などの支援に利用する．

・施設入所支援：施設に入所した障害者の主として夜間の介護などの提供．

・その他：居宅介護，同行援護，療養介護，短期入所，重度障害者等包括支援．

(2)訓練等給付

・生活訓練：食事や家事などの日常生活能力の向上のための支援，日常生活上の相談支援

など.

・就労移行支援：一般就労への準備として作業や実習を行う.

・就労継続支援A型（雇用型）：雇用契約に基づく就労の機会提供. 一般就労への支援を行う.

・就労継続支援B型：雇用契約なしでの就労や生産活動の機会提供. 一般就労への支援も行う.

・共同生活援助（グループホーム）：主として夜間，共同生活を営む住居で相談，日常生活上の援助を行う.

(3)自立支援医療

精神障害者の利用する自立支援医療は，1965年の精神衛生法改正で新設された通院公費医療が障害者総合支援法に移行したものである. 精神保健福祉法が第5条で定義した精神障害，およびその障害が原因で生じた病態に対し通院で行われる医療が対象となる. 申請は，精神障害者本人（18歳未満の者はその保護者）が市町村の窓口に医師の診断書，所得税額証明書などを提出して行う. 1年ごとに更新しなければならない.

外来診療に加え，精神科デイケアなどのほか，重度認知症デイケア，訪問看護も自立支援医療の対象となる. それぞれ1ヵ所の医療機関しか利用できない.

原則として費用の1割を自己負担することになっているが，自己負担分を補助する市町村もある. 世帯の所得（市町村民税額）や本人の収入額によって負担上限額も設定されている. ここでいう「世帯」は，同一の医療保険加入者，税制上の扶養関係にある者である.

5 ● サービスの支給決定

障害者総合支援法の提供するサービスは，「障害支援区分（1〜6）」の認定を経て，サービスの種類，量が決定される. 利用者はまず，市町村または市町村長によって指定された「特定相談支援事業所」に申請書を提出する. そして障害者支援区分認定を受けて，「サービス等利用計画案」を作成する. 支給決定が行われると「サービス担当者会議」がもたれてサービス利用となる.

障害者自立支援法の「障害程度区分」を見直した「障害支援区分」は，認定調査項目を80項目に整理している. 見直しにあたって，知的障害，精神障害や発達障害の特性を反映するためとして6項目（健康・栄養管理，危機の認識，読み書き，感覚過敏・感覚鈍麻，集団への不適応，多飲水・過飲水）の認定調査項目が追加された. 知的障害や精神障害の場合は，障害程度区分では低く判定される傾向があり，障害の特性が反映されていないとの批判があったためである.

利用者へ行った80項目の聞き取り調査をもとに，コンピュータによる一次判定が行われる. その際，医師の意見書の中の，てんかん，精神障害の機能評価などは，コンピュータ判定されるが，それ以外の医師意見書の内容，聞き取り調査の特記事項は，市町村審査会で行われる二次判定で審査され，障害支援区分が決定される.

6 ● 障害福祉計画の策定

厚生労働大臣は，障害福祉サービス等の提供体制を整備するための指針を定めることに

なっている．そして，その指針に沿って市町村は，障害福祉計画を策定しなければならない．都道府県もまた，市町村障害福祉計画の達成を助けるために広域的な立場から都道府県障害者福祉計画を定めなければならない．

　障害福祉計画は，3年ごとに計画，実施，評価，改善を繰り返しつつ見直すことが指針に定められている．2015〜2017年の第四次の計画のための数値目標が，早期退院の促進，長期在院者の減少として示されている．

7 ● 障害者権利条約の批准

　約5年の審議を経て，2006年の国連総会において**障害者権利条約**が採択された．この条約の起草には，「私たちのことを，私たち抜きに決めないで」（Nothing About Us Without Us）というスローガンを掲げて各国の障害者団体もかかわった．日本では，条約の締結前に国内法の整備や障害者制度の改革を進めるべきとの意見が寄せられたこともあって，障害者基本法の改正（2011年8月），障害者総合支援法成立（2012年6月），障害者差別解消法成立，障害者雇用促進法改正（2013年6月）と法改正が進められ，一段落した2014年1月に条約を批准，2月から効力が発生している．

　障害者権利条約は，障害者の権利の実現のための措置を定めた条約である．障害者の人権，基本的自由，固有の尊厳の尊重を社会に促していくことを目的としたこの条約は，障害に基づくあらゆる差別の禁止，障害者の社会参加の促進などを定めている．

　この条約は，障害者の他の者との平等，人権を確保するために「必要かつ適当な変更および調整」として「合理的配慮」を行うことを規定している．それは，「均衡を失したまたは過度の負担を課さないもの」の範囲でよいのだが，この「合理的配慮」の否定も差別とみなされる．この条約の基本理念の実現のために国内法として整備されたのが「障害を理由とする差別の解消の推進に関する法律（障害者差別解消法）」である．

　この条約の批准へのプロセスで日本の障害者施策の理念は，従来の「医学モデル（障害は疾患であり，外傷に由来する個人の問題）」から「社会モデル（障害は主に社会によってつくられた障害者の社会への統合の問題）」へと転換が図られた．この新たな理念の下，障害者施策は以下に述べるようにこれまでになく充実していった．

B. 障害者差別解消法

　障害者差別解消法（2013年6月成立，2016年4月施行）の目的は，「障害を理由とする差別の解消を推進し，もって全ての国民が，障害の有無によって分け隔てられることなく，相互に人格と個性を尊重し合いながら共生する社会の実現に資すること」である．この共生社会の実現のために必要とされるのが「障害を理由とする差別の解消の推進」であり，「合理的配慮の提供」である．

　法は，行政機関や事業者は，「障害を理由として障害者でない者と不当な差別的取扱いをすることにより，障害者の権利利益を侵害してはならない」と規定している．また，障害者から「社会的障壁の除去を必要としている旨の意思の表明があった場合」行政機関等は，「当該障害者の性別，年齢及び障害の状態に応じて，社会的障壁の除去の実施につい

て必要かつ合理的な配慮をしなければならない」義務があり，事業者には，「努めなければならない」と努力義務を課している．この法でいう社会的障壁とは，「障害がある者にとって日常生活又は社会生活を営む上で障壁となるような社会における事物，制度，慣行，観念その他一切のもの」である．

C. 障害者雇用促進法

1 ● 身体障害者雇用促進法から障害者雇用促進法へ

　1960年に制定された身体障害者雇用促進法には，努力義務ではあったが身体障害者雇用率制度があった．この制度は，1976年の改正で，身体障害者雇用を義務づける制度として強化された．やがて，障害者の雇用の促進等に関する法律（**障害者雇用促進法**，1987年成立）と改正され，以後，知的障害者，精神障害者も変則的ながら雇用率の算定対象となっていく．1998年には，知的障害者にも雇用の義務化が広げられ，知的障害者の雇用率が設定された．

2 ● 2013年の改正の内容

a. 雇用義務の対象の拡大

　2013年の改正では，雇用義務等に基づく雇用の促進の項における「身体障害者又は知的障害者」が「対象障害者」と改められた．この「対象障害者」は，身体障害者，知的障害者または精神障害者（精神障害者保健福祉手帳の交付を受けている者）と定義されている．これで，精神障害者も他の障害と同等に雇用義務の対象となり法定雇用率の算定基礎とする措置がとられることになったのである（2018年施行）．なお，障害者の法定雇用率未達成の事業者からは，未達成人数に応じた障害者雇用納付金が徴収され，法定雇用率を上回って障害者を雇用している事業者には，障害者雇用調整金が支給される．

b. 差別禁止

　2013年の改正では雇用の分野での障害者差別の禁止が定められた．募集，採用の機会均等，賃金の決定，教育訓練の実施，その他の処遇において「障害者である事を理由として障害者でない者と不当な差別的取り扱いをしてはならない」との規定を設けたのである．「事業者に対し過重な負担を及ぼすことになる場合はその限りではない」との但し書きつきではあるものの「障害者からの申し出により当該障害者の障害の特性に配慮した必要な処置を講じなければならない」と合理的配慮についても規定している．

D. 発達障害者支援法

1 ● 法制定の背景

　2005年，発達障害者支援法が施行された．この法律が対象としているのは，「自閉症，アスペルガー症候群その他の広汎性発達障害，学習障害，注意欠陥多動性障害その他これに類する脳機能の障害であってその症状が通常低年齢において発現するもの」である（DSM-5による疾患名は，Ⅱ巻第Ⅵ章3-2節Ⅰを参照）．

　これまで障害者は，身体，知的，精神の3つの類型で考えられてきたが，発達障害はこのような類型分けでは的確な支援が困難として，新たな法律が必要となったのである．この法律は，発達支援として，できるだけ早期に対象者に医療的，福祉的，教育的援助を行うことが重要であるとしている．その支援の中心となるのは都道府県に設置されている「発達障害者支援センター」である．

　なお，2010年の障害者自立支援法（当時）等の改正で，発達障害が精神障害に含まれることが明記された．

2 ● 2016年の改正

　2005年の施行から10年が経過した2016年6月，同法制定後初めての改正がなされた．国連の障害者権利条約の批准に向けて国内法の整備が進むという時代の変化に対応した施策が求められるようになったためである．改正障害者基本法（2011年）の，障害のみでなく「社会的障壁」も生活を制限するとの認識が改正発達障害者支援法にも盛り込まれた．「社会的障壁」とは，「発達障害がある者にとって日常生活又は社会生活を営む上で障壁となるような社会における事物，制度，慣行，観念その他一切のもの」であるとし，新設された基本理念は，「発達障害者の支援は，社会的障壁の除去に資することを旨として行われなければならない」としている．

　発達障害の知識が普及するにつれ，乳幼児期から高齢者まであらゆるライフステージに，細やかな支援が必要との認識が広がっている．このような時代の動向も反映して，支援は，「個々の発達障害者の性別，年齢，障害の状態及び生活の実態に応じて，かつ，医療，保健，福祉，教育，労働等に関する業務を行う関係機関及び民間団体相互の緊密な連携の下に，その意思決定の支援に配慮しつつ，切れ目なく行われなければならない」と基本理念に謳い，都道府県には，発達障害者支援地域協議会を置くことができることになった．

E. 再犯等防止推進法

1 ● 法制定の背景

　2005年以降，刑法犯検挙人員は減少傾向が続いているが，検挙人員に占める再犯員数の比率（再犯者率）の高さが指摘され，再犯防止への取り組みが緊喫の課題として認識されるようになった．刑務所出所者などの再犯防止には，仕事と居場所の確保が必要である．2014年の犯罪対策閣僚会議では，犯罪，非行等の事情を知りつつ雇用する企業を3倍にするとともに，帰るべき場所がないまま刑務所を出所する者の数を3割以上減少させるという数値目標が設定された．2016年の同閣僚会議では，「立ち直りに様々な課題を抱える薬物依存者や犯罪をした高齢者・障害者等の多くが，必要な支援を受けられないまま再犯に及んでいる」として，「薬物依存者・高齢犯罪者等の再犯防止緊急対策〜立ち直りに向けた"息の長い"支援につなげるネットワーク構築〜」[1] が決定された．

　このような経緯を経て，再犯防止対策のさらなる推進を図るために2016年12月，**再犯等防止推進法**（再犯の防止等の推進に関する法律）が施行された．この法の目的は，「再犯の防止等に関する施策に関し，基本理念を定め，国及び地方公共団体の責務を明らかに

するとともに，再犯の防止等に関する施策の基本となる事項を定めることにより，再犯の防止等に関する施策を総合的かつ計画的に推進し，もって国民が犯罪による被害を受けることを防止し，安全で安心して暮らせる社会の実現に寄与すること」である.

2 ● 基本的施策

　法は，就労の支援，住居の確保等の基本的施策を定めているが，その1つに「保健医療サービス及び福祉サービスの提供」がある．その条文は，以下のとおりである.

　「国は，犯罪をした者等のうち高齢者，障害者等であって自立した生活を営む上での困難を有するもの及び薬物等に対する依存がある者等について，その心身の状況に応じた適切な保健医療サービス及び福祉サービスが提供されるよう，医療，保健，福祉等に関する業務を行う関係機関における体制の整備及び充実を図るために必要な施策を講ずるとともに，当該関係機関と矯正施設，保護観察所及び民間の団体との連携の強化に必要な施策を講ずるものとする」.

　このように犯罪をした高齢者や障害者，薬物等依存症者の再犯防止推進という基本施策の展開には，精神保健医療福祉分野との連携が期待されている[2,3].

▌引用文献▌
1)　法務省：薬物依存者・高齢犯罪者等の再犯防止緊急対策　〜立ち直りに向けた"息の長い"支援につなげるネットワーク構築〜(2016年7月12日)，〔http://www.moj.go.jp/hisho/seisakuhyouka/hisho04_00048.html〕(最終確認：2021年9月6日)
2)　法務省：平成30年版犯罪白書—進む高齢化と犯罪，〔http://hakusyo1.moj.go.jp/jp/65/nfm/mokuji.html〕(最終確認：2021年9月6日)
3)　法務省：令和元年版犯罪白書—平成の刑事政策，〔http://hakusyo1.moj.go.jp/jp/66/nfm/mokuji.html〕(最終確認：2021年9月6日)

1-3 精神保健にかかわる法律

　　対策が迫られてきた精神的健康に関係する問題には，自殺や依存症，それに犯罪被害者のこころのケアなどの問題がある．これらの問題は，自殺対策基本法，アルコール健康障害対策基本法，ギャンブル等依存症対策基本法，犯罪被害者等基本法が制定され，施策の方向性が示されている．再犯比率の高い薬物依存症については，刑法改正でも対応している．

　　近年，とくに充実が図られているのは，依存症対策である．2014年にアルコール健康障害対策基本法の施行，2016年に薬物使用等の罪を犯した者に対する刑の一部執行猶予制度の導入，2018年にギャンブル依存症対策基本法が施行され，施策が進展をみせている．これまで，依存症対策はアルコール・薬物への依存（物質嗜癖）のみであったが，パチンコ，競馬，競輪といったギャンブル依存（行動嗜癖）にまで，対象を拡大して対策を打ち出さなければならない状況があると認識されるようになったのである．それだけ，依存・嗜癖の問題は，精神保健上深刻な問題といえるであろう．

A. 自殺対策基本法

1 ● 自殺対策基本法による自殺対策

　　それまでほぼ年間2万4,000人前後で推移していた日本の自殺者数は，1998年に3万人台に急増し，以後14年連続して3万人台で推移していたが，2012年に3万人を切り，2013年は2万7,283人，2019年は2万169人であった[1]．自殺の原因・理由としては，健康問題が第1位である[1]．

　　なお，新型コロナウイルス感染症（COVID-19）の感染拡大による失業，在宅勤務などが影響しているともいわれるが，2020年の自殺者は増加した（2万1,081人）．その内訳は女性の増加が目立ち，前年の6,091人が7,026人にまで増えている[1]．一方，男性は2020年も引き続き減少しているが，自殺者数そのものは女性の2倍である．

　　国は2002年，自殺対策懇談会を立ち上げ，2006年6月には議員立法で自殺対策基本法が成立し，2006年10月に施行，2007年6月には法の規定に基づいて自殺総合対策大綱が取りまとめられた．この大綱は2012年に見直され，「誰も自殺に追い込まれることのない社会」を目指すとした新たな自殺総合対策大綱が閣議決定された（第Ⅱ章2節F参照）．

　　具体的な施策としては，「地域自殺予防センター事業」，自殺対策に取り組む民間団体への国の補助金支援，「自殺未遂者再企図防止事業」などが展開されている．このような取り組みを通して，国中心ではなく地域レベルの実践的な取り組みを中心とする自殺対策への転換が課題として挙げられている．加えて，若年者，自殺未遂者向けの対策の充実も必要である．

2 ● 2016年の改正

　　「自殺対策基本法の一部を改正する法律」が2016年4月に施行された．この改正で，法

の目的に「誰も自殺に追い込まれることのない社会の実現を目指して，これに対処していくことが重要な課題となっていること」が追加された．また基本理念にも次の2点が追加された．

①自殺対策は，生きることの包括的な支援として，全ての人がかけがえのない個人として尊重されるとともに，生きる力を基礎として生きがいや希望を持って暮らすことができるよう，その妨げとなる諸要因の解消に資するための支援とそれを支えかつ促進するための環境の整備充実が幅広くかつ適切に図られることを旨として，実施さなければならない．

②自殺対策は，保健，医療，福祉，教育，労働その他の関連施策との有機的な連携が図られ，総合的に実施されなければならない．

改正法は，都道府県および市町村に地域自殺対策計画の策定を義務づけることで，地域の実情に合わせた実践的な取り組みを推進していくことも規定している．都道府県・市町村は地域自殺対策計画の実施にあたり，国からの交付金を受けることができるようになった．なお，法改正に基づいて2017年7月に閣議決定された新たな自殺総合対策大綱は，都道府県および市町村に地域自殺対策推進センターの設置を義務づけている．

自殺予防週間（毎年9月10日〜9月16日）に加えて，自殺対策強化月間（毎年3月）が法定化され，「心の健康の保持に係る教育及び啓発の推進等」としての関係者の研修の機会の確保や自殺予防についての啓発活動についても法に規定された．

B. アルコール健康障害対策基本法

1 ● 目　的

2014年6月，アルコール健康障害対策基本法が施行された．「アルコール健康障害対策を総合的かつ計画的に推進して，アルコール健康障害の発生，進行及び再発の防止を図り，あわせてアルコール健康障害を有する者等に対する支援の充実を図り，もって国民の健康を保護するとともに，安心して暮らすことのできる社会の実現に寄与する」ことがこの法律の目的である．

2 ● 定義，啓発活動

この法律では「アルコール健康障害」を「アルコール依存症その他の多量の飲酒，未成年者の飲酒，妊婦の飲酒等の不適切な飲酒の影響による心身の健康障害」と幅広く定義している．また，毎年11月10日〜11月16日までを「アルコール関連問題啓発週間」として啓発活動を行うことで，アルコール関連問題に関する関心と理解を深めるとの規定もある．

C. 薬物使用等の罪を犯した者に対する刑の一部執行猶予制度

1 ● 制度の背景

2016年6月より薬物使用等の罪を犯した者に対する刑の一部執行猶予制度が運用されて

いる．それまで，刑法はすべて実刑か，すべての期間を執行猶予とするかの選択しか認めていなかったが，この制度はそうした刑法を改正して導入された．再犯率が高い「覚せい剤取締り法」違反者の場合など，刑務所内における処遇のみでは再犯を防ぐことは困難だとされているため，実刑の一部を執行猶予にすることで，社会内の処遇を充実させ薬物犯罪の再犯率を引き下げることを意図している．

2 ● 執行猶予期間中の処遇

執行猶予期間中は保護観察下におかれ，地域の保健・医療・福祉と連携して薬物依存からの立ち直りを目指すことになる．すでに，自治体，保護観察所，医療機関，民間支援団体が連携して支援することで再犯を防ぐための新たな取り組みが開始されている．保護観察対象者が地域で必要な支援を受けられる制度の整備は，薬物依存症対策としては画期的といえる．

D. ギャンブル等依存症対策基本法

1 ● 法制定の背景

2016年12月，「特定複合観光施設区域の整備の推進に関する法律（IR推進法）」が成立，施行された．IR推進法の付帯決議には「ギャンブル等依存症患者への対策を抜本的に強化すること」が盛り込まれていた．それを受けて2018年10月にギャンブル等依存症対策基本法が施行され，2019年4月にはギャンブル等依存症対策推進基本計画が示された．IR推進法の立法の過程でギャンブル依存症の問題がクローズアップされ，依存症一般についても社会の関心が高まっている．

ギャンブル障害はDSM-5の「物質関連障害および嗜癖性障害群」の中の非物質関連障害群に位置づけられ診断基準が示されている．

コラム

新たな疾病分類「ゲーム障害」

ゲーム依存もギャンブル依存と同様，行動嗜癖である．2019年5月，ICD-11に診断分類の新たなカテゴリーとして「ゲーム障害」が認定されることが公表された．10歳代〜20歳代に多いゲーム障害は，精神保健上の問題としてその深刻さが認識され始めたといえる．

E. 犯罪被害者等基本法

1 ● 法制定の背景

「誰でもよかった．人を殺して自分も死にたかった」と，見ず知らずの第三者を巻き込んだ事件の報道がしばしばみられる．このような通り魔的な犯罪に限らず，犯罪の被害者は心身に障害を残し，あるいは医療，介護費用の負担などの経済的問題に生涯にわたり苦しむこともある．しかし日本では，犯罪被害者は無権利状態におかれ，公的な支援をまったく受けられない時代が続いた[2]．

　犯罪被害者の地道な運動は政党，国会を動かし，2004年，**犯罪被害者等基本法**が成立した（翌2005年4月に施行）.

2 ● 前文の規定と基本施策

　同法の前文は，多くの犯罪被害者は「十分な支援を受けられず，社会において孤立することを余儀なくされてきた．さらに，犯罪等による直接的な被害にとどまらず，その後も副次的な被害に苦しめられることも少なくなかった」という問題意識を表明し，「国民の誰もが犯罪被害者等となる可能性が高まっている今こそ，犯罪被害者等の視点に立った施策を講じ，その権利利益の保護が図られる社会の実現に向けた新たな一歩を踏み出さなければならない」と宣言している．この法律は，国や地方公共団体に犯罪被害者等のための施策の策定，実施を「責務」としている．講ずるべき基本施策の1つに以下のような保健医療サービスについての規定がある．

　犯罪被害者等が心理的外傷その他犯罪等により心身に受けた影響から回復できるようにするため，その心身の状況等に応じた適切な保健医療サービス及び福祉サービスが提供されるよう必要な施策を講じる．

■引用文献■

1) 厚生労働省自殺対策推進室，警察庁生活安全局生活安全企画課：令和2年中における自殺の状況（2021年3月16日），p.5, 9，〔http://www.npa.go.jp/safetylife/seianki/jisatsu/R03/R02_jisatuno_joukyou.pdf〕（最終確認：2021年9月6日）
2) 東　大作：犯罪被害者の声が聞こえますか，講談社，2006

1-4 社会病理にかかわる法律

A. 児童虐待防止法

1 ● 法制定の背景と見直しの経緯

　児童虐待は，深刻な社会問題である．全国の児童相談所が対応した2012年度の児童虐待相談の件数は6万6,701件であった[1]．1999年度は1万1,631件であったから，この間，約6倍にも増加していることになる．

　児童虐待の相談対応件数は，その後も増加を続け，2018年15万9,838件，2019年19万3,780件，2020年20万5,029件である[1]．2020年は，新型コロナウイルス感染症（COVID-19）防止のため，小中学校の一斉休校や外出自粛が要請され，児童が家庭で過ごす時間が増加していることに伴い，虐待リスクが高まることが懸念された．なお，2020年度（速報値）の虐待相談の内容では，心理的虐待の割合が多く（59.2%），次いで身体的虐待（24.4%），ネグレクト（15.3%）であった[1]．

　児童虐待防止法（児童虐待の防止等に関する法律）の成立まで，児童虐待への対応は児童福祉法とその関連通知などに基づいて行われていた．しかし，その限界が指摘され，立ち入り調査など，より権限を強化した児童虐待防止法が2000年5月に制定され，同年11月に施行された．この法律の附則には，法施行後3年をめどとして「施行状況等を勘案し，検討が加えられ，その結果に基づいて必要な措置が講ぜられるものとする」との見直し条項があり2004年，2007年と改正されている．2008年4月には改正児童虐待防止法が施行された．

　2016年6月には，「児童福祉法等の一部を改正する法律」が公布された．この法律は，児童虐待の「発生予防から自立支援まで一連の対策のさらなる強化等を図る」ことを趣旨としている．この法改正によって，児童虐待防止法に「親権者は，児童のしつけに際して，監護・教育に必要な範囲を超えて懲戒してはならない」ことが明記された．市町村は「母子健康包括支援センター」の設置に努めること，都道府県は児童相談所へ弁護士など多様な専門職を配置して虐待発生時に迅速・適切な対応を行う体制を整えることも求めている．被虐待児への自立支援としては，里親支援を重要な施策として位置づけた．

　翌2017年6月にも「児童福祉法及び児童虐待の防止等に関する法律の一部を改正する法律」が成立，公布されている．この改正では，家庭裁判所の関与を強化した．さらに2019年6月に成立，公布された「児童虐待防止対策の強化を図るための児童福祉法等の一部を改正する法律」は，児童の権利擁護，児童相談所の体制強化および関係機関間の連携強化などを図ることで，児童虐待防止対策を強化することを改正の趣旨としている．

2 ● 児童虐待の定義

　児童虐待防止法は，保護者が，その「監護する児童」に対して行う虐待を予防，早期発見し，児童の保護および自立を支援することを目的とした法律である．この法律でいう「児童」とは18歳未満の者であり，「保護者」は親権を行う者，未成年後見人，その他現

に児童を監護している者である.

　虐待は，以下の4つに分類して定義されている.

- **身体的虐待**：身体に外傷が生じ，または生じるおそれのある暴行を加えること
- **性的虐待**：わいせつな行為をすること，またはさせること
- **ネグレクト**：著しい減食，長時間の放置，その他保護者としての監護を著しく怠ること
- **心理的虐待**：暴言，著しい拒絶的な対応，事実婚を含む配偶者に対する暴力，その他著しい心理的外傷を与える言動

　保護者以外の同居人によるこれらの行為も虐待とみなされる.「事実婚を含む配偶者に対する暴力」が心理的虐待とされているのは，子どもを前にして行われたドメステックティック・バイオレンス（domestic violence：DV）（面前DV）は子どものこころを深く傷つける可能性があるからである.これらの虐待の定義の見直しは2004年の改正で行われている.

3 ● 国および地方公共団体の責務

　国や地方公共団体の責務として，法の目的を達成するための関係省庁，機関，民間団体の連携の強化，児童虐待防止のための体制の整備が挙げられており，児童相談所など関係機関，教職員，児童福祉施設職員，医師，保健師，弁護士その他の関係者の研修，人材の確保，広報その他の啓発活動，調査研究，検証も，国や地方公共団体の責務とされている.

4 ● 虐待の早期発見と通告，保護

　医療関係者にこの法律が期待しているのは，児童虐待の早期発見と福祉事務所または児童相談所などへの通報である.同法第5条第1項は「学校，児童福祉施設，病院……その他児童の福祉に業務上関係のある団体及び学校の教職員，児童福祉施設の職員，医師，保健師，弁護士その他児童の福祉に職務上関係のある者は，児童虐待を発見しやすい立場にあることを自覚し，児童虐待の早期発見に努めなければならない」と定め，次項で関係者の国や地方公共団体の施策への協力を要請している.

　児童虐待を発見した者は，福祉事務所または児童相談所に通告する義務がある（第6条）.通告しても守秘義務等に反したことにはならない.守秘義務よりも，虐待防止を優先した対応が求められているのである.通告を受けた福祉事務所は，児童の安全の確認を行い，必要があれば児童相談所に送致する.児童相談所は，一時保護を行うこともできる.

5 ● 立入調査，通信，面会の制限

a. 2007年の改正内容

　2007年の改正では，児童の安全の確認のための立ち入り調査などの強化，一時保護，施設入所の間の保護者に対する面会・通信などの制限が強化された.

　児童虐待防止法は，都道府県知事は虐待のおそれがある場合，「児童委員又は児童の福祉に関する事務に従事する職員をして，児童の住所又は居所に立ち入り，必要な調査又は

質問をさせることができる」ことを規定している．この立入調査をより実効性のあるものにするため，立ち入り調査が拒否された場合は，児童を同伴して出頭することを求め，それにも応じない場合は裁判官の許可状を得たうえで，解錠等を行っての立ち入りを可能とする改定が行われた．

法には，立入調査時の「警察署長に対する援助要請等」を定めた条項がある．緊迫した状況では，原則として警察官に職務執行を援助してもらうことになる．

一時保護や施設入所の措置がとられた場合，施設長は保護者と児童との面会，通信を制限できる．また，DV防止法（後述）と同様，都道府県知事はこれらの制限と同時に身辺つきまとい，住居付近の徘徊を禁止する命令を発することができる．この接近禁止命令も2007年の改正で設けられたものである．

2007年の改正の児童虐待防止法の附則には，「親権に係る制度の見直し」が今後の検討課題として挙げられていた．親権を盾に病気治療への同意が拒否（ネグレクト）されると，児童の生命，身体の保護を行うのに困難な事態が生じるからである．

b. 関連法規の改正

この附則を受けて2011年，児童虐待防止等を図り，児童の権利を擁護することを目的に，民法等の一部が改正され公布された．この法改正で親権制度の見直しが行われ，親権制限の制度が設けられた．親権者による医療ネグレクトなどに対しては，児童相談所長，施設長などによる親権代行が支障なく行えるようその手続きが整理された．

B. 高齢者虐待防止法

1 ● 法の目的と虐待の定義

高齢者虐待防止法（高齢者虐待の防止，高齢者の養護者に対する支援等に関する法律）が2006年4月施行された．この法律は，養護者による高齢者（65歳以上の者）の虐待の防止，虐待を受けた高齢者の保護，負担軽減など養護者への支援についての施策を促進し，高齢者の権利権益を守ることを目的とした法律である．

この法での虐待は，「養護者による高齢者虐待」と「養介護施設従事者等による高齢者虐待」の2つに分けられており，双方とも虐待は，身体的虐待，性的虐待，ネグレクト，心理的虐待に，経済的虐待（高齢者の財産を不当に処分すること，その他不当に財産上の利益を得ること）を加えた5つの類型として定義されている．

2 ● 主な規定

児童虐待防止法と同様，医療者，養介護施設従事者などには虐待早期発見の努力義務がある．高齢者虐待の通報先は，市町村である．生命，身体に重大な危険が生じている場合には，短期入所施設での一時保護が可能である．立ち入り調査についてもほぼ児童虐待防止法と同様に警察署長への援助要請を規定している．

この法律は，養護者に加えて養介護施設従事者による高齢者虐待防止の措置を定めている．虐待を発見した従事者は，市町村に通報しなければならない．高齢者自身が虐待を受けた旨を届け出ることもできる．届け出た従事者は，守秘義務違反とはならないし，「解

雇その他不利益な取り扱いを受けない」ことも定められている.

C. 障害者虐待防止法

1 ● 通報対象と虐待の範囲，実態

　2012年10月，**障害者虐待防止法**（障害者虐待の防止，障害者の養護者に対する支援等に関する法律）が施行された．この法律は，養護者，障害者福祉施設従事者などによる虐待，雇用先の使用者による障害者虐待を通報の対象としている．障害者の虐待を発見した者は，すみやかに市町村（使用者による虐待は都道府県または市町村を含む）に通報しなければならない．医療機関を利用する障害者に対する虐待については，医療機関の管理者に「虐待防止のための措置」を義務づけている．

　この法律の枠組みは高齢者虐待防止法とほぼ同じだが，異なる点もある．虐待類型は高齢者虐待防止法と同様の5類型であるが，身体的虐待に「正当な理由なく障害者の身体を拘束すること」が明記され，身体拘束が原則禁止となっている点が高齢者虐待防止法とは異なる．障害者福祉施設従事者，使用者については，「不当な差別的言動」も心理的虐待としている．

　2019年4月1日～2020年3月31日の障害者虐待の調査結果によると，養護者による虐待と判断されたのは1,655件，障害者福祉施設の職員による虐待は547件，使用者によるものは535件となっている．養護者による虐待の相談・通報件数は前年に比べ増加している[2].

D. 配偶者からの暴力の防止及び被害者の保護に関する法律（DV防止法）

1 ● 法制定の背景

　ドメステックティック・バイオレンス（domestic violence：DV）は，一般的には家庭内における夫から妻への暴力を指して使われる用語である．

　2001年4月，**DV防止法**（配偶者からの暴力の防止及び被害者の保護に関する法律）としてDV防止，被害者保護についての法律が制定された．この法律の前文は，法制定に至る情況認識を以下のように説明している．

* 日本国憲法に個人の尊重と法の下の平等が謳われ，人権の擁護と男女平等の実現に向けた取り組みが行われている
* 配偶者からの暴力は，犯罪となる行為をも含む重大な人権侵害であるにもかかわらず，被害者の救済が必ずしも十分に行われてこなかった
* 配偶者からの暴力の被害者は多くの場合，女性である
* 経済的自立が困難である女性に対して配偶者が暴力を加えることは，個人の尊厳を害し，男女平等の実現の妨げとなっている

　そして，DV防止の体制整備は，「女性に対する暴力を根絶しようと努めている国際社

会における取り組みにも沿うものである」としている.

　女性に対する暴力の根絶は,全世界的な課題となっている.1975年の国際婦人年以降,5〜10年ごとに女性に関する世界会議が開催されているが,2000年には第4回女性会議が北京で開催され,「北京宣言」「行動綱領」が採択された.「行動綱領」の「戦略目標及び行動」の項目の1つに「女性に対する暴力」がある.この綱領では,暴力の起きる場所を,家庭内,職場および教育機関などの地域社会その他に分類し,女性に対する「肉体的,性的及び心理的暴力」は,「平等,開発及び平和という目標達成を阻む障害である」と,各国にこの問題への取り組みを促している.

　なお,日本においては,内閣府男女共同参画局の重要な課題に「女性に対するあらゆる暴力の根絶に向けた取り組み」があり,DVへの対処を中心に施策が推進されている.

2 ● DV防止法の適用対象

　DV防止法は2001年の成立後,改正を重ねている.これは同法の施行後,同法の規定が女性の暴力被害を防ぐには不十分であることが明らかになったためである.

　同法は「配偶者からの暴力」を,生命,身体に危害を及ぼす攻撃,心身に有害な影響を及ぼす言動としている.また,「被害者」は配偶者からの暴力を受けた者に限定している.

　同法でいう「配偶者」は,通常の法的に婚姻関係にある場合のみでなく,「事実上婚姻関係と同様な事情にある者(事実婚)」も含む.また,離婚後の暴力もこの法律は対象としているが,ここでいう離婚は,「事実婚」の解消も含むとされている.

　2013年には,「生活の本拠を共にする交際相手からの暴力」にもこの法律を準用するとの改正がなされた.「生活の本拠」は実質的に生活の中心となっている場所のことをいい,「準用」ではあっても,同法がすべて適用されることと同じ効果が生じる.なお,「生活の本拠を共にする」関係は,共同生活を送っているだけで婚姻の意思はない点で「事実婚」とは異なる.

3 ● 被害者の発見,通報,保護・支援

　同法は国および地方公共団体の責務について定めている.国はDVを防止するための基本方針を定め,都道府県や市長村がDV防止,被害者保護のための基本計画を策定する際の指針としなければならない.

　被害者の相談に応じ,緊急時には一時保護を行い,自立促進のための制度利用の情報提供,関係機関との連絡調整などの援助を行うのは,都道府県,市長村の「配偶者暴力相談支援センター」である.このセンターは,既存の婦人相談所などの機能の拡張として設置に努めることとされている.

　被害者の発見については,医療関係者の通報についての規定もある.「医師その他の医療関係者」は,DVの被害者を発見したときは,「配偶者暴力相談センター又は警察官に通報することができ」,通報しても守秘義務違反とはならない.ただ,通報する際には「その者の意思を尊重するよう努める」となっていて,慎重な対処を求めている.この法律は,医療関係者に「支援センター等の利用についてその有する情報を提供するよう努めなければならない」とも規定している.

　このようにDV被害者の発見，通報，保護・支援のための情報提供が医療関係者には期待されているのである．

　通報を受けた警察官は，被害発生を防止する措置を講じ，警察署は被害者からの援助要請に応えなければならない．また，福祉事務所は，自立支援を行うことが定められている．

4 ● 保護命令

　「生命又は身体に重大な危害を受けるおそれが大きい」場合は，DV被害者が裁判所に申し立てれば保護命令を出してもらうことができる．保護命令には，身辺つきまとい，住居，勤務先付近の徘徊の禁止，一緒に生活をしていた場合は住居からの退去などがある．いずれも期限が設定されているが，再度の申し立てで延長は可能である．被害者が申し立てにより危害が加えられないよう，面会の強要，行動監視の脅し，無言電話，電子メール，ファックスの送信，その他の嫌がらせ行為も被害者が申し立てれば裁判所は禁止を命じることができる．

　被害者と子どもが同居しているときには，その子どもが15歳以下（15歳以上は本人の同意が必要）であれば，子どもへのつきまとい，住居や学校付近の徘徊も禁止を命令できる．被害者親族など，被害者と緊密な関係にある者への嫌がらせを止めさせるために，つきまとい，徘徊を禁じる命令を出してもらうこともできる．

　なお，保護命令の申し立てには，脅迫を受けた状況，暴力によって危害を受けるおそれが大きいと考えられる事情などを記した書面の提出が必要である．裁判所による保護命令についての審理は，すみやかに行うこととされているが，口頭弁論，審尋*を経てなされるのが原則である．

　DV防止法が施行された翌年の2002年に，裁判所によって保護命令が出された件数は1,128件であったが，2005年以降は毎年2,000件を超え，2015年は2,970件となった[3]．しかし，以降は減少傾向で2018年は2,177件である[3]．「配偶者暴力相談支援センターにおける相談件数」は増加し続けていたが，2014年度以降は，10万から11万台前半で推移している[3]．一貫して右肩上がりで増加し続けているのは，「警察における配偶者からの暴力事案の相談等件数」である．2008年は，2万5,210件であったが2018年には，ほぼ3倍の7万7,482件に達している[3]．相談窓口がDV専門の相談センターから警察にシフトしつつあるといえる．

┃ 引用文献 ┃

1)　厚生労働省：令和2年度児童相談所での児童虐待相談対応件数（速報値），p.4，〔https://www.mhlw.go.jp/content/000824359.pdf〕（最終確認：2021年9月6日）
2)　厚生労働省：令和元年度都道府県・市町村における障害者虐待事例への対応状況等（2021年3月26日），〔https://www.mhlw.go.jp/content/12203000/000759338.pdf〕（最終確認：2021年9月6日）
3)　内閣府男女共同参画局：配偶者からの暴力に関するデータ（2019年9月25日），〔https://www.gender.go.jp/policy/no_violence/e-vaw/data/pdf/dv_data.pdf〕（最終確認：2021年9月6日）

---

*審尋：民事訴訟などで，法廷での口頭弁論を行わず，裁判所が書面提出を求めたり，意見聴取を行って訴訟を進めること．DVの場合，被害者に対して裁判官が面接して審理することがあり，審尋の一形態といえる．

1-5 その他の法律

A. 個人情報保護法

　　個人情報保護法（個人情報の保護に関する法律）は，2003年5月に成立，公布され，2年の準備期間を経て，2005年4月に全面施行された．

　　個人情報保護法は，大量の個人情報が蓄積され，その流出が社会問題となる情報化社会の不安を背景として制定された．個人情報の安全な管理が必要な時代である．情報の漏えいが起きないような管理体制を整えることが医療・介護・福祉関係事業者にも義務づけられている．

1 ● 個人情報保護法と個人情報の取り扱い

　　個人情報保護法の内容は，1980年に出された世界最大のシンクタンクといわれるOECD（経済協力開発機構）理事会勧告（OECD 8原則）に沿ったものである．

　　2004年12月，同法の施行に先立って，厚生労働省から個人情報保護法運用の詳細を定めた「**医療機関等での個人情報の取り扱いについてのガイドライン**」が出された．個人情報保護については，医療関係資格法や刑法，精神保健福祉法にも守秘義務規定がある．また，2003年9月には「診療情報の提供に関する指針」（厚生労働省通知）が出されている．このガイドラインは，これら従来の関連法規等にはない体系性，具体性をもって詳細に個人情報の取り扱い方法を定めている点にその特徴がある．

　　講じなければならない対策としてガイドラインが示している主要な対策は**表Ⅱ-1-2**のとおりである．

　　個人情報保護法は，個人情報を事業に利用するすべての事業者が対象とされている（2015年改正）．国，地方公共団体，独立行政法人へは別の法律，条例が適用されるが，これらの公的機関もこの「ガイドラインに十分配慮することが望ましい」とされている．なお，「法の規定により遵守すべき事項等」の義務規定を守らない病院などへは，厚生労働大臣から「勧告」および「命令」が出され，それを無視すると罰則が課される．

表Ⅱ-1-2　法の要求する施設の個人情報保護対策

(1) プライバシーポリシー（個人情報保護についての考え方），個人情報取り扱い規則の策定と対外的公表
(2) 個人情報の取り扱いについての統括組織，責任体制の確立
(3) 苦情や相談へ対応する窓口機能，相談機能をもった利用者窓口の設置
(4) 開示手続き，手数料等の規定の整備
(5) 通常必要と考えられる個人情報の利用範囲の掲示
(6) 個人データ漏えい問題発生時の報告連絡体制の整備
(7) 雇用契約や就業規則での個人情報保護規定の整備
(8) 職員への個人情報保護意識の徹底のための研修

> **表Ⅱ-1-3**　開示を拒否できる場合
>
> (1) 本人または第三者の生命，身体，財産その他の権利権益等を害するおそれ
> * 家族からの情報を，家族の意向を聞くことなく患者に情報提供することで患者と家族等の関係者の人間関係が悪化するおそれがある
> * 配慮した説明でも患者本人に重大な心理的影響を与え，治療に悪影響を及ぼす
> (2) 業務の遂行に著しい支障を及ぼす
> (3) 他の法令に違反することになる

2 ● 個人情報とは

　個人情報保護法は，個人情報を「生存する個人に関する情報」であり，「氏名，生年月日，その他の記述等により特定個人の識別をすることができるもの」，または，「個人識別符合が含まれるもの」（2015年改正で追記）と定義している．この定義からすると，死者の情報は，この法律の対象とはならない．そのため遺族への診療情報の開示は，「診療情報の提供等に関する指針」にある「遺族に対する診療情報の提供」の項に従うこととされている．

　なお，「特定個人の識別」ができないように「匿名化」すればこの法律の規定する「個人情報」ではなくなる．匿名化は「他の情報と容易に照合することができ，それにより特定の個人が識別することができる」ことがないような厳密さが要求される．学会での発表，学会誌への掲載では，匿名化により同意は不要となるが，「十分な匿名化が困難な場合は，本人の同意を得なければならない」とガイドラインは規定している．

　また，学術研究機関が研究のために個人情報を扱うことについては，「学問の自由」の保障という観点から，法による義務規定を適用しないことになっている．

3 ● 医療分野の個人情報の範囲

　ガイドラインは，医療分野の個人情報にあたるものとして，診療録，処方せん，看護記録，検査所見記録，X線写真，紹介状，退院サマリーなどを挙げている．しかし，個人情報には，紙，電子媒体に記録されたものだけではなく，検査目的で採血された血液などの検体も含まれる．患者の同意を得ないで利用目的を超えて検体を取り扱うことは許されない．検体は，利用目的の特定，通知などの対象ともなる．そして「検索可能な状態として保存されている」検査結果は，診療録と同様に扱う必要があるとされている．

4 ● 診療情報の開示

　本人から「保有個人データの開示」を求められた場合には，「遅滞なく，当該個人データを開示しなければならない」のが原則である．ただし，開示することで**表Ⅱ-1-3**のようなことが起こりうる場合には，例外として開示を拒めるとされている．理解，判断能力が十分回復しておらず病状に影響する急性精神病状態，行動化のおそれのあるパーソナリティ障害患者などからの開示請求にどう答えるか，「開示拒否」をめぐる問題は，精神科領域では微妙な問題をはらんでいる．

　しかし，法の原則からして，閉鎖病棟に入院中でも問い合わせや開示請求のできる利用

表Ⅱ-1-4　事例のカンファレンス，研修，学会，学会誌等での取り扱い
(1) 院内でのカンファレンス，他科との連携など情報交換：第三者提供に該当しない．同意不要
(2) 院内研修での事例の利用：第三者提供にはあたらないが，本人の同意を得るか匿名化が必要．院内掲示で公表してあれば，あらためて本人同意は必要ない
(3) 事例の学会での発表，学会誌での報告など：匿名化する．十分な匿名化が困難なときは，本人の同意を得る
(4) 研究の一環としての学会発表：適用除外．ただし，研究倫理指針などに従う
(5) 介護保険のサービス担当者会議での利用：文書で利用者，家族など，個人情報提供者の同意を得る

者窓口機能が確保されていなければならない．ガイドラインも「障害のある患者」への配慮が必要であるとしている．

5 ● 診療情報の第三者提供と本人の同意と例外

　診療情報の第三者提供についてガイドラインは，第三者提供の例外，同意が得られていると考えてよい場合，第三者に該当しない場合などに区分して詳細に規定している．

　「個人情報の目的外使用や個人データの第三者提供の場合には，原則として本人の同意を得ること」が必要となる．民間保険会社や患者の職場，学校などからの問い合わせには，本人の同意を得てからしか回答できない．

　外来での患者の呼び出しに名前を呼ぶかどうか，あるいは病室やベッドへのネームの掲示も本人の意向を聞いて，個別に対応する必要がある．名前は言うまでもなく個人を特定できる重要な情報であり，同意を得てしか掲示などはできない．

　一方，患者取り違えが重大な結果をまねくこともあるので，患者の氏名を呼び確認することは事故防止にもつながる．記銘力の減退した入院患者にとっては自分の病室の確認のために氏名の掲示が必要なこともあるし，見舞い客にも便利である．患者の名前をどう扱うかは，個人情報保護のみでなくリスクマネジメント，患者・家族にとっての利便性などの側面からの検討も必要なことを忘れてはならない．

　適切な医療が提供できるように，専門医の指導・助言を求める，他の関係機関との連携を図る，診療報酬請求などのために個人情報を使う，といったことは日常的に行われている．これらのことすべてに「患者の同意」を得ることは不合理な面もある．ガイドラインは，個人情報の通常の利用範囲を院内掲示し，患者から反対・保留とする明確な意思表示がなければ同意が得られたとみなす（黙示の同意）ことで包括的に同意を得ることを認めている．

　医療事務，病院管理事務，薬局，訪問看護ステーションなどとの連携，検体検査業務の委託，家族への病状説明などを利用目的として掲示することで，患者からの反対・保留の意思表示がなければ黙示の同意を得たとすることができる．個人情報を，カンファレンス，研修，学会，学会誌などで取り扱う場合には，院内外によって**表Ⅱ-1-4**のように区別した対応が必要となる．

　措置入院，医療保護入院の定期病状報告書，心神喪失者等医療観察法に関係する裁判所，

指定入院医療機関への資料提供など法令に基づいた個人情報の利用は、「第三者提供の例外」とされている．また，日本医療機能評価機構が行う病院機能評価，検査などの業務委託などの場合の情報提供は「『第三者』に該当しない場合」とされていて，両者とも本人の同意を得る必要はない．

6 ● 2015年の改正内容

改正個人情報保護法（2015年9月改正，公布）が，2017年5月に全面施行された．改正の背景には，膨大な個人情報が収集・分析されるというビッグデータ時代の到来がある．法改正で個人情報の定義に，「人の知覚によっては認識することができない電磁的記録で作られる記録」，または「音声，動作その他の方法を用いて表された一切の事項により特定の個人を識別することができるもの」が追記された．また，個人に発行される各種カードの電磁的情報も「個人識別符号が含まれるもの」として個人情報に含まれるとした．

加えて，新たに次のような定義も法に規定された．

- **要配慮個人情報**：本人に対する不当な差別，偏見その他の不利益が生じないようにその取り扱いにとくに配慮を要する個人情報（人種，信条，社会的身分，病歴，犯罪の経歴など）
- **匿名加工情報**：匿名扱いとするだけでなく，適正な加工を加えることで，特定の個人を識別できず，当該個人情報を復元できないようにした情報

個人情報の第三者提供については，本人の同意なしで提供できる要件の整備や第三者提供時の記録作成，個人情報受理時の経緯の確認，記録の保存などが義務となるなど，規制が強化された．なお，改正法の全面施行に先立って，個人情報保護委員会に関する事項が施行されている．この委員会は，省庁ごとに所管されていた民間事業者の個人情報の監督権限を一元化した独立性の高い組織とされている[1]．

2017年4月には，個人情報保護委員会と厚生労働省の連名で「医療・介護関係事業者における個人情報の適切な取扱いのためのガイダンス」が出されている．

B. 性同一性障害者の性別の取り扱いの特例に関する法律

1 ● 法制定の背景

LGBTQsという語（第Ⅰ章2節Ⅰ参照）をよく耳にするようになり，セクシュアルマイノリティの人々への理解が深まりつつある．これは，全世界的な動きであり，国連の人権理事会も声明等を出して，各国の取り組みをバックアップしている．近年，日本でも自治体レベルでの同性パートナーシップの「承認」「証明」など差別解消策が報じられている．国レベルでは，2003年に「性同一性障害者の性別の取り扱いの特例に関する法律（**性同一性障害特例法**）」が制定されることで性的指向に関する権利保障への取り組みが始まった[2]．

2 ● 性別の変更の要件

　家庭裁判所は，請求があった場合，審判のうえ，一定の要件を満たした性同一性障害者の性別の変更を認めることができるとしたのが性同一性障害特例法である．請求の要件は，以下すべてを満たすこととされている．審判は，性別変更に必要な知識・経験を有する2人の医師の診断をもとになされる．

> ①20歳以上（2022年からは18歳以上）
> ②婚姻中でない
> ③未成年の子がいない
> ④生殖腺がないか永続的に機能を欠く
> ⑤他の性別の性器に近似する外観を備えている

　なお，性同一性障害者は，「生物学的には性別が明らかであるにもかかわらず，心理的にはそれとは別の性別（以下「他の性別」という．）であるとの持続的な確信を持ち，かつ，自己を身体的及び社会的に他の性別に適合させようとする意思を有する者であって，そのことについてその診断を的確に行うために必要な知識及び経験を有する2人以上の医師の一般に認められている医学的知見に基づき行う診断が一致しているもの」と定義されている．性別変更の審判を受けた者は，法律的に他の性に代わったとみなされる．

┃引用文献┃
1)　個人情報保護委員会：個人情報保護委員会について，〔https://www.ppc.go.jp/aboutus/commission/〕（最終確認：2021年11月22日）
2)　山下　梓：セクシュアルマイノリティの権利保障をめぐる世界と日本の動き．こころの科学189：14-20，2016

学習課題

1. 精神科病院入院患者に書面告知しなければならない患者の権利について，精神保健福祉法はどのように規定していますか．
2. 自殺対策基本法が制定されて以降の自殺対策の変遷は，自殺者の増減にどう影響していますか．
3. 児童虐待防止法が制定されて以降の虐待防止対策は，どのように変遷していますか．

精神医療福祉の現状と課題

この節で学ぶこと

1. 長期入院者の地域移行，精神障害者への身体合併症ケア，自殺予防と発達障害者支援について理解する.

A. 精神医療改革の課題

　今後の精神医療のあり方を示し2014年に施行された改正精神保健福祉法の「指針」は，「入院医療中心の精神医療から精神障害者の地域生活を支えるための精神医療への改革の実現」を掲げている. 2004年の「精神保健医療福祉の改革ビジョン」も精神医療の課題を「入院医療中心から地域生活中心へ」としていた. 15年以上前に策定された改革ビジョン以来，長期入院者の退院促進が図られてきたが，2017年現在でも精神科病院は，入院患者の約半数を超える約17万人の長期入院者を抱えている現実がある. **長期入院者の地域移行**は，今後とも精神医療の大きな課題である.

　厚生労働省「精神科医療の機能分化と質の向上等に関する検討会」がとりまとめた「今後の方向性に関する意見の整理」（2012年6月）では，精神科の入院患者は原則「1年以内で退院させ，入院外医療に移行させる仕組みを作る」ことが打ち出され，この方向性は「指針」にも反映されている.

　現在の精神医療の最大課題は，長期入院者の地域移行と，新たな長期入院者を生み出さないケアの確立である.

コラム

精神障害者数の動向

　精神病床数は33万1,700床（2017年厚生労働省「医療施設調査」）で，病院の全病床数の21.3%を占める. そして，入院・通院している精神障害者数は約419万人（2017年「患者調査」）である. 精神障害者数は2005年に300万人を超え，2014年は361万人，2017年には400万人を超えた. この患者数の増加は，通院患者の増加によるものである.

　一方，入院患者数は減少傾向にあり，2017年の患者調査では30万2,000人と（精神病床への入院者は27万8,000人），2014年の前回調査から1万1,000人減少している. しかし，精神病床の入院患者のうち約17万人が1年以上，9万人が5年以上の長期入院である. 1年以上の長期在院者は前回調査から1万4,000人減少していて長期在院患者数は穏やかに減少しているといえる. そのうち1万2,000人は，統合失調症患者の減少である. 認知症の入院患者は，2008年以後約7万7,000人から8万人で推移している. なお，65歳以上の入院患者が5割以上を占める.

B.　長期入院者の増加と地域移行への課題

1 ● 高齢長期入院者の増加の要因

　　高齢の長期入院者を抱えることになった現在の日本の精神医療，この現状は，適切な政策が実行されていれば，防ぎ得ていた可能性がある．というのは，1960年代にはすでに予測されていたからである．1967年から翌年にかけて日本の精神医療の状況を視察しWHOに報告した英国の精神科医**クラーク**（Clark D）は，当時入院患者の40%が60歳以上であった英国の精神科病院の状況を引き合いにだして「（入院患者の4%が60歳以上である日本の精神科病院も）慢性患者が累積し続け，現代医療によって生かされていけば，1980年から1990年代において日本の精神病院でも老人患者の数は非常に増加するだろう」と予測し，すぐになんらかの手が打たれる必要があると警告していた．

　　欧米のように積極的な地域移行，脱施設化政策がとられなかったのが，現在の高齢長期入院者の増加の主要な要因である．一方，医療の側でも，治療を入院治療で完結させようとする意識が強く，「入院の必要性の低い精神障害者」の地域生活移行，「地域で生活しながら医療を受ける」ことの意義が強調されることはほとんどなかった．

2 ● 地域移行への課題

　　長期入院者の中には，退院の意欲を失った者，退院の働きかけに病状悪化といった反応をみせる者もいる．生活環境の変化は不安を伴う．不安を和らげ退院への意欲をもってもらうには，同様の経験のあるピアサポーターのかかわりが重要なこともある．地域生活で不安なことを具体的に取り上げ，生活技能の向上を図る必要もあるだろう．依存的な病院生活から，自由だけれども自己責任を伴う地域生活の困難さに立ち向かうにはどのような援助が必要とされるのか．その見極めは，まず，本人の意向は何かを把握することから始まる．

　　長期入院者の地域移行の第一歩は，**居住の場の確保**である．政策的には，グループホームや公営住宅の活用が進められているが，受け入れ態勢が十分整っているかどうかが問われる．とくに高齢の長期入院者の場合は，自宅への退院は困難なことが多く，住居の確保が課題となる．介護保険の要介護認定を受ければ，一般高齢者と同様に介護保険施設への入所も可能である．しかし，入所待機者の多い特別養護老人ホームの状況などからすると，そう容易ではない．

　　地域生活を支える医療・福祉サービスの充実も必要とされている．外来，デイケア，アウトリーチ（訪問型支援）（II巻第VIII章4-5節参照），訪問看護で医療的な側面から支援し，相談支援，地域定着支援，短期入所，生活訓練といった障害者総合支援法関連のサービスの活用が図られなければならない．

C.　長期入院者を生み出さない急性期医療体制の確立

1 ● 診療報酬改定による精神科急性期医療の充実促進

　　1996年の診療報酬改定で特定入院料（包括払い，いわゆるマルメ）として，**精神科急**

性期治療病棟入院料が創設された．この病棟は，3ヵ月以内の入院患者に高い診療報酬を
支払い，新規入院患者の5割（現在は4割）が3ヵ月以内に在宅に移行することを要件と
していた．

そして2002年の診療報酬改定では，精神科救急入院料が新設された．この病棟は医師
の配置を患者16人に1名，看護師配置は10対1とするなど手厚い職員配置に加え，ハード
面でも病室の半数は個室でなければならないなど治療環境にも配慮したものであった．

さらに2014年の診療報酬改定では，急性期治療病棟への医師の手厚い配置（16対1）に
加算がつくことになり，高い入院料収入が見込める診療報酬の設定・誘導で，精神科救急
入院料病棟，急性期治療病棟は増加してきている．しかし，全国的には精神科救急入院料
病棟のない，あるいは病床数の少ない都道府県もあり，地域格差がある．2019年精神保
健福祉資料（630調査）では，精神科救急入院料病棟，精神科急性期治療病棟，精神科救
急・合併症入院料病棟を合わせた救急・急性期系の病床は約2万9,000床である（全病床
数約30万8,000床）[1]．

2 ● 患者の退院に向けた精神医療の実現のための方策

救急，急性期系の病棟の増加とともに短期間で退院する患者は増えている．2016年精
神保健福祉資料では，2015年6月の1ヵ月間に入院した患者（3万4,530人）の残留状況を
調査している．この調査によると9月までの3ヵ月間で71.3%が退院し，翌年の6月1日ま
で残っている患者は12.4%（4,284人）である．1年以内に87.6%の患者は退院しているの
である[2]．

a. 医療保護入院者の長期入院を防止する仕組み

2014年に施行された改正精神保健福祉法では，医療保護入院者の長期入院を防止する
仕組みが導入された．入院時の予定入院期間の明示，退院後環境調整員の選任，地域援助，
事業者の紹介，退院支援員会の開催である．このような長期入院をチェックする仕組みが
導入され1年以上の入院者は減少し続けているものの，65歳以上の高齢長期入院者は増加
している．また，1年以上入院していた患者の退院では，死亡退院が増加傾向を示してい
る．

b. 新たな薬物療法

統合失調症患者は精神病床入院患者の約60%を占める．その中には，治療努力にもか
かわらず症状が安定しない，副作用などのために薬物療法に限界があるなど，治療困難で
入院が長期化している場合もある．2009年に治療低抗性統合失調症の治療薬であるクロ
ザピン（クロザリル®）が認可され臨床で使われるようになった（Ⅱ巻第Ⅷ章1節A参照）．
クロザピンは，重大な副作用のモニターなど一定の要件をクリアした病院でしか使用でき
ない．その普及によって「治療抵抗性」とされていた患者の中にも回復する者がでてきて
いる．このような新たな薬物療法の登場にも長期入院を防ぐ一翼を担うことが期待されて
いる．

c. 退院支援機能の充実

病床の機能分化からすると退院促進機能をもった3ヵ月以上の入院となる患者のための
回復期リハビリテーションの機能をもつ病棟が必要だろう．この病棟は，急性期症状改善

後の認知機能の回復を待ち，服薬継続，再発防止のための心理教育などのケアがなされ，同時に退院調整を行う役割をもつ.

　病院に退院調整，地域連携の役割をもった部門もなければならない. そこでは，退院後環境調整員，看護師，精神保健福祉士などが本人の意向を聞き，家族の相談にのり，地域の社会資源の活用をマネジメントすることで地域サポート体制を準備することになる. このような治療，退院支援システムが機能すれば，1年以上の入院を最小限に抑え，新たな長期入院者を生み出さない精神医療の実現が期待できる.

　2016年の診療報酬改定は，精神科領域においては「地域移行・地域生活支援の充実」に重きを置いた改定であった. **地域移行機能強化病棟入院料**の新設，精神科地域移行実施加算の評価引き上げがなされている. 2018年診療報酬改定で特徴的な点は，措置入院についての評価の充実であろう.「精神科措置入院退院支援加算」「措置入院後継続支援加算」が新設され，退院・通院を通した支援が評価されることになった. これは，2016年に起きた相模原障害者施設殺傷事件で課題とされた措置入院者の退院後支援の充実を診療報酬の側面からサポートすることを意図している.

D. 地域ケアの充実

　精神障害者の地域生活を医療・看護の側面から支えるのに訪問看護，アウトリーチ（訪問支援）とデイケアは欠かせない社会資源である.

1 ● 訪問看護・アウトリーチの役割

　訪問看護への期待は年々高まっており，診療報酬改定も相次いでいる. 医療機関からの訪問看護では，複数職種による訪問（2004年改定），退院後3ヵ月の訪問回数の増加（週5回まで，2006年改定），急性増悪時の週7回への訪問回数増加（2008年改定）など，充実が図られている.

　2014年改定では，**精神科重症患者早期集中支援管理連携加算**が新設された. この診療報酬は，長期入院後の退院患者や入退院を繰り返す病状が不安定な患者の地域移行を推進するため，保険医療機関と連携して行う訪問看護を評価したものであった. しかし，この加算での届け出は増えず，2018年改定で廃止された. 今後は，在宅時医学総合管理料の算定で対応していくものと思われる. 重症者以外の訪問看護には，精神科在宅患者支援管理料や新設された精神科オンライン在宅管理料が算定できる.

　このように診療報酬による経済的裏づけが強化され続けている**訪問看護**や**アウトリーチ**の対象となるのは，孤立しがちな単身生活者や，地域での対人関係が希薄で，ひきこもり傾向のある精神障害者などである. 信頼関係ができるまでには時間を要することもあるし，精神症状の悪化に早期に気づき対処しなければならないこともある. 長期入院者の退院支援の場合には，これまで経験していない生活場面での戸惑いや不安の軽減に多職種が協働して対処を考える必要もある. 関係づくり，危機介入など看護の力量が問われる.

2● デイケアの役割

入院期間が短縮されることで，一定の精神症状改善後のケアがデイケアに託されることも多くなるだろう．**精神科デイケアの起源**は，入院による24時間ケアが必要ない場合もあるのではないかとの問題意識にある．「ベッドのない病院（デイホスピタル）」，あるいは昼間だけの部分入院という発想で始まったデイケアには，治療機能が期待されていた．急性期症状改善後，ある程度社会的刺激のあるデイケアで過ごすことは，入院医療と異なり社会性や生活技能を保ち社会参加を容易にするという利点もある．再燃の兆しに早めに気づき，薬物調整が行われれば，本格的な再発が防げる可能性もある．

入院期間の短縮で，デイケアには急性期治療の次のステップとしての，より医療的な役割が期待されるだろう．デイケアの原点に返って，急性期治療を引き継ぐ地域での回復期リハビリテーション機能をもつデイケアのハード，ソフト両面からの検討が必要となってくる．そこでは，急性期ケアで培った看護技術が活かされることになるだろう．

E. 身体合併症ケアの充実

精神病床の65歳以上の患者は約16万人であり，入院患者の50％を超え，その人数は年々増え続けている[3]．高齢の認知症患者の入院は今後も増え続けるだろうし，高齢になった長期入院の統合失調症患者もいる．また，高齢者は多くの身体疾患をもつ．精神科病棟における**身体合併症**（Ⅱ巻第Ⅷ章1節E参照）ケアの重要性は，今後ますます増していくものと思われる．

痛みを感じる閾値が上がっているため痛みを感じにくいこともある精神障害者の身体的な不調を把握するのは困難なことも多い．訴え方がわかりにくく，的確なアセスメントが行えないこともある．精神症状だろうと安易に考え，身体疾患を見逃してしまうこともある．精神症状に関心が偏り身体状態の情報収集が不十分だと後であわてることになる．精神科病院の検査，治療設備，マンパワーでどこまでの診断，治療が可能か．その判断が的確でないと対処困難な事態が生じることもあるだろう．精神科特有のフィジカルアセスメント技術が開発され，身体ケアの力量をもった精神科看護師が育っていかなければならない．

2008年の診療報酬改定で総合病院に**救急・合併症病棟診療料**が新設された．身体合併症への対処を含む精神科救急医療体制の整備は，地域生活支援の重要な要素である．また，身体合併症の診断，治療設備が充実しているとは言いがたい多くの単科精神病院は，連携できる一般病院を必要としている．精神障害者の身体合併症医療体制が充実していくことが期待される．

F. 課題とされる領域の対策と支援

1● 自殺予防と自殺未遂者対策

効果をあげた北欧の対策からすると，**自殺対策**にはメディカルモデルといわれる精神疾患対策と啓発活動を中心としたコミュニティモデルの組み合わせが必要だとされている．

　自殺者の90%以上はなんらかの精神障害を有しているとのWHOのデータがある．その中でも自殺と最も関連が深いのは**うつ病**である．うつ病への対応が自殺対策の柱の1つとなる．

　日本においては，50歳代の男性の自殺者の増加が，年間の自殺者3万人以上の主な要因であったが，2003年以降，この年齢層の自殺者数は減少に転じた（2019年までどの年齢層でも同様である）．全自殺者を対象とした遺書などの分析からすると自殺の原因・動機の第1位は健康問題である[4]．自殺対策白書[5]では，中高年（40〜65歳）の自殺の原因・動機の分析を行っている．この分析では，健康問題を病気の悩み・影響（うつ病），病気の悩み（身体の病気）などに区別し，健康問題の中でもうつ病が占める比率が高いとされている．自殺の原因・背景は複合的であり，生活苦，多重債務などが自殺の原因・動機とされる場合も，うつ病という健康問題を抱えることになり，その影響で自殺に至ると考えられる．

　医療機関を受診するうつ病患者は少なく，受診したとしても身体の不調を訴えて内科などを受診することが少なからずあるといわれる．うつ病患者が気晴らしに飲酒することで，睡眠障害や抑うつ症状のさらなる悪化から自殺に至るとの指摘もある．精神科領域の看護師には，身体科からのコンサルテーション依頼に応じてうつ病の知識，看護技術を提供できる力が求められている．

　自殺の原因・動機では，「健康問題」の次に多いのが「経済・生活問題」である[4]．15〜39歳の死因の第1位は自殺である（2019年）[6]が，これには，就職難，非正規労働の増加，長時間労働などの問題が関連している可能性がある．過重労働による健康障害の防止，職場のハラスメント対策が必要だろう．

　自殺総合対策大綱（2017年）には，質の高い自殺未遂者医療の提供体制を整備することが明記されている．このことを踏まえ，2018年度から自殺未遂者支援の拠点となる医療機関の整備が「自殺未遂者等支援拠点医療機関整備事業」として推進されている．この自殺未遂者支援医療機関は，救急部門に搬送された自殺未遂者に退院後も継続してかかわり，自殺の再企図を防止する役割を担うことになっている．また，地域の医療者への研修や対応困難事例の事例検討などを通じて，地域の自殺未遂者支援の対応力を高める拠点としても機能することを期待されている（第Ⅱ章1-3節A「自殺対策基本法」も参照のこと）．

2 ● 発達障害者へのケア

　2000年頃に相次いで起こった凶悪な少年事件を契機に精神科臨床で**発達障害**の概念が知られるようになり，精神科の診断でも，自閉スペクトラム症の可能性が検討されるようになってきた．成人の発達障害についても話題になることがある．

　また，当事者の手記の発刊が相次ぎマスコミでも取り上げられるようになったことで，発達障害についての情報が一般の人たちにも浸透している．発達障害を疑っての精神科外来受診が増加し，発達障害児（者）対象のデイケアや就労継続支援事業所も開設されている．精神医療の新たな領域として，発達障害についての知識が看護職の間にも普及している．

　　知的障害がないか，あるいは軽度である発達障害児は，関係者が障害として認識することなく，落ち着きがない，キレやすい，親のしつけが問題などと考えがちである．発達障害児は，いじめや虐待を受けることも多く，自尊心が低下し二次的な障害（うつ，ひきこもり，行為障害など）が起きることもある．早期発見し，的確な治療や教育によって発達を促進していかなければならない（第Ⅱ章1-2節D「発達障害者支援法」も参照のこと）．

3 ● てんかん対策

　　2011年から翌年にかけて，自動車運転中に**てんかん発作**を起こし死傷事故となった事件が大きく報道された．これを受けて道路交通法が改正され，2014年6月より施行されている．この改正では，「運転に支障のある病気」についての規定[*1]が新設され，運転免許取得時や更新時に症状についての質問票の届け出を義務づけ，運転に支障があると判断される場合の医師による任意の届け出，一定の病気などに該当する場合の免許の効力暫定停止などが定められた．

　　この法改正は，てんかん患者が適切な治療を受ける体制の整備を求めるものでもある．患者が専門医療に結びつくためには地域の医療体制整備が必要という認識から，2015年より「てんかん地域診療連携体制整備事業」が実施されている．この事業では，全国13の医療機関を「てんかん診療拠点機関」に指定している．そして，2017年から始まった第7次医療計画[*2]は，各都道府県にてんかんの医療連携体制を構築することを目指している．

4 ● 摂食障害対策

　　身体合併症の治療や栄養管理などを行わなければならない**摂食障害**の治療は，これまで主に大学病院の精神科病棟などが担ってきたといえよう．しかし，それでは不十分さは否めず，地域での摂食障害者への適切な治療と支援体制の充実が求められるようになり，2014年から「摂食障害治療支援センター設置運営事業」が実施されている．この事業では，全国1ヵ所の「摂食障害全国基幹センター」と4ヵ所の「摂食障害治療支援センター」を指定している．各治療支援センターでは，知識の普及啓発，医療機関への研修・技術支援，患者・家族への支援が行われ，多くの実績をあげている．

　　この治療支援センターの取り組みを参考にして，第7次医療計画で求められている摂食障害に対応できる医療機関の明確化を踏まえ，全都道府県に摂食障害の医療連携体制の構築が進められている．

5 ● 高次脳機能障害対策

　　高次脳機能障害は，脳血管疾患（脳梗塞，脳出血，くも膜下出血など）や認知症などに

[*1]運転に支障のある病気：認知症，統合失調症，てんかん，再発性の失神，躁うつ病，無自覚性の低血糖，重度の睡眠障害などで運転に支障を及ぼすおそれのある一定の症状があるもの．
[*2]医療計画：1985年の医療法第一次改正で導入された制度．都道府県ごとに適切な医療供給体制を構築するために策定される．1次改正では，二次医療圏ごとの必要病床数が設定された．以後，計画内容は，必要病床数のみでなく多様となり，第5次改正では，精神疾患を含めた5疾患が医療計画策定対象となり5疾患5事業について諸施策の展開を図ることとされた．第7次医療計画では，てんかん，摂食障害，高次脳機能障害の医療連携体制の構築が盛り込まれた．

よって，主に記憶障害，注意障害，遂行機能障害，社会的行動障害などの認知障害が生じることで日常生活および社会生活への適応が困難となった病態である．この用語は，支援対策の必要性から行政で用いられるようになったもので，診断基準が定められている．

　2013年から各都道府県の「高次脳機能障害支援拠点機関」を中心にこの障害への支援体制づくりの取り組みが始められた．しかし，自治体などの障害福祉関係者の理解が十分とはいえず，適切な支援が受けられない現状があるといわれている．まず，支援関係者への研修，地域住民への普及啓発活動が必要といえよう．

　第7次医療計画では，高次脳機能障害へ対応できる医療機関を明確にすることが求められているとの認識の下，各都道府県における高次脳機能障害の医療連携体制の構築を進めるとしている．高次脳機能障害児（者）への支援は，第4次障害者基本計画でも取り上げられている．相談支援コーディネーターの配置，ライフステージに応じた専門的な相談支援，自治体の支援体制整備のための協議会の設置，関係機関との連絡・調整，情報発信の充実を図ることなどが取り組むべき課題として挙げられている．

▋ 引用文献 ▋
1) 精神保健福祉資料：令和元年630調査（2020年3月31日），〔https://www.ncnp.go.jp/nimh/seisaku/data/〕（最終確認：2021年10月21日）
2) 精神保健福祉資料：平成28年度までの630調査，〔https://www.ncnp.go.jp/nimh/seisaku/data/〕（最終確認：2021年10月21日）
3) 厚生労働省：平成26年（2014）患者調査の概況，〔https://www.mhlw.go.jp/toukei/saikin/hw/kanja/14/dl/01.pdf〕（最終確認：2021年9月6日）
4) 厚生労働省自殺対策推進室，警察庁生活安全局生活安全企画課：令和2年中における自殺の状況（2021年3月16日），〔https://www.npa.go.jp/safetylife/seianki/jisatsu/R03/R02_jisatuno_joukyou.pdf〕（最終確認：2021年9月6日）
5) 厚生労働省：令和2年版自殺対策白書，2020，〔https://www.mhlw.go.jp/stf/seisakunitsuite/bunya/hukushi_kaigo/seikatsuhogo/jisatsu/jisatsuhakusyo2020.html〕（最終確認：2021年9月6日）
6) 厚生労働省：令和元年（2019）人口動態統計月報年計（概数）の概況（2020年6月），p.36，〔https://www.mhlw.go.jp/toukei/saikin/hw/jinkou/geppo/nengai19/dl/gaikyouR1.pdf〕（最終確認：2021年9月6日）

学習課題

　1．精神科病院の長期入院者の退院促進に関する課題を挙げてみよう．

3 精神の健康に関する普及啓発活動

この節で学ぶこと

1. こころのバリアフリー宣言，健康日本21（第二次），健康増進法，新健康フロンティア戦略について理解する.

A. こころのバリアフリー宣言

「こころのバリアフリー宣言〜精神疾患を正しく理解し，新しい一歩を踏み出すための指針〜」は，「心の健康問題の正しい理解のための普及啓発検討会報告書」（2004年3月）で打ち出された国民に精神的健康への自覚を促し，精神疾患への誤解を解消するための指針である.

「精神保健医療福祉の改革ビジョン」（2004年）では，この指針の普及を図り，精神疾患についての国民の理解を深めるとしている. この指針は以下のように，第1〜4までの「正しく理解する」という項目と，第5〜8までの国民が「態度を変える，行動する」という項目の8つから構成されている.

精神疾患について国民の理解を深める8つの指針

第1：精神疾患を自分の問題として考えていますか（関心）
第2：無理しないで，心も身体も（予防）
第3：気づいていますか，心の不調（気づき）
第4：知っていますか，精神疾患への正しい対応（自己・周囲の認識）
第5：自分で心のバリアを作らない（肯定）
第6：認め合おう，自分らしく生きている姿を（受容）
第7：出会いは理解の第一歩（出会い）
第8：互いに支えあう社会づくり（参画）

「誰もが人格と個性を尊重し」「精神障害者を含めすべての人が地域で安心して，幸せに暮らすことができる」共生社会を目指そうという願いがこの「こころのバリアフリー宣言」には込められている.

B. 健康日本21（第二次）

疾病の予防にとどまらない，健康の保持増進，体力づくりといった，より積極的な保健関連施策は「第一次国民健康づくり対策」（1978年），「第二次国民健康づくり対策　アク

ティブ80ヘルスプラン」（1988年）と展開されてきた．2000年には「第三次国民健康づくり対策」として「健康日本21」が提唱され，さまざまな取り組みがなされてきた．

　2013年からは2022年度までの新たな施策として「21世紀における国民健康づくり運動（**健康日本21［第二次]**）」が展開中である．健康日本21（第二次）の中心となる目標は，「健康寿命の延伸」「健康格差の縮小」である．健康寿命は「日常生活に制限のない期間」のことであるが，これは国民生活基礎調査の「健康上の問題で日常生活に影響を及ぼしているものはない」とする回答と生命表（平均余命）を基礎情報として算定し，評価する．「健康格差」は，地域や社会経済状況の違いによる集団間の健康状態の差のことである．

　健康日本21（第二次）では，「こころの健康」に関し以下のように目標を設定している．

①自殺者の減少（自殺総合対策大綱の見直しの状況を踏まえて設定）
②気分障害・不安障害に相当する心理的苦痛を感じている者の割合を，2010年の10.4%を9.4%（2022年）へ減少させる
③メンタルヘルスに関する措置を受けられる職場の割合を2007年の33.6%から100%（2020年）に増加させる
④児童精神科医を増加させる

C. 健康増進法

　「健康日本21」（2000年）の施策を推進するためには法的な基盤整備が必要という声が高まり，2002年に制定されたのが**健康増進法**である．この法律によって都道府県には都道府県健康増進計画の策定義務が課され，市町村には努力義務として市町村健康増進計画の策定が求められるようになった．

　国民の健康増進を図るための基本方針を定めたこの法は，受動喫煙を防止する規定を設けて，タバコ対策を促していたが，これらは努力義務であった．その後，2020年4月1日に改正健康増進法が完全施行された．この改正では，受動喫煙の防止を徹底することを目指している．屋内での喫煙は原則禁止とされ，学校，病院，行政機関，交通機関などは完全禁煙となった．喫煙室を設けることも禁じられた．しかし，飲食店などには，詳細なルールを設けて喫煙室の設置が認められている．

D. 新健康フロンティア戦略

　2005年からの10ヵ年の「健康フロンティア戦略」（2004年策定）を発展させて，2007年からの10ヵ年間の戦略として策定されたのが「**新健康フロンティア戦略～健康国家への挑戦～**」である．この戦略は，「新健康フロンティア戦略賢人会議」での議論を経て策定された．

　新健康フロンティア戦略は「国民の健康寿命の延伸に向け，国民自らがそれぞれの立場等に応じ，予防を重視した健康づくりを行うことを国民運動として展開するとともに，家庭の役割の見直しや地域コミュニティの強化，技術と提供体制の両面からのイノベーショ

ンを通じて，病気を患った人，障害のある人及び年をとった人も持っている能力をフルに活用して充実した人生を送ることができるよう支援する」ことを趣旨としている．

　今後，国民が自ら取り組んでいくべき分野の1つに「こころの健康づくり（こころの健康力）」があり，この分野では下記の認知症とうつ病が取り上げられている．

認知症対策のいっそうの推進
①認知症発症の早期発見，症状の進行の防止
②認知症の方が安心して社会で暮らせる体制づくり
③認知症の方に対する医療の提供（誰もが身近で受けられる治療を提供）

うつ対策のいっそうの推進
①うつの早期発見・早期治療の推進
②うつの治療，社会復帰の推進

　後期高齢者の増加は，認知症患者の増加を意味する．認知症の発症を抑制し，QOLを維持しながら地域で暮らしていくことが課題である．

　うつ病の場合は，受診率を高め，早期の治療，相談体制の整備，社会復帰プログラムの開発，地域・職場における支援体制の構築などが課題として挙げられている．

学習課題

1．精神保健の普及啓発活動はどのように展開されていますか．

第Ⅲ章

こころの発達と精神保健

学習目標

1. 心理学的側面からの対象理解として，自我および防衛機制について理解する.
2. 子どもの精神の成長発達に影響を及ぼす要因について，対象関係論から理解する.
3. ライフサイクル各期における精神の健康とメンタルヘルス上の問題，および精神看護の概要を理解する.

1 こころのなりたち

この節で学ぶこと

1. 「自我」とは何か，自我がどのように形づくられるかを知る．
2. 自我を守る働き（防衛機制）について学ぶ．
3. 自我の発達段階と，それぞれの段階に特徴的な防衛機制について学ぶ．

A. 自我　〜私とは何か〜

　あなたと，あなたでない存在を分けるのは何だろう．ここまでは私自身で，ここからは私ではないという境界線は，どこにあるだろう．

　物理的な身体では，足のつま先から頭頂まで，そして手の指先までの範囲は，明らかに私である．では，こころや気持ちの境界線はどうだろうか．悲しみにくれて涙を流す人を見て，気がついたら一緒に涙を流していることがある．そのときには，悲しんでいるのが他人なのか自分なのかははっきりしない．しかし，ふと自分を取り戻し，「泣いてすっきりしたから，何か暖かい飲み物でも飲んで，気分を変えよう」と考えた，その考えはあなたのものである．

　人はそれぞれ独自の考えや判断をする．自分の中でそれは絶え間なく繰り返され，連続しているため，普段は自分の考えや判断の存在にも気づかないことが多い．しかし，その考えや判断は，他人とはまったく異なる，あなただけのものである．人の行動が，こうした絶え間ない判断の傾向や考えによって特徴づけられるとしたら，「私」というのは，判断や考えの連続によって形づくられる，あり方を指すのではないだろうか．

　たとえば，試験に失敗して希望する学校に入れなかったとする．あなたは「自分の努力が足りなかった」ととらえるかもしれない．友人は「あの学校はよくない評判もあったのだから，合格しなくてむしろよかった」と考えるかもしれない．学校に合格しなかったのは同じでも，出来事や，あなた自身に対する評価，そして次の行動へと結びつく判断は，人それぞれの道筋がある．それには，その人の生まれ育った環境や，密接にかかわった人たちのあり方が大きくかかわっている．

　生まれたばかりの頃には，自他の区別はつかないといわれる．空腹を感じれば，「この世＝自分」が滅びるのではないかという恐怖を感じ，満たされれば世界のすべてを幸福に感じる．自分と異なる存在があることを感じ，最も身近に養育してくれる人への信頼感を通じて，安定した関係性を育んでいく．成長のプロセスでさまざまな困難を経験し，特徴的なあり方が，成人した後にもみられることがある．このあり方全体を**自我**とよぶ．

B. 自我はどのように形づくられるか

1 ● イド：人のすべての活動の源となるもの

　あなたはエネルギーのレベルが高い人だろうか．それとも，穏やかに過ごす人だろうか．人が生きる限りは，相対的な高低があったとしても，生き続けるためのエネルギーが与えられている．このエネルギーは，生命活動を継続させるために働く．乳児のときには泣き，人を求め，自分への絶え間ない関心を要求する．思春期には性にかかわる活動が活発になり，次の世代に生命をつなげようとする．成人期には家族や仕事のうえでの関係性を広げ，育み，老年期にはよりよく自分が生きた証を残したいと願う．

　このような生命のエネルギーは，本能的な活動を支えるために人のすべての活動の源となるものであり，**イド**（id）とよばれる．人は成長するにつれて多くの他者とかかわるようになる．最初にかかわる他者は一般に親である．とくに授乳期には母親が密接にかかわることが多い．母親は献身的に乳児に接するが，他者であるため，完全に乳児の欲求が理解できるわけではなく，また乳児が強く求めたときに必ずしも全面的に欲求を満たせるわけではない．このことにより，自分の一部として欲求を満たす装置が備わっているかのように認識していた乳児は，次第に自分の思いどおりにはならない他者の存在を認識するようになる．やがてもっと広い範囲で，親以外のさまざまな人と交流をもつようになると，人が意識したり，合わせたりしなくてはならなくなる対象も多様になる．このことによって，本能的なエネルギーは相手や場合に応じて調整される必要が生まれてくる．

2 ● 超自我：道徳的な規範に基づき行動を制限する

　あなたはどんなふうに育てられた子どもだっただろうか．とても大切にされ，周囲の大人はすべてをなげうって幼いあなたの欲求を満たすことを優先させたかもしれない．逆に大人に余裕がなく，子どもを優先するというよりは自分が生きることが精一杯で，あなたに対して多くの我慢や自己の欲求のコントロールを要求したかもしれない．このように，人によってエネルギーの受け皿の形は異なっている．受け皿の形が異なれば，それに合わせて欲求の表現の仕方も変わってくる．このような背景から，とても我慢強く自分をコントロールしがちな人もいれば，あたかも自分の欲求が世界の中心であるかのように振る舞う人もいる．一般的に子どものときには多くの人が自己中心的な傾向をもち，次第に人との関係性の中でそれがバランスのとれた形になる．しかし，さまざまな家庭や社会の事情によってこのような成長発達のプロセスを踏めなかった人もいる．そのような場合，社会から要求される活動とその人の成長発達のバランスが取れていないときには問題が生じる．

　自分の本能的なエネルギーを，現実的に調整して社会的活動に置き換える働きをするのが自我の主な役割である．そして，自我の発達のために大きな役割を果たすのが**超自我**である．超自我は，社会のルールやその人が育った社会の価値観など道徳的な規範が，自分の中に取り入れられ，なんらかの欲求が起こったときに，道徳的にそれは正しいか正しくないか，すなわち，行うべきか行うべきでないかを評価し，行動を制限するものである．この超自我の強さは人によって，また育った環境によって異なる．基本的に本能的な活動はよくないことであり，禁止すべきだと思う傾向のある人と，思うままに行動することは

ある程度許されると思う傾向のある人とがいるが，その判断の基準はそれぞれ異なっている．

C.　フロイトが発見したこと

　フロイト（Freud S, 1856-1939）（**図Ⅲ-1-1**）は，人の中には自分が意識して知っている自分と，意識しておらず普段気にとめていないが，時として人の行動を大きく動かすことがある**無意識**があることを指摘し，「わけがわからない」とされていた人の身体的症状の多くが，実はこの無意識の働きによるとした．これまで説明してきたイド，自我，超自我には，それぞれ意識されている部分と無意識の部分が含まれている．**図Ⅲ-1-2**にこれらの概念の模式図を示す．

　たとえば，あなたがどうしても思い出せない人の名前がある．名前すらも思い出せないのだから，その名前にまつわるエピソードもまた覚えていない．しかし，後日思い出してみると，その名前と同じ名前の人に対して強い恐怖を感じたことがあり，その名前の人に出会うたびにあまりよくない感情を抱く傾向があることがわかった．このような物忘れや間違いにすら，無意識の中の自我のさまざまな働きが関与していることを，フロイトは指摘した．無意識があるということを知ることによって，それまでなぜ起こるのかわからなかったことの成り立ちや意味がわかるようになる．フロイトは何例もの症例を挙げて，身体的な問題が心理的な問題から引き起こされていることを説明した．

　たとえば，今でいう転換性障害，昔でいうヒステリーの女性は，鼻の中に絶えず付きまとう，焦げた臭いに苦しんでいた．器質的には問題がないことを診断した後，彼女にその臭いにまつわるエピソードを話してもらうと，彼女が社会的立場からは認められない恋愛感情を抱いている男性が，彼の友人に対して怒りを爆発させるのを見た恐怖と愛情に対す

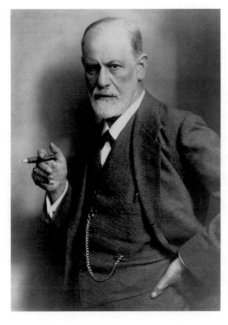

図Ⅲ-1-1　フロイト
[Library of Congress／Getty Images]

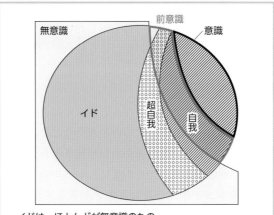

図Ⅲ-1-2　自我と意識・無意識

[南　裕子, 稲岡文昭(監)：セルフケア概念と看護実践—Dr. P. R. Underwoodの視点から, p.98, へるす出版, 1987より許諾を得て改変し転載]

る, 彼女の超自我の強い禁止がこのような身体症状の形をとって現れていることがわかった. 彼女はそれを自ら知ることによって, 自分のそのときの感情を認識する. このことによって彼女のコントロールできなかった症状は, 彼女自身が意識できる症状となり, 劇的に改善・消失する[1]. このような症例を重ねてフロイトが指摘したのが, 「無意識の発見」であり, 人をより自律的に, 自由にさせる考え方であった. この発見はフロイトの最も大きな業績とされている.

D.　自我を守る働き：防衛機制

　自我は, 職場でたとえるなら中間管理職のようなものである. イドは本能として要求をし続け, 超自我は道徳的な観点からそれを禁止したり, 批判したりする. 現実とのバランスをとり, 双方の言い分を取り入れながら調整するのは自我の役割とされるが, それは容易なことではない. そのため, 自我には自分自身を守るためのいくつかの働き（防衛機制）があることが知られている. この働きはかなり普遍的に多くの人にみられるので, この防衛機制を理解することによって, 自我がなんらかの原因で脅かされている人たちの行動を理解することが可能となる.

　また, 種々の精神疾患によって引き起こされる症状や心理的ストレス下における反応は, 防衛機制によってその一部を説明することができる. こころを病むという状態にはさまざまなレベルがあるのだが, 防衛機制のとらえ方は, 自我の機能や成熟の状態をとらえることができるため, 広い範囲の体験を説明することが可能である.

　本書では, 読者にできるだけ多くの芸術や文学の中で, 人のこころがどのように表現さ

れているかを知っていただきたいと願っている．そのため，防衛機制の説明の例示には小説や映画の中における登場人物の行動を示したいと思う．防衛機制をより深く，人の行動として理解するために，他の多くの作品にも触れていただければ幸いである．

1 ● 心理的な発達段階

　その人がどのような自我の発達レベルにあるかによって，用いられる防衛機制の種類は異なる．自我の発達レベルを知るための手がかりとなるのは**不安**である．あなたは，不安をなんとなく心配な感じや，落ち着かない感情ととらえているかもしれない．しかし，不安にはとても強いものから軽度のものまで，レベルの違いがある．

　あなたはSNSやショートメールなどのテキストメッセージを使うだろうか．たとえば，親しくしている相手に相談のメッセージを送ったところ，24時間たっても"既読"にならないとする．あなたならどう考えるだろうか．「具合でもわるいのだろうか．携帯電話を持たずにでかけたのかもしれない」と考えて，心配しながらももう少し待ってみるあなたは，不安のレベルはあまり高くなく，心理的にも余裕があるといえる．「もしかしたら，私のことを嫌いになったのかもしれない．だからあえて無視しているにちがいない」と思い，何をしていてもそのことを考えてしまうあなたは，メッセージを送った相手からの愛情の喪失を不安に思っている．不安のレベルは中等度である．少しこころの調子が下がっている状態といえるだろう．「連絡がないなんて，きっと死んでしまったにちがいない．もう二度と会うことも話すこともできないのだ」と思い，食事も喉を通らなくなり，夜も眠らずに携帯電話を握り締めて泣いてしまう人は，対象そのものを喪失するのではないかという，高いレベルの不安を抱えている．このようなレベルでは，社会的な役割を果たすことに支障が生じる．そしてこのような考えが，相手の安否を確認することもないままに，「死んでしまったのは私のせいだ．私があのときにあんなことを言ったからだ」というように発展した場合，それは根拠をもたない飛躍した思考である．

　どのレベルの不安をもつかということは，日常生活を営むうえで起こる多くの不安定な状態に，こころがどれくらい耐えられるかということに関連してくる．もちろん，大きな出来事の前の不安は誰しも経験する．子どもは自我の発達段階にあるため，先に述べた病

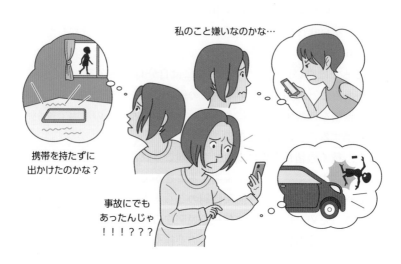

携帯を持たずに
出かけたのかな？

私のこと嫌いなのかな…

事故にでも
あったんじゃ
！！！？？？

的な不安をもつ段階が誰にでもある．しかし成人になり，自我が，ある程度現実に起こるさまざまな出来事に対応できることを期待されるようになっても，自我が未熟である場合に，本人のコントロールを超えてこのような不安が顔を出し，社会的な行動を妨げることがある．不安は，そのようなときに，医療の介入が必要な状態となる．

2 ● 不安と防衛機制

　不安が生まれると，自我は自分を守るためにさまざまな努力をする．人それぞれに行動は多様であるが，いくつかの共通するパターンがある．以下に，こころの安定を図るための人の心理的努力としての防衛機制を，発達段階の順に説明する．発達段階の順という意味は，自我がより未熟な状態にあるときに用いる防衛機制から，ある程度の発達や安定をもたないと使えない防衛機制までを，段階を追って説明するという意味である．

　この自我の発達段階は，**口唇期**，**肛門期**，**性器期（男根期）**に分けられる．口唇期は，生まれた直後から，離乳を終えるまでの時期である．ほとんど視力がなく，生きていくために栄養と水分を与えてくれる乳首をはじめ，外界から自分に与えられるものを，口唇を通じて意識する時期である．排泄を自覚し，自律が求められるようになると，この口唇への関心の集中は排泄の場所である肛門周囲に移動する．さらに，自分の性や親の性を自覚するようになると，性器をめぐってさまざまな葛藤が生まれる．発達は一方向的なものではないため，極度のストレス下に置かれたり，自我が脅かされると，たとえ成人になってからでも一時的に口唇期の状態に戻ったり，肛門期の状態に戻ったりすることがある．たとえば過食やアルコールの過剰摂取などの問題は，この口唇期に深くかかわっている．あるいは緩下薬を過剰に使用する，金銭のやりとりや金銭をめぐる出来事に過度の関心を抱くなどは，肛門期の問題にかかわるといわれる．さらに自分自身の性や，性器を傷つけられるのではないかという不安は，性器期（男根期）にかかわる問題である．

　どのような防衛機制を用いているかを知ることにより，その人の自我の機能がどのレベルまで発達して機能しているのか，あるいは一時的に機能が低下して未発達な段階に戻っているのかを知ることができ，このことはケア対象者の体験を理解するための大きなヒントとなる．

　以下に防衛機制を，この3つの時期に分けて説明する．

a. 口唇期の防衛機制

(1)否　認

　これは，防衛機制の中で最も原始的なスタイルである．簡単に言うと，認めがたいほどつらいことが起こっているので，それが起こったことを認めないということである．認めないといっても，意識してそうするのでなく，本当に忘れてしまったり，選択的に見落としてしまったりする．

　ある日，目が覚めると虫になってしまったという，カフカ（Kafka F）の小説『変身』の主人公グレゴールは，その体験を認めがたいものとして認知し，次のように否認しようと試みる．「思い出してみると，寝床の中でいくどか軽い痛みを感じたようでも（おそらくそれは寝相のわるいせいなのかもしれないが），ところがおきてみると，そういう苦痛というのがまったくの錯覚だったことがよくある．だから自分の今日のいろいろなありさ

まも実は寝起きの錯覚だったことがわかるかもしれないと彼は緊張した．声が変わってしまったのも，ひどい風邪の，つまり旅行ばかりしている外交販売員の職業病の前ぶれにほかならないのではあるまいか．彼は頭からそう思いこんで疑わなかった」[2]．しかし，彼の変身は事実であり，この後彼は現実的な困難に直面することになる，という物語である．

(2)投影

　本当は自分が相手を嫌いだと思っているが，立場や関係性のうえでその感情を認められない，認めたくない場合がある．このようなとき，自分が相手を嫌っているのでなく，相手が自分を嫌っていると考えることによって，その感情の都合のわるさやつらさを軽減することができる．医療の現場では，看護師が患者が自分を避けていると感じているときに，実は看護師自身がその患者に苦手意識をもち，避けていることがある．また，患者の側では，医療者に対して怒りや不満を感じているのにそれをストレートに口に出すことができないために，医療者が自分を嫌っているとか，避けていると感じることもある．

　小説『つるかめ助産院』で，娘を亡くした夫婦に養女としてもらわれ，育てられた女性が，養父母との関係を回想する場面である．「あの人達はいつも私という個人ではなく，死んだ娘の身代わり人形としてしか，私のことを見ていなかった．どんなに辛い時でも，私自身を抱きしめようとはしなかったのだ」[3]．この女性はその後大切な存在を亡くす経験をし，養父母が悲しい経験をしていたことが理解できるようになる．そして，次のように自分自身の感情を振り返る．「ああ，そういうことだったんだ．私は，今やっと気が付いた．安西夫妻の，深い深い悲しみについて．それでも私を迎え入れようとしてくれた，優しさについて．抱きしめてほしかったのなら，どうして私はあの時，自分の両手を差し出さなかったのだろう．悲しみに暮れる二人をこの私が抱きしめていたら，もっと違った関係が築けたかもしれないのに」[4]．

　自分の感じている不快な気持ちを，人がその原因をつくりだしているに違いないという思い込みは，親密な人間関係においては珍しくないが，想像が膨らみすぎて相手への攻撃や怒りなどの強い感情をもたらすようになると，人間関係に困難を生じる．

(3)同一化(摂取)

　ある人に対して特別な感情をもったり，その人のように自分がなれれば，さまざまな困難を乗り越えられるのではないかという考えをもった場合，外見やしゃべり方がその人に似てくることがある．また，あるときには自分がもっている感情や考えを，自分にとって大切な相手ももっているにちがいないと思い込み，相手の立場や独自の感情を思いやることなしに自分本位なかかわりをする場合がある．現実には他者と完全に同じ人間や同じ感情になるといったことはあり得ないことであるが，あたかも相手と一心同体であるかのように振る舞う人は，うっとりとして我を失っていることが多い．

　『女性と香りにまつわるミニエッセイ』のある場面．尊敬する上司に香水を借り，同じ香りを身に着けて仕事のプレゼンに臨もうとする部下である．「鏡越しに，課長と目が合う．その強い眼差しはいつもとかわらないけれど，私はまっすぐに伸びた背筋を見て，思った．この人も，緊張しているんだ．今思えば，河西課長から香水の匂いがするのは，この後のプレゼンのように，仕事が大きく動くかどうかが決まる日だったかもしれない．(中略)『あの』私は鏡越しではなく，直接，河西課長を見た．『その香水，私もつけてい

いですか？』『え？』課長の表情が揺れる．全然，サイボーグなんかじゃない．私は思う．私には今，香水をプレゼントしてくれる人はいない．きっと，河西課長にも，いない．だけど，香水をつけて臨みたくなるような瞬間がある人生が，とても，誇らしい．『……どうぞ』課長が手渡してくれた小さなボトルを握りしめる」[5]．尊敬する人のしぐさや服装を真似すること，香りを同じにすることは，その人を自分の中に取り込んで（摂取して），自分を強めようとすることである．

b. 肛門期の防衛機制
(1)退　行

　人は年齢に応じて社会から受ける役割期待がある．社会から期待されるよりも幼く振る舞ったり，年齢や社会的役割を明らかに逸脱した未熟な行動をとる場合，これを退行とよぶ．ただし，退行は健康な人にも起こる．恋愛関係にある者同士がプライバシーが保てる空間にいるとき，普段よりも明らかに幼い口調や態度をお互いにとることがある．このような場合，互いの必要が満たされてバランスが取れていれば問題となることはない．しかし，相手の区別が適切にできなくなり，それを望まない相手に退行した態度をとり続けるなどして社会的問題を起こすようになると，それは病的な退行とされる．

　退行はコミュニケーションとして，相手の率直な感情の表現を促すために意図的に用いられることもある．同一化とともに，親しい人間関係の中では健康な大人にもよくみられるものである．

　「投影」の項でも紹介した小説『つるかめ助産院』で，離島で助産所を開いている助産師が，妊娠していることを話せない主人公に語りかける場面である．「『私，もう人間なんて，こりごりなのよ．生まれかわるなら，人間以外の動物がいいの．でも，一番はやっぱり鳥がいいな．（中略）だからね，今はその練習をしているの．生まれかわったら，美しく空をはばたけるように！』そう言うと先生はその場で両手を広げ，上下にふわふわと動かした．実際の先生の体はしっかりと大地に根づいていて，飛べそうな気配は少しもなかったけど．その動作が微笑ましかった」[6]．主人公は，「この明るくて太陽みたいにまぶしく笑う先生も，私と同じく人に嫌気がさしているんだ，と思って安心した．私は勝手に，先生と同志になった気分だった」[7]と感じる．

(2)自己への敵対

　誰かに対して強い怒りをもっていても，その感情を相手にぶつけることができないと，感情は行き場をなくす．このようなとき，攻撃の対象が自分自身に向かい，自分の望むことをことごとく否定したり，壁に頭を打ちつけたり，手首を何度も切るなどの自傷行為を行い，自分自身の存在に対して敵対的な態度をとる場合がある．これは，本来なら対象を得て発散されるべき感情が対象を得られないままに自己に向かう現象であると考えられる．

c. 性器期（男根期）の防衛機制
(1)反動形成

　本当は憎んだり，嫌ったりしている人に対して自分の気持ちとはことさらに逆の，過剰にていねいだったり，優しげに対応することである．これは，憎いとか嫌いだというネガティブな感情を人に向けることはしてはいけないと思っており，そのような感情を受け入れにくい人に多くみられる．このような人では，自分の率直な感情を問われると混乱する

場合もある.

(2)分　離

自分の感情が強すぎて，その感情を体験することに耐えられなかったり，適切に表現したりすることが困難だと思われるとき，その場にそぐわないほど他人事のように振る舞ったり，距離を置きすぎた言動で表現するなどの様子がみられることがある．現実感の喪失やよそよそしさ，実感のない感覚を特徴とする.

再び，『つるかめ助産院』のある場面から.「ふと，自分はもう死んでいるのではないかと思った．ここ数日，生きているという実感がまるでない．長いことまともに人と話をしていないし，他の人の目に私の姿が見えているのかどうかもわからない．もしかして……，突然不安になり，思い切って後ろを振り向く．けれど予想とは裏腹に，人の形をした真っ黒い影が，従順に私をおいかけてくる．やっぱり，まだ生きているのだ」[8].

(3)合理化

合理化は，またの呼び名を「すっぱいブドウ機制」ともいう．イソップ童話『酸っぱい葡萄（狐と葡萄)』の中に登場するキツネは，どうしても取りたかったブドウに手が届かず，取れなかった．キツネは次のように自分に言い聞かせる.「あのブドウはすっぱかったんだ．だから取れなくてよかったんだ．すっぱい思いをしなくて済んだから」．合理化は，このように理論的に自分を説得できる理由を考えて自我をなだめる方法である

「誠実で力のあるエージェントを確保するのは，信頼できる出版社を確保するより難しい．マーゴ・ダイアモンドは最高のエージェントのひとりだったのだ．（中略）彼女は私に才能がないと思うといったが本当は彼女は私に嫉妬しているだけなのだ．（中略）しかしいくら強気の私でもニューヨークに戻ることを考えると胃がジェットコースターに乗ったように傾いたり下がったりした」[9].これは，『ティファニーで朝食を』『冷血』の作者として知られる作家トルーマン・カポーティが半ば独白のように書いた小説の一部である．彼はかつて流行作家として著名であった自分の作品がまったく認められないことを，編集者が自分に対して嫉妬しているという，「投影」をも含む合理化によって乗り切ろうとする．彼の晩年はこうした思考の繰り返しであったとされ，その苦痛から逃れるために重症のアルコール・薬物依存症のために亡くなった.

(4)代　償

社会的に認められない，またはふさわしくない感情や行為を他のものに変えて満足することである．後述する昇華と異なるのは，必ずしもそれが社会的成功を伴うような行為には限定されない点である．認めて賞賛してくれる人がいるとは限らないし，かえって自分が苦しい思いをすることもある．この防衛機制は，ある行為が自分を苦しめるのにやめられない，強迫行為の形成にかかわっている場合がある.

小説『その名にちなんで』の一節から.「このひと月ばかり，まるで家の分解掃除のようなことをしている．毎晩，引き出しを，クロゼットを，棚を，隅々まで突っついて空にする．ソニアも手伝おうかと言ってくれるけれど，これは一人ですませたい．出てきたものの仕分けもした．ゴーゴリとソニアに譲るもの，親しい人にあげるもの，自分で持っていくもの，寄付するもの，ゴミ袋に詰めて車で捨て場所に運ぶもの．悲しくもあるが心ゆく作業でもある」[10].これは，米国で暮らすインド人・ゴーゴリの母親が，父親の突然の

死の後に行った作業である．喪失の悲しみを他の作業に没頭することで乗り切ろうとしている．それが過剰にならない限りは社会的逸脱となることもない，きわめて個人的な喪の作業であり，その人のこころの回復に必要な作業である．

(5) 昇　華

　本来なら社会的に受け入れられにくい強い衝動や欲動を，社会に受け入れられやすい形に置き換えて満たすこと．たとえば，排泄物をもてあそびたいという欲求は幼児などにみられることが知られているが，大人ではそうした行為は容認されない．しかし，たとえば陶芸家は粘土をこねる行為を作品をつくるプロセスとして大人になっても行うことができ，その作業から芸術的に優れた作品を生み出すなど，社会的に賞賛を受ける行為に転換が可能である．この防衛機制は社会的に受け入れられるもので，健康な大人で社会への適応に成功している人が多く用いている．

　昇華の例は，なんらかのハンディキャップをもちながら社会的に成功した偉人たちの伝記の中にいくつもみることができる．ハンディキャップとは客観的にみてどうか，ということよりも，その人の気持ちの中でなんらかの行動につながるばねになるようなものと言ったほうがよい．日本を代表する作家である川端康成は，幼少時の母親との関係を生涯女性に関する著作の根底においていたといわれる．また，医学者として有名な野口英世はその貧困や身体の障害を活動のエネルギーにしていたとされている．生きたいと願い，またよりよく生きたいと渇望するイドのエネルギーは，人を衝き動かしてさまざまな働きへ向かわせる．それぞれの人にどんな歴史があって今があるのか，自我の発達や防衛機制を学ぶことは，その人のこころの歴史を紐解くことでもある．

E.　防衛機制を用いた理解のための注意

　これまでさまざまな例を挙げて，主に自我の働きとその発達の観点から，人のこころのあり方を理解するための1つの解釈を説明してきた．このような理論を用いて人を理解しようとするとき，最も気をつけなくてはならないのは，この考え方はあくまでも1つの仮説にすぎないという点である．もちろん，フロイトの仮説は提唱されて100年余りを経過する今日においても，人のこころの成り立ちと働きを説明する有力な理論の1つとしてあり続けているのだから，その妥当性は高いといえる．しかし，このことによってすべてが解釈できるわけではない．

　また，自分なりの理解に基づいて対象へかかわるということが大切なのであって，他者のあり方を自分勝手な解釈で決めつけることが目的ではない．これらは仮説であり，基本的なパターンであるために，あくまでも大筋をつかむためのヒントとしてこれらを用いるべきである．筆者がこのテキストを使うみなさんに，映画や小説，芸術など，多くの人のこころについて描いた作品に触れてほしいと願うのは，人には普遍的な要素と，それぞれの歴史による多様性と可能性の双方をもつ存在であることを感じていただきたいからである．その時代に流行する歌の歌詞や映画などには，時代の空気を普遍的に映す要素が含まれているといえるだろう．私たちは，自分だけではないという連帯の気持ちをもつことができる．しかし，一人ひとりは，普遍的な要素ももっているが異なる存在であり，感じて

いることも異なる．一人ひとりの背景に対する関心や尊敬をもち，その人と対話することによって初めて，その人の思いを知ることができる．かけがえのないその人と対話したい，知りたいと願うこころをもたずに自分の考えだけを機械的に押しつけることからは何も生まれない．この節を終えるにあたって強調しておきたい．

▌引用文献▌
1) フロイト：改訂版フロイト選集9 ヒステリー研究（懸田克躬訳），日本教文社，1896
2) カフカ：変身（高橋義孝訳），p.11，新潮社，1952
3) 小川　糸：つるかめ助産院，p.138，集英社，2010
4) 前掲3），p.182
5) 朝井リョウ：発注いただきました！，p.76-77，集英社，2020
6) 前掲3），p.49
7) 前掲3），p.49-50
8) 前掲3），p.7
9) トルーマン・カポーティ：叶えられた祈り（川本三郎訳），p.113，新潮社，1999
10) ジュンパ・ラヒリ：その名にちなんで（小川高義訳），p.331，新潮社，2004

学習課題

1．「自我」「イド（id）」「超自我」とは何ですか．
2．フロイトによる「無意識の発見」とはどのようなことですか．
3．「防衛機制」とはどのようなことですか．
4．口唇期の防衛機制，肛門期の防衛機制，性器期（男根期）の防衛機制にはそれぞれどんなものがありますか．

2 対象関係論からみた こころの発達

この節で学ぶこと

1. 子どもの成長発達に，母親や外界との関係がどのように影響するのか，対象関係論から考える．
2. 子どもから青年へと成長・発達する過程で，対象関係がどのように変わっていくのかを概観する．

　対象関係論とは，子どもには対象（母親，外界）がどのように映っているのか，それがどのように発達するのかという観点から考える理論的立場である．こころや人格の発達を，行動科学的観察から考える理論化的立場（自我心理学）とは対照的で，いわば，**子どもの内的世界に関心をもつ学問**である．

　本節では，幼児期最早期から思春期青年期までの対象関係の発達を概観する．

A. 幼児期最早期（生後約2ヵ月まで）：妄想分裂ポジション，羨望

　幼児期最早期とは生まれてからおおむね2ヵ月までの期間で，行動科学的にはもっぱら母親の乳房にしがみついている姿がその特性といえよう．乳房（母親の一部）だけしか見えない**部分対象関係**の時期といわれ，以下で述べるように母親を1つの人格としてみるようになる全体対象関係の時期と区別される．やがて母親の顔を触り，笑顔をもらって元気になる光景がみられるようになると，次の相対的早期の段階に入る．

部分対象関係
- より幼い時期にみられる
- その場，その瞬間の"満足/不満足"によって対象と結びついている

全体対象関係
- 自分の欲求だけにとらわれず，対象のよい部分もわるい部分も統合して全体としてとらえることができるようになる

1 ● 幼児期最早期の子にとっての母親という対象

　クライン（Klein M）によると，この時期，対象（乳房）が理想的な乳房と迫害的な乳房に分割されているという．幼児の欲求が満たされたか，満たされないかという，幼児の

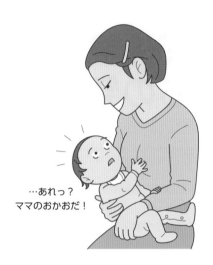

…あれっ？
ママのおかおだ！

主観からの母子関係のあり様によって，理想的なよい対象と迫害的なわるい対象に分割されるわけであるが，彼女によると，よい体験がわるい体験を凌駕するような母子関係において，より健康な成長がみられるという．

　エリクソン（Erikson EH）は，この時期の母子関係で生じる基本的信頼感を論じるとき，時に起こる母親の軽い失敗体験は，よい体験がつくりだす基本的信頼感の醸成にはとても大事であるとしている．これはクラインの理想的な対象関係にも通用する．この点をめぐっては，さらにウィニコット（Winnicott DW）が，"よい母親"ではなく"**ほどよい母親**"を多用していることにも通じる．

2 ● 母親と幼児期最早期の子は一体として存在する

　クラインはまた，幼児が最良の理想的な対象と極悪の迫害的対象という非常に主観的な対象イメージをつくりだす背景で，神経症ではみられない未熟な防衛機制である分裂や投影的同一視が働いていると述べた．この視点は，精神病（統合失調症）理解の一助になっている．

　さらにまた，ウィニコットは，ほどよい母親に幼児のニーズに100％応えてもらうと（ほどよい抱っこ体験），幼児はそのプロセスを自分で成し遂げたものだという錯覚をして万能の体験をもち，これが本当の自己の源泉になると論じている．このことは自我の統合という面から考えて重要である．つまり，幼児のこころは未統合の状態にあるが，母親の抱っこによって初めて1つのまとまり（統合）をもつことを示している．このことは一方で，母親の抱っこのあり様では幼児が人格解体の不安にさらされていることを示している．いわば，解体不安が幼児のこころの基底にあるといえる．クラインは，こうした母親に絶対的に依存した幼児のこころでは，"親には敵わない"という**羨望**が重要な役割を演じているという．言い換えると，分裂や投影，同一化といった未熟な防衛機制が主導的に働く幼児期最早期の母子関係においては，幼児が母親とは独立して存在することはできず，母子は一体として存在するということである．一般に，正常な自閉期，**妄想分裂ポジション**（クライン），絶対依存期（ウィニコット）などとよばれている．

B. 相対的早期（生後3〜4ヵ月頃）：抑うつポジション

1 ● 部分対象関係から全体対象関係へ

　　クラインは，躁うつ病の精神療法の中で，あることを突き止めた．それは，患者には，対象のもつよい部分をしぼりとって自分のモノにしてしまおうとする貪欲な衝動のために**対象を破壊**してしまったという空想をもち，喪失感，罪悪感，絶望感，哀惜，悔いといったこころの痛みを体験する心理があるということである．つまり，こころの痛みによって，対象の"部分"にのみ目が向いていた状態から，破壊してしまった対象という"全体"を認識するようになるのである．彼女はこの現象を，人が幼児期に対象を全体としてイメージできるようになり，自らが対象に依存していることを知るようになった証であると考えた．

　　よい母親とわるい母親を別の存在と考えていた幼児期最早期の幼児も，この段階になると，目の前の母親がわるい母親でも，よい母親と同一の存在であるとの認識ができるようになり，分裂に代わってアンビバレンス（両価感情）を感じる能力をもつまでになっていると考えた．こうなると自我の組織化がさらに進んで，投影が弱まり（主観性が減少し），分裂が抑圧にとって代わり，精神病的な諸機制は神経症的な制止，抑圧，置き換えなどの機制へと移り変わっていく．同時に，創造性や昇華を基礎とする象徴形成の能力も急速に発達している．先述の，母親の顔を触わり笑顔を見ると元気が出るという幼児心理につながるものである．

　　彼女はこの発達段階を**抑うつポジション**とよび，対象関係論的には**全体対象**と考えた．

2 ● 失った対象を取り戻す過程で得るもの

　　ここでクラインが力説していることは，幼児が破壊した対象を取り戻そうとする強い志向性である．**償い**とよばれる心理過程である．ウィニコットは，（ワーンと泣いて生じた）対象の破壊を体験した幼児が，ニッコリと笑って抱っこしてくれる現実の母親を体験するプロセスを描いて，償いとはただ単に失った対象を取り戻すのではなく，その時々の自我に合った新しい対象を形成するという**対象の再創造**の過程であると述べている．そして，この再創造の過程で対象への思いやりの能力が形成されるともいう．

　　さらにクラインは，償いの過程で**躁的防衛**とよばれる新しい防衛機制の活躍を描いている．対象破壊に伴う喪失感や罪意識といった抑うつ感を防衛する機制として，内的対象に対する支配感，征服感，軽蔑感をもつ態度の意義を述べている．さらにウィニコットは，内的世界を否認して外界の現実（世俗的な活動）へ逃避し，抑うつを爽快に切り替える心理過程を論じている．

C. 母子分離の時期（生後5ヵ月〜3歳頃）：分離固体化期

1 ● 母親という対象を自分の外に位置づける

　　分離固体化期とは，対象を自我の外側に位置づける能力が形成されることで開かれる，母子分離をテーマにした発達段階である．20世紀後半，人格（パーソナリティ）をめ

ぐって自己と対象世界が話題になり，自我心理学の**分離個体化**という発達論が起こった．また英国対象関係論では，ウィニコットが子どもの使用するおもちゃの発達論的意義を論じて**移行対象**を概念化した．日本では，土居が対人緊張症の治療の中で，患者の基底に「甘えたくても甘えることのできない心」があるとして甘えの構造とよんだ心理もまた，この時期の課題である．フロイトの肛門期，男根期に相当する．

2 ● 母親との分離をめぐる，さまざまな心理過程

　　対象を自我の外側に位置づける能力といっても，対象（母親）の存在はまだ大変に重要な時期だけに，母子間の緊張，軋轢（あつれき）などを主体にしたさまざまな心理過程が起こる．

　　まず，自立への欲求が高まる一方で分離不安が強まる．母親の不在に過敏になりやすく，"飛び出し"と"しがみつき"の行動を特徴とする**再接近期危機**が注目されている．これは成人では境界性パーソナリティ障害の"見捨てられ不安"として知られている．また，自立への欲求の高まりとともにみられる万能感に浸る幼児心理も重要で，成人の自己愛性パーソナリティ障害にみる**誇大自己**の起源とされている．いわば青年期の唯我独尊（自分が尊いものだとうぬぼれること）的な意気軒昂（けんこう）（元気がありあまり，勢いが盛んな様子）の源泉ともいえる．

　　母子分離が進む過程で重要な役割を果たす父親の特有な存在についても述べておこう．分離固体化の過程でプレイフルな（陽気な）父親とよばれ，筆者が青年期のパーソナリティ障害患者の治療経験からプレエディパル（Pre-Oedipal）な父親と概念化した父親像がある．これは母子分離をめぐって高まる，幼児の不安・葛藤の解決を支えてくれる第2の対象として登場する．

　　さらに重要なことは，就寝時や母親が留守のときに大きな意味をもつおもちゃが重要な役割を演じる時期でもある．ウィニコットは，おもちゃを自分以外のモノ，母親に与えられたモノという認識をもちながら，一方では自分のモノであり自分が創造したモノであるという逆説的心理があるとし，これらの逆説を受け入れる対象（母親）の存在の意義を力説した．ここで拓かれるこころの世界は，遊びや成人期以降の創造的活動の起源にもなるとして**中間領域**とよんでいる．

D. 幼稚園児期（3〜6歳）：エディプス期

1 ● 男女の区別の認識

　　3，4歳になると，よちよち歩きも俊敏となって行動範囲も広がり，言語感覚の発達による理解力も加わって探索心の高まりがみられるようになる．何かにつけて質問するようになり，想像の世界が広がり，自主性をもった存在となってくる．これとともに，未発達とはいえ性器性欲の高まりがみられる．生殖器の興奮を覚え，性的好奇心が出てくる．その結果，男女の区別がつくようになり，男の子，女の子の区別がはっきりするとともに，それまでは単なる2次的な対象にすぎなかった父親が，母親とは性を異にした独立の存在として認識されるようになる．フロイトは，幼児が異性の親を恋い慕い，同性の親を排除しようとし，その同性の親から報復される不安に怯えるという心理をもとにした幻想を発

対象関係論の始まりと発展

　対象関係論の始まりは，フロイトが成人の神経症（神経症性障害）の原因を幼児期の性的外傷体験にあることを発見し，エディプス・コンプレックス（oedipus complex）という概念を提唱したことにある．エディプス・コンプレックスは先述のように，幼稚園児の年代の子どもと，父親，母親の間で交わされる葛藤の世界を描いたもので，三者関係の世界といわれている．

　その後，臨床経験が積まれる中で，フロイトや後継者の努力により，それ以前の母子関係の世界を踏まえた精神分析的な研究がおおいに進んだ．その始まりは，統合失調症をめぐる議論であろう．フロイトはシュレーバー（Schreber）症例（父親から厳しく育てられたとされるシュレーバーが，大きな精神的衝撃をきっかけに心気症を患い，やがて女性化空想などの激しい幻覚妄想状態を呈したという症例）を考察し，現実からの逃避，自己への没頭，誇大妄想という自閉の精神分析的定義とされる幼児期最早期の世界を描き，さらに自らを金食い虫だと自責するうつ病患者の観察から，実は金食い虫は亡くなった夫であり，自責の念は夫に同一化した結果であるとして自己愛的同一視という新たな対象関係の世界を描いた．1次ナルシシズムとよばれる世界である．クラインの妄想分裂ポジション，抑うつポジションに相当する．

　なお，フロイトは，幼稚園児の年代において高まるエディプス・コンプレックスが学童期になると抑圧されて目立たなくなるとして潜伏期とよび，それが再び表面化してくる思春期青年期においてその解決がなされると考えた．こうして対象関係論的発達論の基礎を築いたのである．

展させると考え，これをエディプス・コンプレックスと名づけた．

2 ● 男女の区別の認識による，現実世界や内的世界の広がり・多様化

　この時期，幼児の住む現実の世界が広がることにも注目したい．家族全体（父，母，同胞［きょうだい］）が視野に入るとともに，幼稚園・保育所（友達や先生），親戚をはじめとした身近な他人たちも大切な存在となる．ここで重要なのは，幼児期最早期に問題になった羨望に代わって，**嫉妬**が重要なカギとなることである．親子関係だけではなしに，同胞葛藤が主題となる物語も起こりやすい．

　こうした現実的な体験の多様化とともに，内的世界の広がりと多様化もまた見逃すことができない．母親の代理対象的な存在にすぎなかったおもちゃとの関係も，複雑で深みを帯びて物語性をもつようになる．童話の世界が拓かれるのである．スマートフォンの世界が広がる現代でもなお，古典的なおとぎ話が子どもたちにとって活き活きとしたテーマであり，現実世界を模した"ごっこ遊び"も盛んである．こうしたこころのあり方をもとにした自己像もまた変化する．男の子らしい，女の子らしい服装や装飾品などが重要になってくるのである．

　最後にこの時期で重要なのは，抑制のない探索行動，あるいは性的行動に対して親からなされる「禁止」という道徳教育が有効に働き，良心，罪意識が**超自我**として内在化されることである．

E. 学童期（6〜12歳）：潜伏期，前思春期

1 ● 家庭内から外の世界へ

　　小学校に上がると，子どもの目は家庭から学校，社会へと移動する．そこでは，教師をはじめとする身近な成人や年長の子どもから，スポーツ，趣味，家業の手伝い，あるいは図工や家庭科の学科を通じて諸道具の扱い方を覚えるようになる．テクノロジーの基本的スキルを身につける．こうして諸道具を自由に操れるようになると，製作，生産を完成させる（つくりあげる）ことによって周囲（大人たち）に評価された経験が，物事に熱心になる欲求を高めるといわれる．**勤勉**とよばれる心理である．その一方で，諸道具を操作する体験は，内的な葛藤を操作する基盤にもなる．

　　忘れてはならないことは，家庭外の集団の中で物事に取り組み，何かを完成させた結果が他と比較されるという機会が増えることである．学業成績，スポーツその他での優勝劣敗の体験を強いられるのである．有能感，自信と共に劣等感，敗北感の経験を回避できなくなる．

2 ● 思春期的特性と幼児的対象関係の混在

　　さらに注目すべきは，学童期後半，10歳を超える頃には第二次性徴（初経発来，射精など）がみられるようなることである．フロイトが思春期を新しい対象の発見のときと述べた1905年当時は，初経発来は平均14〜15歳であったが，20世紀後半では体格や運動能力，健康状態の向上により11歳前後になった．第二次性徴により性的本能活動が再び高まるのである．そこでエディプス・コンプレックスを抑え込む防衛体制を組むべく，**ギャング・エイジ**とよばれる同性同年代の集団を形成することが，この時期の1つの課題となる．

　　ただし，幼児期から続いている幼児的対象関係はまだ解消されないままなのである．つまり，行動形態はすでに思春期の様相を呈してくるのに，基本的対象関係は幼児的の性質を帯びているのである．そのため，フロイトが潜伏期後半とよんだこの小学校高学年の時期をブロス（Blos P）は**前思春期**とよんだ．小児科学では第二次性徴の到来をもって思春期の到来と考えるが，精神医学では思春期到来以前という意味で前思春期とよぶ習わしになっている．

F. 思春期・青年期

　　中学生になると思春期・青年期に入る．第二次性徴の到来に伴って生じる心理構造の変化を主題にしたときに思春期（puberty），求められる社会的役割を主題にしたときに青年期（adolescence）が使用される．ここでは青年期に統一し，ブロスの発達論から述べる．

1 ● 中学生：同性の親友との関係

　　中学生になり，内的世界が同性愛的色彩を帯びるようになると青年期前期に入る．ここ

コラム

青年期は何歳まで続くのか

　エリクソン，ブロスによって確立された10〜23歳にわたる思春期青年期の発達論をめぐって，日本においても異論が出てきたことを述べておく必要があるだろう．ブロスはプラトニック・ラブを経ることなく肉体関係が生じると人格の成長を歪めると述べているが，1980年には17歳の女子の75％は性的経験を有するという調査結果がある[i]．また，青年期の終わりを1980年頃には30歳[ii]に，2020年の現在には40歳とする研究者（筆者）[iii]，さらには社会文化的変化に伴って成人の人格構造のあり様が大きく変化したことを指摘する研究者も少なくない．しかし，1960年に作成された思春期青年期の発達論が今なお教科書的に臨床家の指針となっていることを述べておきたい．

引用文献

i）北村邦夫，日本性教育協会（編）：「若者の性」白書　第6回青少年の性行動全国調査報告，小学館，2007
ii）笠原 嘉：青年期　精神病理学から，中央公論社，1977
iii）牛島定信：最近の青年期における人格発達をめぐって．国際力動的心理療法学会　第23・24回年次大会論文集：96-101，2020

では，前思春期の集団関係だけでは満足できなくなり，もっと個人的な関係を求めるようになる．親友とよばれる関係である．自慰行為，月経の出血をめぐって一人で抱えていた不安を打ち明けると「何だ，君もか」「あなたもか」と安心し合うのはその一例である．変化していく身体を自身で受け入れることができない心的状況で，自分に似た相手の身体を借りながら克服していくという心的過程がみられる．その過程がうまくいかないと，思春期やせ症などにつながる．もう1つの課題は異性との空想的な関係を共有することである．異性の友達やアイドルについて語らい合うなどがそうであろう．

2 ● 高校生〜大学生以降：異性との関係

　高校生になると青年期中期となる．同性愛的な関係に代わって異性愛的色彩を帯びるようになり，いわゆる“青春”の雰囲気をかもし出すようになる．まず出現するのは集団的異性愛的関係である．性的好奇心，異性の関心をよぼうとする態度や振る舞いが特徴的である．

　さらに大学生の年代になると青年期後期とよばれる．先の集団性は社会一般の感覚に変貌し，代わって個人的な異性関係が重要性を増してくる．最初の姿はプラトニック・ラブとよばれるはなはだ精神的な色合いのものである．相手と時間を共にし，メール交換をするなどする中で，異性に対する礼節や思いやりを身につけるなどの社会性が発達する時期である．続いて，関係が現実性をもち，より異性愛的色合いを帯びてくると**恋愛**とよばれる関係へと発展する．本当の対象を獲得するまでには試行錯誤的に自分の波長に合うかどうかを試しながら，対象を選択し直していく過程がある．ここでなされる**嫉妬の克服**は重要な課題である．

3 ● アイデンティティの確立へ

　以上，総括すると，これまで内部の生理的革命（身体的成長）に直面しながら，自らの

社会的役割（親子，同年代，社会的もろもろ）を形成する試みに関心をはらってきた若者も，やがては，自分が何かを失いつつあるのではないかという恐れなしに，自分のアイデンティティと他者のアイデンティティとを融合する能力を身につけるようになる．エリクソンが**親密の感覚**（intimacy）とよぶもので，仕事をし，結婚をする能力を獲得したことを意味する．フロイトの「愛することと仕事をする能力」の獲得という成人の定義に通じる概念である．

学習課題

1. 生まれたばかりの新生児から青年期まで，対象関係がどのように発達していくのか，整理してみよう．
2. たとえば学童期以降，自分自身の対象関係はどのように変わっていったのか，振り返ってみよう．

3 発達段階別にみる発達課題と精神の健康

3-1 発達理論と発達課題

この項で学ぶこと

1. 人間が生まれてから死ぬまでには発達段階があり，各段階には発達課題（危機）がある．それを乗り越えることで人間は成長することを理解する．

A. 発達心理学における発達理論

　「発達」とは，進歩や向上という右肩上がりのイメージが強く，1970年代初期までは，成人後には発達はみられないと考えられていた．しかし現在は老年期までを対象とした生涯発達心理学が主流となり，発達とは退歩や衰退をも含む広い概念へと変化した．ここでは，発達課題の概念を最初に提唱した**ハヴィガースト**（Havighurst RJ）と，看護分野においてよく用いられる**エリクソン**（Erikson EH）の理論を紹介する．

　看護職者はさまざまな年代のあらゆる人々にかかわるため，これらの理論を学習することは，対象者を深く理解するうえで有用である．

1● ハヴィガースト

　教育学者であり，「生きることは学ぶこと，成長することは学ぶこと」という考えに基づき，人間には生まれた瞬間から死に至るまで，生涯，学習すべき課題（**人生の発達課題**）があるとしている．それらの「課題をうまく達成することが幸福とそれ以後の課題の達成を可能にし，他方，失敗は社会からの非難と不幸を招き，それ以後の課題の達成を困難にする」[1]ととらえている．各発達段階と課題を**表Ⅲ-3-1**に示す．

2● エリクソン

　フロイトの自我の発達論（第Ⅲ章1節参照）を洗練させて**ライフサイクル論**を構築した．各発達段階には，その時期に中心的な葛藤となりうる対立する心理・社会的な危機があり，危機を上回る肯定的な要素を獲得したときにその葛藤は解決し，それを乗り越えることで人間は成長する[2]．各発達段階と課題を**表Ⅲ-3-2**に示し，以下，エリクソンの心理・社会的発達課題について述べる．

表Ⅲ-3-1　ハヴィガーストの発達課題

発達段階	発達課題
1. 乳幼児期	1. 歩行の学習 2. 固形の食べ物をとることの学習 3. 話すことの学習 4. 大小便の排泄を統御することの学習（排泄習慣の自立） 5. 性の相違および性の慎みの学習 6. 生理的安定の獲得 7. 社会や事物についての単純な概念形成 8. 両親，兄弟および他人に自己を情緒的に結びつけることの学習 9. 正・不正を区別することの学習と良心を発達させること
2. 児童期	1. 普通のゲーム（ボール遊び，水泳など）に必要な身体的技能の学習 2. 成長する生活体としての自己に対する健全な態度の養成 3. 同年齢の友達と仲良くすることの学習 4. 男子または女子としての正しい役割の学習 5. 読み，書き，計算の基礎的技能を発達させること 6. 日常生活に必要な概念を発達させること 7. 良心，道徳性，価値の尺度を発達させること（内面的な道徳の支配，道徳律に対する尊敬，合理的価値判断力を発達させること） 8. 人格の独立性を達成すること（自立的な人間形成） 9. 社会的集団ならびに諸機関に対する態度を発達させること（民主的な社会的態度の発達）
3. 青年期	1. 同年齢の男女両性との洗練された新しい関係 2. 自己の身体構造を理解し，男性または女性としての役割を理解すること 3. 両親や他の大人からの情緒的独立 4. 経済的独立に関する自信の確立 5. 職業の選択および準備 6. 結婚と家庭生活の準備 7. 市民的資質に必要な知的技能と概念を発達させること（法律，政治機構，経済学，地理学，人間性，あるいは社会制度などの知識，民主主義の問題を処理するために必要な言語と合理的思考を発達させること） 8. 社会的に責任のある行動を求め，かつ成し遂げること 9. 行動の指針としての価値や論理の体系の学習，適切な科学的世界像と調和した良心的価値の確立（実現しうる価値体系をつくる．自己の世界観をもち，他人と調和しつつ自分の価値体系を守る）
4. 壮年初期	1. 配偶者の選択 2. 結婚相手との生活の学習 3. 家庭生活の出発（第一子をもうけること） 4. 子どもの養育 5. 家庭の管理 6. 就職 7. 市民的責任の負担（家庭外の社会集団の福祉のために責任を負うこと） 8. 適切な社会集団の発見
5. 中年期	1. 大人としての市民的社会的責任の達成 2. 一定の経済的生活水準の確立と維持 3. 十代の子どもたちが，信頼できる幸福な大人になれるよう援護すること 4. 大人の余暇活動を充実すること 5. 自分と自分の配偶者を一人の人間として結びつけること 6. 中年期の生理的変化を理解し，これに適応すること 7. 老年の両親への適応
6. 老年期	1. 肉体的な強さと健康の衰退に適応すること 2. 隠退と減少した収入に適応すること 3. 配偶者の死に適応すること 4. 自分と同年輩の老人たちと明るい親密な関係を確立すること 5. 肉体的生活を満足におくれるよう準備態勢を確立すること

［矢野喜夫：発達心理学への招待―人間発達の全体像をさぐる，p.62，サイエンス社，1993より引用］

表Ⅲ-3-2　エリクソンの心理・社会的発達段階

発達段階	心理・性的な段階と様式	心理・社会的危機	重要な関係の範囲	基本的強さ	中核的病理基本的な不協和傾向	関連する社会秩序の原理	統合的儀式化	儀式主義
Ⅰ. 乳児期	口唇-呼吸器的, 感覚-筋肉運動的（取り入れ的）	基本的信頼対基本的不信	母親的人物	希望	ひきこもり	宇宙的秩序	ヌミノース的	偶像崇拝
Ⅱ. 幼児期初期	肛門-尿道的, 筋肉的（把持-排泄的）	自律性対恥, 疑惑	親的人物	意志	強迫	「法と秩序」	分別的（裁判的）	法律至上主義
Ⅲ. 遊戯期	幼児-性器的, 移動的（侵入的, 包含的）	自主性対罪悪感	基本家族	目的	制止	理想の原型	演劇的	道徳主義
Ⅳ. 学童期	「潜伏期」	勤勉性対劣等感	「近隣」, 学校	適格	不活発	技術的秩序	形式的	形式主義
Ⅴ. 青年期	思春期	同一性対同一性の混乱	仲間集団と外集団：リーダーシップの諸モデル	忠誠	役割拒否	イデオロギー的世界観	イデオロギー的	トータリズム
Ⅵ. 前成人期	性器期	親密対孤立	友情, 性愛, 競争, 協力の関係におけるパートナー	愛	排他的	協力と競争のパターン	提携的	エリート意識
Ⅶ. 成人期	（子孫を生み出す）	生殖性対停滞性	（分担する）労働と（共有する）家族	世話	拒否性	教育と伝統の思潮	世代継承的	権威至上主義
Ⅷ. 老年期	（感性的モードの普遍化）	統合対絶望	「人類」「私の種族」	英知	侮蔑	英知	哲学的	ドグマティズム

［エリクソンEH, エリクソンJM：ライフサイクル　その完結, 増補版（村瀬孝雄ほか訳）, p.34, みすず書房, 2001 より引用］

B.　エリクソンの心理・社会的発達課題

1 ● 各発達段階における心理・社会的発達課題

a. 乳児期

　健康なパーソナリティを構成する最初の要素は**基本的信頼**である. 乳児は生きていくために重要な他者である「母親的人物」から, ニーズを満たされることで安心し, 基本的信頼感を得る. しかし, ニーズに応じたケアを得ることができなければ, 世の中に受け入れられているという感覚をもちにくく, **基本的不信**が上回る. そのため愛着が形成されにく

く，青年期や成人期において親密な関係を築くことができず，自閉的となることがある．

b. 幼児期初期

神経系や筋が発達し，あらゆることを自分の思いどおりにしたいと思うようになる．トイレットトレーニングにおいては，「溜めこむ-捨てる」という相反する行動をコントロールするようになる（**自律性**）．しかし，うまくコントロールできなければ自信を失い，自分の能力に対する**恥と疑惑**を抱く．

c. 遊戯期

運動器や言語社会性の発達が著しく，好奇心が旺盛となり，自発的・積極的にいろいろなことに取り組むようになる（**自主性**）．しかし，うまくいかないと**罪悪感**を抱き，消極的で自己防衛の強い性格になりやすい．

d. 学童期

家庭から学校へと世界が広がり，知的な学習や系統的思考が可能となり，仲間集団の中で社会生活に必要な知識や技術を獲得する．やりがいや達成感を得ると**勤勉性**や忍耐強さを身につけるが，それを得ることができなければ**劣等感**を抱く．学校社会でうまくいかない場合に，不登校になることもある．

e. 青年期

家族よりも仲間と過ごす時間が増え，今まで絶対的存在であった親や教師などの価値観に疑問をもつようになる．親からの自立/依存などさまざまな葛藤があり，その中で「自分は何者か」とアイデンティティ（**同一性**）を模索する．**アイデンティティの混乱**をきたすと，不登校，非行，精神疾患の発症，自殺に至る場合もある．

f. 前成人期

多くの人は就職し，親から経済的に自立する．アイデンティティが確立すると，異性とより**親密**になり，将来のパートナーをみつける．しかし，自分のアイデンティティに自信がもてない場合は，形式的な対人関係しか築くことできずに**孤立**することもある．

g. 成人期

家庭では子どもを育て（**生殖性**），社会の中では次世代の教育など，実質的な働き手・担い手となる．後半は徐々に老化が始まり（**停滞性**），自分の人生を受け入れることができない場合には強い挫折感を抱き，空の巣症候群，うつ病，アルコール依存症，自殺などのリスクも高まる．

h. 老年期

定年退職などにより社会的立場や経済的状態が大きく変化し，今後どう生きるかが課題となる．配偶者や友人など親しい人の死を体験することが多くなり，自分自身の死をも意識するようになる．しかし，それまでの段階を乗り越えてきた人は，自分の人生を「ありのまま」に受け入れることができる（**統合**）．一方，自分の人生に**絶望**した場合は，うつ病，自殺に至ることもある．

┃引用文献┃

1)　ハヴィガースト RJ：ハヴィガーストの発達課題と教育（児玉憲典，飯塚裕子訳），p.10，川島書店，2004
2)　エリクソン EH：アイデンティティとライフサイクル，p.45-51，誠信書房，2011

学習課題

　1．各発達段階における発達課題（危機）にはどんなものがありますか．

3-2 周産期の精神の健康

この項で学ぶこと

1. マタニティ・ブルー，産後うつ病といった周産期に起きる精神的諸問題を理解し，適切な対応の方法を学ぶ．
2. 妊娠から子育て期における母子相互関係の概要を理解し，周産期の精神の健康に影響するさまざまな要因について学ぶ．
3. 周産期メンタルヘルスに関するスクリーニング方法や，看護職としての支援について学ぶ．

A. 妊娠・出産とこころの健康

女性にとって**妊娠**は，少なからず精神的な衝撃を伴うライフイベントである．それが計画外の出来事であれば，なおいっそう，すぐにその事実を受け入れられず，悲しみや怒りの感情がわくことがある．たとえば，思いがけない妊娠，前回の妊娠・出産から間をおかず続いた妊娠，仕事に生きがいを見出しているときの妊娠，パートナーとの複雑な関係における妊娠，身体的不調が伴うときの妊娠などである．

しかし，一般的には周囲の人々に祝福されたり，パートナーから肯定的な対応をされたりすることにより，次第に妊娠という事実を受容し，母性が育まれ，出産に備えたこころの準備とお腹の子どもに対する愛着が芽生えてくる．

妊娠によって，子どもの父となる男性との関係にも変化が出てくる．相手のささいな言動に一喜一憂してしまう．また，生まれてくる子どものことについて，名前を一緒に考えるなど2人で共有する時間を望む．この2人の関係は，出産後にも影響する重要な関係である．

妊娠は他の人間関係にも影響を及ぼし，周囲の人々は注意深く対応し，妊娠を家族全体で受け止め，対応することになる．ここでは，周産期に起きる代表的な精神症状として「マタニティ・ブルー」と「産後うつ病」について解説する．

1 ● マタニティ・ブルー
a. マタニティ・ブルーとは

マタニティ・ブルーは，産後数日間にみられる短期間の情緒不安定な状態で，症状として不安，不機嫌，抑うつ，涙もろさ，焦燥感，困惑，集中力低下，頭痛，不眠，食欲減退などがある．

マタニティ・ブルーのピークは一般的には産後3～5日とされている．内外の研究者によっては症状や発生期間の定義がまちまちである[*1]が，いずれにしても出産後の一過性

[*1]筆者の研究では，産後1日目に症状の程度が高い値を示した[1]．

の予期せぬ気分の変調であり，多くは爽快な気分と表裏をなし，不機嫌な気分変化が起こり，わけもなく涙もろくなり集中力が低下する．

　マタニティ・ブルーの発症頻度は英国，米国，イタリアでは42～76％，ドイツは29～41％であるが，日本では26％程度と各国間で差がみられる．

　通常，特別な治療をすることなく次第に症状が改善されるが，なかには産後1ヵ月以上経っても症状が改善しないケースがあり，約11％の確率で産後精神病として精神科受診の適応となる．

b. マタニティ・ブルーの要因

　マタニティ・ブルーは妊娠後期のうつ病と関連しているといわれ，また，月経前緊張症や患者の既往歴，精神的疲弊をまねく出来事，未熟な社会適応能力にも関係しているといわれている．

　さらに，生化学的所見との関係についても多くの研究がされているが，血清ノルアドレナリンやステロイドホルモンとの関係，プロゲステロン（黄体ホルモン）の減少など有意な差を認めた研究においても一致した見解はなく，定説に至っていない．周囲の医療者や家族，とくに配偶者や実母らが，妊婦のつらく悲しい気分に寄り添い，一過性の情緒不安として理解し，一喜一憂しないで見守ることが症状緩和につながる．

2 ● 産後うつ病

a. 産後うつ病とは

　周産期のうつ病は，妊産婦に妊娠，出産のみならず育児や日常生活などに多大な影響を及ぼすが，とくに出産後にうつ症状で治療を受ける必要がある場合を**産後うつ病**として扱う．

　産後うつ病にかかる頻度は高く，10～20％の母親が産後1年間のある時期に抑うつ的になるといわれている．

　多くの母親は入院治療をせず，外来やクリニックを利用して通院治療をしている．出産後，保健師，助産師の家庭訪問や健康診断などで発見されることや，出産した病院へ家族からの相談があり，発見されることが多いが，最近はインターネット上の自己診断や，地域の広報活動などによって比較的早期に発見されることが増えている．

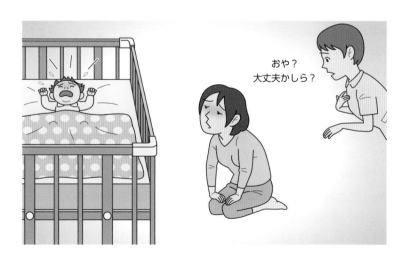

　「産後うつ病」は，母親の役割と育児上の問題が発生するという意味で，社会的問題をはらんでいる．母親にとっては，うつ病によって役割上の不備が生じていることについて，家族をはじめ周囲の人に理解してもらうことが大切で，これは治療的にも重要である．また，乳幼児ネグレクトや乳幼児殺しなどの社会問題を考えるうえでも重要な要素となる．

b. 産後うつ病へのサポート

　うつ状態の母親はなかなか精神科受診につながらず，また夫や親族も受診を拒否しがちである．母親は一人で悩んだり，病気とは気づかず自責感から無理をしていることが多い．訪問看護師や保健師，助産師は，家庭訪問以外に，母親との電話，電子メールによる相談を必要時行い，キーパーソンである夫に対しても，育児や家事などについて同様な連絡手段を用いて相談に乗り，夫の疾患への理解を促し，サポートをすることが大切である．

　また，出産前の両親用教育プログラムの中に，産後のメンタルヘルスに関する知識教育を取り入れることが，症状の早期発見，遷延化の防止に有効である．

　1対1の相談だけではなく，デイケアや各種母親学級のようなグループ活動への参加も産後うつ病の回復期には有効である．同様の悩みを抱えた母親同士のさまざまな**精神療法**を企画し，気がねなく子ども同伴で参加できる，ゆったりした場所と簡単な作業や**リラクセーション**などを取り入れた少人数グループのプログラムが必要である．

　産後うつ病は，出産後3ヵ月以内に発症することが多いので，不安を抱えている産後の母親に対しては，新生児訪問の機会などを活用しつつ地域の保健師，助産師とも連携し，継続的，定期的な訪問と支援ができるよう調整することが必要である．

3● 周産期における代表的なうつ病のスクリーニング質問票

　妊娠中から産後に至る周産期において，必要に応じてうつ病の症状があるか否かを**スクリーニング質問票**を用いて選別することで，うつ病の早期対応につなげることが期待されている．

　妊娠期においては，妊娠初期と出産間近にうつ症状が出現しやすいといわれているが，さまざまな環境要因が影響していることが多いため，妊娠期全般にわたる妊婦の観察と相談しやすい環境を整え，医師と相談のうえ，簡単なチェックシートによるうつ病のスクリーニングを健診時に導入しておくことが望ましい．ここでは2つの質問票を紹介する．いずれも1回の調査で高値を示したからといって，すぐにうつ病と判断するものではない．母親のそのときの体調や周囲の環境要因，質問の理解力などに左右されるので，あくまでも今後の支援をするうえで，1つの目安としてとらえておくことが大切である．

a. フーリーの質問票（表Ⅲ-3-3）

　妊娠期から産褥期までに用いる信頼性が確認されている簡単な質問紙として，フーリー（Whooley）の質問票がある[2]．この方法は2項目のみの質問で，1項目でも該当すれば陽性とみなす．回答しやすい質問であり，陽性者にはさらに精神面に注意を払い，必要に応じて医療につなげることが大切である．

b. エジンバラ産後うつ病質問票（EPDS）（表Ⅲ-3-4）[3]

　EPDS（Edinburgh Postnatal Depression Scale）は，英国で産後うつ病をスクリーニングするために開発された自己記入式の質問票で，日本語での信頼性・妥当性が確認されて

> **表Ⅲ-3-3**　フーリーの2項目質問票（Whooley et al. 1997）

1. 過去1ヵ月の間に気分が落ち込んだり，元気がなくなる，あるいは絶望的になって，しばしば悩まされたことがありますか？

2. 過去1ヵ月の間に，物事をすることに興味あるいは楽しみをほとんどなくして，しばしば悩まされたことがありますか？

［日本周産期メンタルヘルス学会：周産期メンタルヘルスコンセンサスガイド，別表1-1，2017より許諾を得て転載］

> **表Ⅲ-3-4**　エジンバラ産後うつ病質問票（Edinburgh Postnatal Depression Scale：EPDS）

ご出産おめでとうございます．ご出産から今までのあいだにどのようにお感じになったかをお知らせください．今日だけでなく，過去7日間にあなたが感じられたことに最も近い答えにアンダーラインを引いてください．必ず10項目に答えてください．

例）幸せと感じた．　　　　はい，常にそうだった
　　　　　　　　　　　　　はい，たいていそうだった
　　　　　　　　　　　　　いいえ，あまり度々ではなかった
　　　　　　　　　　　　　いいえ，全くそうではなかった

'はい，たいていそうだった'と答えた場合は過去7日間のことをいいます．
この様な方法で質問にお答えください．

[質　問]

1. 笑うことができたし，物事のおかしい面もわかった．
（0）いつもと同様にできた
（1）あまりできなかった
（2）明らかにできなかった
（3）全くできなかった

2. 物事を楽しみにして待った．
（0）いつもと同様にできた
（1）あまりできなかった
（2）明らかにできなかった
（3）ほとんどできなかった

3. 物事がわるくいったとき，自分を不必要に責めた．
（3）はい，たいていそうだった
（2）はい，ときどきそうだった
（1）いいえ，あまり度々ではない
（0）いいえ，そうではなかった

4. はっきりした理由もないのに不安になったり，心配した．
（0）いいえ，そうではなかった
（1）ほとんどそうではなかった
（2）はい，ときどきあった
（3）はい，しょっちゅうあった

5. はっきりした理由もないのに恐怖に襲われた．
（3）はい，しょっちゅうあった
（2）はい，ときどきあった
（1）いいえ，めったになかった
（0）いいえ，全くなかった

6. することがたくさんあって大変だった．
（3）はい，たいてい対処できなかった
（2）はい，いつものようにはうまく対処しなかった
（1）いいえ，たいていうまく対処した
（0）いいえ，普段通りに対処した

7. 不幸せなので，眠りにくかった．
（3）はい，ほとんどいつもそうだった
（2）はい，ときどきそうだった
（1）いいえ，あまり度々ではなかった
（0）いいえ，全くなかった

8. 悲しくなったり，惨めになった．
（3）はい，たいていそうだった
（2）はい，かなりしばしばそうだった
（1）いいえ，あまり度々ではなかった
（0）いいえ，全くそうではなかった

9. 不幸せなので，泣けてきた．
（3）はい，たいていそうだった
（2）はい，かなりしばしばそうだった
（1）ほんのときどきあった
（0）いいえ，全くそうではなかった

10. 自分自身を傷つけるという考えが浮かんできた．
（3）はい，かなりしばしばそうだった
（2）ときどきそうだった
（1）めったになかった
（0）全くなかった

（J. L. Cox et al., Brit. J. Psychiatry, 1987）
［日本周産期メンタルヘルス学会：周産期メンタルヘルスコンセンサスガイド，別表2-1，2017より許諾を得て転載］

おり[3]，産後うつ病のスクリーニング票として，日本では産科外来や保健所などの産後健診で広く使用されている．また妊娠中に使用することもあり，フーリーの質問票と併わせてチェックすることもある．

　EPDSは，10項目の質問で，0〜3点の4段階評価をする．10項目の合計点が9点以上を陽性とすることが日本では多い．EPDSによるスクリーニング実施は，産後2週間および1ヵ月の産後健診で実施することが勧められており，うつ病の早期発見に効果的である．また前述したように，1回の調査のみで産後うつ病と判断するのではなく，高得点者には継続したかかわりと観察が必要で，本人から不安の訴えや体調の質問，育児の悩みなどの相談があれば，心より傾聴し，親身に相談にのることが重要である．また健診時や外来受診時などでEPDSの高得点が続く場合は，精神科と連携し，自殺企図も視野に入れたうつ病治療につなげることが大切である．

B. 新生児・乳児の母子相互関係

1 ● 新生児・乳幼児期の愛着と信頼関係の確立

　人生の中で最も進化する乳児期は，感覚的，精神的，知能的に母親を中心とした生育者の影響を受けやすい．精神分析学者ボウルビィ（Bowlby J）は，「乳幼児期や子ども時代の母親の愛情は，身体的健康にとってビタミンとタンパク質が重要であるのと同様に，メンタルヘルスにとって重要である」と述べている．また乳幼児の行動は母親の情動に強力な影響をもっており，ボウルビィはこれを「愛着行動の5重奏」と表現している．すなわち，泣くこと，微笑むこと，後追いすること，しがみつくこと，乳を飲むことである[4]．

　一方エリクソンは，胎児期はこころを司る脳神経系，その他身体のいろいろな器官が形成される時期であり，母親の精神状態の安寧を重視している．一般に，出生後の4週間を**新生児期**，1年間（学者によっては1年半）が**乳児期**とされているが，この時期は生理的機能が発達し，呼吸や運動機能，栄養補給など自己と外界との未分化な状態から徐々に分化し，精神的には養育者との対人関係づくりがスタートする時期である．この段階までをエリクソンは**乳児期**としている．この時期の母子関係において，母親（またはその代理者）の存在が大きく，母児間に信頼と安心の**基本的信頼関係**を築く重要な時期と説いている．

2 ● 母子相互作用の子への影響

　母子間の相互作用が子の情緒の発達に大きく影響していることは，これまでの研究で裏づけられている．とくに生後1年間，乳児はその養育者と特別なつながりの中で成長し，恐れたり不機嫌になったりなどの精神的反応を示すようになる．

　母親は出産後，できるだけ早い時期に新生児を抱いて話しかけ，子にタッチすることが推奨されている．また，育児中も微笑みかけ，話しかけることで乳児の表情も豊かとなり，微笑や会話を交わすようになる．ヒトは胎児期からすでに聴力を備え，新生児から乳児期には，視力や嗅覚，触覚といった知覚能力が発達していき，次第に母子分離が完了する．

　しかし，産後うつ病など精神疾患をもつ母親では子どもを拒絶するなどの母子関係障害が生じやすいため，母親が子を拒絶したり，暴力的な行為に至らないか十分注意し，母子

の安全を確保しなければならない．乳児期の母子関係が成長過程における対人関係の基本となり，人を信頼する安定した感情を育むことから，母子相互作用が健全な形で形成されるための安寧な環境が保障されるよう，家族のサポートが重要である．

3 ● 母子相互作用の強化と相互関係の形成

　母子相互作用として，双方の「目を合わせる」「授乳・吸乳反射」，母親の「タッチング」，子の「啼泣」などの行動があり，繰り返し再現されつつより相互作用が強化していく．
　誰に対してもニコニコと喃語を発している生後2～3ヵ月から，母親など特定の人とそれ以外の人との差をあらわにする「人見知り」がみられる生後6～8ヵ月を経て，その後，おもちゃや布団など母親以外の「移行対象」の存在に興味を示し，母親の姿を追って泣き出すなど「分離不安」を表現する．これらは次第に子どもが母親から分離個体化していく正常な発達プロセスであり，母子相互関係が段階的に形成されていたことを裏づける．幼児前期までに母親と分離を試行したり，再接近を試みつつ，3歳頃までに個人として確立していく．そばにいる母親が優しいよい母親であり，怒るわるい母親でもあり，それらが同じ人物であることを理解していくのである．

C. 母子のこころの健康とサポート

　少子化とともに，女性の労働市場への参加，高齢出産の増加に伴うハイリスク妊娠と出産，近隣住民や地域との希薄な関係など，妊産婦を取り巻く環境は急激に変化しており，その対応にも変化が求められている．
　母子関係を良好に保っていくうえで，家族の配慮はもちろんであるが，必要に応じて保健師や助産師，訪問看護師など専門家に気軽に相談できる窓口が身近に必要である．また多職種が連携して支援方法を検討し，それぞれのケースに沿った対応をすることが期待されている．ここでは乳児期の子に向き合う母親のこころの健康の危機とその対応について述べる．

1 ● 特定妊婦

　児童福祉法第6条に，「出産後の養育において出産前において支援を行うことが特に認められる妊婦」を**特定妊婦**と定義している．妊娠中からリスク要因が高いと考えられる妊婦で，具体的には，就労や収入が不安定である，家族環境に問題がある，知的・精神的障害を伴っているなど育児困難が予想される妊婦である．特定妊婦は妊娠の届け出をしなかったり，定期健診が未受診の場合があるので，地域の行政機関や母子支援センターなどと医療機関が協働して，妊娠中から産後のサポート体制に取り組んでおく必要がある．

2 ● ボンディング障害

　母親の子どもに対する情緒的な絆（愛着）を指して，**ボンディング**という．親がわが子を愛おしく感じ，守りたいと思う感情が欠如している親の状態を**ボンディング障害**という．ボンディング障害は子どもの発達不全や虐待につながる可能性がある．妊娠期から必要に応じて予防的介入をしたり早期に発見して，適切な支援と介入が必要である．

（コラム）
「周産期発症」という用語について

　精神疾患の診断に関して（詳細はⅡ巻第Ⅵ章3-1節参照），『DSM-5精神疾患の診断・統計マニュアル』の「周産期発症」という特定用語は，気分症状が妊娠中または産後4週間以内に発症している場合に適応される．双極Ⅰ型障害，双極Ⅱ型障害における現在の（または現在これらの症状の基準を満たしていない場合は直近の）各気分症状に適応することができる．

　すなわち，周産期における妊娠中から出産後の限られた期間に，抑うつ症状，躁症状，躁うつ混合症状が始まっている場合に用いられる表現である．また産後に発症する抑うつ症状の50％は，実際には妊娠から始まっており，この時期に起きる躁症状や抑うつ症状などの気分症状はまとめて「周産期エピソード」とよばれる．

　多くみられる症状として，子どもに無関心，子どもを拒絶する，子どもに対する怒りの感情がある．具体的には，授乳しようとしなかったり，妊娠・出産を現実的にとらえていない，泣き止まない子どもに対していらだったり怒りの感情を爆発しているなどである．

　ボンディング障害の要因として，産後うつ，難産，未熟な人格といった母親の要因に加え，周囲のサポート不足，経済的問題，夫婦関係（とくに夫からの暴力）といった環境要因，早産児，先天性疾患児など子どもの要因が考えられる．

　妊産褥婦にボンディング障害が認められた場合，うつ症状がある場合は，医療機関につなげることが先決である．また，地域の精神保健センターやNPO法人のピアサポートグループ[*2]などを活用し，家族共ども問題を抱え込まないことが大切である．プライバシーに配慮したインターネットや電子メールによる相談も活用したり，地域のボランティアグループのサポートを受けたりするなど，育児によるストレスを早い時期に改善することがその後の母子関係と乳幼児のメンタルヘルスにつながる．また最近では，家族療法グループも医療関係者の間で試みられている．

引用文献

1)　Hasegawa M：Mild hypomania phenomenon in Japanese puerperal women．Nursing and Health Science **2**：231-235, 2000
2)　日本周産期メンタルヘルス学会：周産期メンタルヘルスコンセンサスガイド，別表1-1，別表2-1，2017
3)　岡野禎治：日本版エジンバラ産後うつ病自己評価表（EPDS）の信頼性と妥当性．精神科診断学**7**（4）：525-533，1996
4)　Bowlby J：Child Care and the Growth of Love, Pelican Press, 1953

学習課題

1．産後うつ病を予防するために，周産期全体でどのような看護が必要か考えてみよう．

*2 ピアサポートグループ：ここでは，産後のうつや育児不安を感じている母親のためのピアサポートグループを指す．医療専門職ではない，実際に出産や育児経験をした先輩や仲間の母親の話を聞くことによって自分の思い込みに気づき，次のステップを考えることができるようになることを目標とした活動が国内で展開されている．メンバー間の話し合いを重ねることで，産後のうつを乗り越える力を得たり，不安を解消していくことができるようになっていく．

3-3 乳幼児期から学童期の精神の健康

この項で学ぶこと

1. 乳幼児期と学童期におけるメンタルヘルス上の問題と，その対応について学ぶ．
2. 学童期の発達課題から，学校精神保健としてどのような問題がみられるか理解する．
3. 学校組織としての対応のあり方について理解する．

A. 乳幼児期から学童期にみられるメンタルヘルス上の問題

1 ● 児童虐待

　児童虐待とは，児童虐待の防止等に関する法律（**児童虐待防止法**）において，保護者が子どもに対して行う，**身体的虐待**，**性的虐待**，**ネグレクト**，**心理的虐待**と定義されている．全国の児童相談所への虐待相談対応件数は，年々増加している．近年では心理的虐待が急増し，2020年度は，心理的虐待59.2%，身体的虐待24.4%，ネグレクト15.3%，性的虐待1.1%であった[1]．この背景には，近年の法改正により，ドメスティック・バイオレンス（DV）を目撃すること（面前DV）も心理的虐待であると定義され，警察からのDV同伴児（DV被害を受けた保護者と共に保護される子ども）の通告が増加したことがある．

　就学前の乳幼児への虐待は，全体の約40%を占める．また，虐待死亡事例の過半数は1歳未満であり，1歳未満の死亡事例の過半数は新生児である[2]．低年齢での虐待が多い背景には，家庭の孤立や養育機能の低下，それに伴う育児不安などさまざまである．また，虐待は子どものその後の人格形成に悪影響を及ぼし，かつての被害児が成人となった後，虐待の加害者になるという連鎖もまれではない．

　児童虐待の問題の解決には予防が最善策ではあるが，もし発生してしまった場合は早期発見と対応が重要である．適切な対応のために，医療者は，福祉（民生委員や児童委員），教育（幼稚園や学校），行政（保健所や児童相談所），司法（警察や裁判所）などの関係機関において，児童虐待防止法を基盤として児童虐待に関する理解と連携を深めながら対応する必要がある．なお医療者には，児童虐待防止法にあるように，虐待を発見した際は福祉事務所または児童相談所等へ通告する義務がある．

2 ● 発達障害

　発達障害とは，**発達障害者支援法**で「自閉症，アスペルガー症候群，その他の広汎性発達障害，学習障害，注意欠陥多動性障害（attention deficit hyperactivity disorder：ADHD）その他これに類する脳機能の障害であってその症状が通常低年齢において発現するものとして政令で定めるもの」と定義される[3]．これらのうちとくに，幼児期早期に発見や支援が最も必要なものは，**自閉スペクトラム症**（autism spectrum disorder：ASD）である．ADHDは5〜6歳以上にならないと診断が難しい．一方で，発達障害の可

能性がある子どもに対しては，発達障害に関する診断の確定よりも，支援を早期に開始することが大切である．

　早期発見と対応のために，乳幼児健診などでの問診や診察，行動観察などによって，気になる子どもについては，乳幼児発達支援学級や子育て支援の場につなぐ．そして，適宜療育機関や専門医へ紹介する．しかし，実際には受診までに時間を要する場合も多いため，子どもとのかかわり方についての保護者へのアドバイスを行いながら経過観察をしていく．また同時に，保護者が育てにくさを感じている場合も多いため，周囲は保護者の訴えに傾聴しながら，ていねいに助言をしていくことも重要である．

3 ● インターネット依存，ゲーム依存

　厚生労働省の調査によると，中高生の**インターネット依存**，**ゲーム依存**が倍増していることが報告されており，それによって生活リズムが乱れ，健康や学業に支障をきたす子どもの増加が社会問題となっている．とくに，インターネット依存，ゲーム依存の低年齢化が進んでおり，ある県内の調査によると，小学生男子での割合が中高生と同等であった[4]．インターネット依存，ゲーム依存の症状として注意すべきは，過度な熱中と高揚感，ゲーム時間のコントロール困難，中止指示への強い抵抗と怒り，禁断症状，学業不振などである．とくに，ASDやADHDの子どもに併発しやすい．また，なんらかの理由で学校への不適応状態に陥ったときに，インターネット依存，ゲーム依存となる場合もある．

　まずは予防が大切であり，とくに低年齢でのゲーム利用は避けて，他の遊びを工夫する．もし使用するのであれば，夜の使用を避ける，時間を決めるなどのルールをあらかじめ決めておくことが望ましい．インターネット依存，ゲーム依存をすでに引き起こしている場合には，むやみに叱るのではなく，家族で対話する時間を増やしていくように働きかけ，もし発達障害も疑われる場合には，専門医への紹介も必要である．

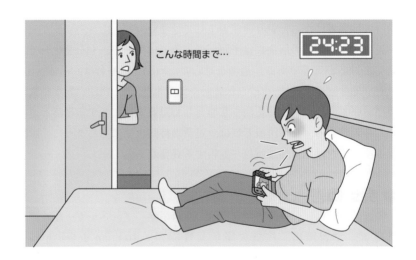

4 ● いじめ

　いじめによって，子どもの生命への危機が生ずる事案の増加に伴って，2013年にいじめ防止対策推進法が施行された．この法律では，いじめへの対応と予防に関する教育や行

政等の責務を規定している[5]. いじめとは, 「当該児童等が, 一定の人間関係にある他の児童等が行う心理的または物理的な影響を与える行為であって, 当該行為の対象となった児童等が心身の苦痛を感じているもの」と示されている. とくに学童期では, 小グループを形成し始める時期（ギャング・エイジ）であり, 友人関係は軽微なことで破綻しうる. エスカレートすれば攻撃はより陰湿で過激なものとなり, なかには犯罪行為とも認められる場合もある. いじめの手口も, インターネットの普及に伴って, メールやSNS（ソーシャル・ネットワーキング・サービス）などを利用したものが増加し, 認知されにくく複雑化している.

　いじめはできるだけ早期に発見することが重要である. もし, いじめを把握したら, まずは被害児の保護を最優先した対応を進めるが, 並行して, いじめる側についての背景を明らかにして介入していく必要がある.

5 ● 自　殺

　2010年以降, 自殺者は減少傾向にあったが, 2020年は前年と比較して増加し, とくに20歳代および10歳代で大きく増加している[6]. 小学生では, 2019年が8人, 2020年14人[6,7]と, 10人程度で推移している. 致死的な自殺企図は男性に多く, 女性は比較的致死的でない自殺行動を繰り返す傾向にあり, それは若年齢でも同様であるといわれている[8]. 10歳代の自殺の原因は, 友人関係や学習などの問題, 家庭の問題が多い. 医療者や教育関係者は, 子どもの発言や行動の変化に注意を払うとともに, 日頃から子どもが悩みを打ち明けやすい環境づくりを心がけることが大切である.

┃ 引用文献 ┃

1) 厚生労働省：令和2年度児童相談所での児童虐待相談対応件数（速報値）（2021年8月27日）, 〔https://www.mhlw.go.jp/content/000824359.pdf〕（最終確認：2021年9月6日）
2) 厚生労働省：平成30年度児童虐待による死亡事例の推移（児童数）, 〔https://www.mhlw.go.jp/content/11901000/000533885.pdf〕（最終確認：2021年9月6日）
3) 文部科学省：発達障害者支援法（2016年6月3日）, 〔https://www.mext.go.jp/a_menu/shotou/tokubetu/main/1376867.htm〕（最終確認：2021年9月6日）
4) 増田彰則, 山下協子, 松本宏明ほか：低年齢化する子どものネット・ゲーム依存と睡眠障害. 子の心とからだ **27**（4）：473-475, 2019
5) 文部科学省：いじめの防止等のための基本的な方針［改訂版］（2013年10月11日）, 〔https://www.mext.go.jp/a_menu/shotou/seitoshidou/__icsFiles/afieldfile/2018/01/04/1400142_001.pdf〕（最終確認：2021年9月6日）
6) 厚生労働省自殺対策推進室, 警察庁生活安全局生活安全企画課：令和2年中における自殺の状況（2020年3月16日）p.5, 〔http://www.npa.go.jp/safetylife/seianki/jisatsu/R03/R02_jisatuno_joukyou.pdf〕（最終確認：2021年9月6日）
7) 厚生労働省自殺対策推進室, 警察庁生活安全局生活安全企画課：令和元年中における自殺の状況（2020年3月17日）, p.35, 〔https://www.npa.go.jp/safetylife/seianki/jisatsu/R02/R01_jisatuno_joukyou.pdf〕（最終確認：2021年9月6日）
8) 原モナミ, 齊藤久子：小児の自殺企図に関する検討. 子の心とからだ **26**（1）：10-15, 2017

B. 学校精神保健（学童期）

1 ● 学童期前期の子どもの特徴と学校精神保健上の課題

　学童期前期（小学校低学年）の子どもは, 幼児期の特徴を残しながらも, 大人の言うことを守る中で, 善悪についての理解と判断ができるようになる. また, 言語能力の高まり

とともに理解力，読解力が増し，周囲の状況や自分を客観的にみることができ，社会性も発達する．しかし，近年では，家庭における子育て不安の問題や，子ども同士の交流活動や自然体験の減少などから，子どもが社会性を十分身につけることができないまま小学校に入学することにより，精神的にも不安定さをもち，周りの子どもとの人間関係をうまく構築できず集団生活になじめない，いわゆる「小1プロブレム」という形で，問題が顕在化することが多い．授業中などで気になるのは，落ち着きのなさ，イライラした様子，衝動的な言動がみられる子どもや不適応，不登校，いじめといった問題行動，児童虐待，愛着障害などの課題である．とくに注意が必要なのは発達障害の子どもである．文部科学省の調査[1] によれば，発達障害の可能性のある児童生徒の在籍率は6.5％程度であり，なんらかの配慮が必要な子どもが各クラスに一定数在籍していると考えられる．また発達障害児については，本来抱えている障害ゆえの生きづらさからの二次障害も指摘されている．周囲からのいじめ，保護者による叱責や虐待による自己肯定感・自尊感情の低下から抑うつ症状や不登校に陥ることも多い．

　また，**不登校**のきっかけは，文部科学省の調査結果[2] より「学校にかかわる状況」「家庭にかかわる状況」「本人にかかわる状況」と3つに分類される．「学校にかかわる状況」では「いじめを除く友人関係をめぐる問題」や「学業の不振」，「家庭にかかわる状況」では「親子関係をめぐる問題」，「本人にかかわる状況」では「無気力」と「不安などの情緒的混乱」が高い割合を占めている．不登校の問題解決にあたっては，本人の心理的側面だけでなく，外的な環境要因に働きかける必要性がある．

2 ● 学童期後期の子どもの特徴と学校精神保健上の課題

　学童期後期（小学校高学年）になると，友達関係は徐々に変化し，4年生の頃には相手の人格や性格などで友達を選択するようになる．友達が固定化し仲間の存在が意味をもつようになる．身体も大きく成長し，自己肯定感をもち始める時期であるが，反面，発達の個人差も大きくみられることから，自己に対する肯定的な意識をもてず，自尊感情の低下などにより劣等感をもちやすくなる時期でもある．学校生活において，元気がない，意欲がない，一人でいることが多いといった抑うつ症状や，摂食障害，睡眠障害などの深刻な問題につながる．また，近年では，インターネットの普及，教育のICT（information and communication technology）化の推進により，小学生であってもメールやSNSの利用などで容易に通信端末機器が扱えるようになり，そのことによる**メディア漬け**，**ゲーム依存**も深刻化しており，生活習慣の乱れも指摘されている．これらは，意欲がなく落ち込んでいる，ぼーっとしている，食欲がないなどの身体症状や，イライラしている，パニックを起こしやすい，乱暴・暴言や暴力がみられるといった行動になって現れて初めて明らかになる場合が多く，教室内だけでなく保健室に来室することで発見されやすい．

　また，近年では，小学生の自殺も増えており，注意すべき課題である．背景としては家庭の問題が指摘されている[3]．貧困，親の病気，厳しすぎるしつけ，過大な期待，DV，ネグレクト，親の精神疾患など学校だけでなく家庭でもサポートを得られていない状況がある．自殺に至る以前に，しばしば欠席日数の増加，成績の低下などを認めるため，周囲の大人が子どもの行動の微妙な変化をとらえて，きめ細かな対応をすべきである．

3 ● 学校精神保健上の課題への対応

本章3-4節C-2「学校精神保健上の課題への対応」参照.

引用文献

1) 文部科学省：通常の学級に在籍する発達障害の可能性のある特別な教育支援を必要とする児童生徒に関する調査結果について（2012年12月5日），〔https://www.mext.go.jp/a_menu/shotou/tokubetu/material/__icsFiles/afieldfile/2012/12/10/1328729_01.pdf〕（最終確認：2021年9月6日）
2) 文部科学省：平成26年度「児童生徒の問題行動等生徒指導上の諸問題に関する調査」について（2016年3月1日），〔https://www.mext.go.jp/component/a_menu/education/detail/__icsFiles/afieldfile/2019/01/04/1412082-26.pdf〕（最終確認：2021年9月6日）
3) 厚生労働省：令和2年度版自殺対策白書，2020，〔https://www.mhlw.go.jp/stf/seisakunitsuite/bunya/hukushi_kaigo/seikatsuhogo/jisatsu/jisatsuhakusyo2020.html〕（最終確認：2021年9月6日）

学習課題

1. 乳幼児期から学童期では，どのようなメンタルヘルスの問題がありますか.
2. それぞれのメンタルヘルスの問題に対し，どのような対応ができるか考えてみよう.
3. 学童期の発達課題にはどのようなものがありますか.
4. 学校における集団生活にかかわる問題にはどのようなものがありますか.

3-4 思春期から青年期の精神の健康

この項で学ぶこと

1. 思春期・青年期に起こりやすいメンタルヘルス上の主な問題について，その特徴を学ぶ.
2. 思春期・青年期にある人とかかわるうえで意識すべきことを学習する.
3. 精神疾患の早期介入の対象となる人の特徴とその症候について学ぶ.
4. 早期介入の意義と介入の方法について学習する.
5. 思春期，青年期の発達課題から，学校精神保健としてどのような問題がみられるか理解する.
6. 学校組織としての対応のあり方について理解する.

A. 思春期から青年期にみられるメンタルヘルス上の問題

　思春期から青年期は，自我が統合されて確立し，社会で生きていくための「人」がほぼ完成される時期である．同時に，第二次性徴に伴う身体的変化や，所属する場や周囲の人間関係の拡大といった変化が，急速に展開する時期でもある．これらの変化に伴う戸惑いや，揺らぎ，気持ちのうえでついていけない感覚や，離人感[*1]などを覚えやすい．また自我の確立に伴い「自分とは何か」を追求する中で，自分が見出せなくなったとき，あるいは自分は何がしたいのか，社会の中でどのような役割を担うのかなどの問いが生まれるときには，本人が思春期までの発達課題をどのようにクリアしてきたかにも，強く影響を受けることになる.

　このような状況の中にあって精神的に不安定な状態に陥ると，さまざまなメンタルヘルスの問題が起きることがある.

1 ● 思春期から青年期に起こりやすいメンタルヘルスの問題

a. スチューデントアパシーと依存，不登校

　スチューデントアパシー（student apathy）とは，ウォルターズ（Walters P）が1961年に初めて用いた語で，大学生が本業の学業に対して無気力で疎かになり，アルバイトやサークル活動，趣味，余暇などに精力的になる現象である．その心理的背景には，大学に入ったものの自分が何をしたいのか，本当にその勉強がしたかったのか，大学を卒業してどうするのかなど，自分自身が「生きる目的」を見出せずにいることから起こるといわれている．親に言われるまま大学には入ったが，それを自分自身が本当に求めていたのか，なぜ大学に通わなくてはならないのかすらわからなくなってしまう学生もいる.

[*1]離人感：自分や周囲に対する現実感・現実味が失われた状態に陥ること．自分が自分でない感じがしたり，自分の意思が体から分離して感じたり，いつもの場所なのにいつもと同じ場所であるという感じがしないなど.

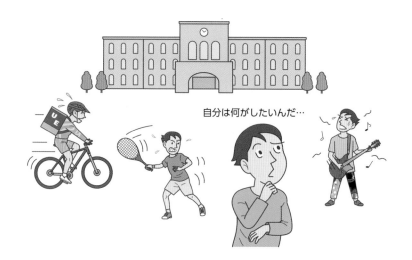

その結果，学業以外のことに専念したり，スマートフォンやインターネットに依存することで現実から逃避したり，次第に不登校になる学生もいる．この時期に「自分は何がしたいのか」を見出せないままでいると，その後**モラトリアム**（moratorium）[*2]の状態に陥りやすい．

どの現象も「自分を築き上げられない」ことによって起こると考えられ，親に「見捨てられるかもしれない」という不安や，「拒絶されている」という，親との健全な愛着関係が構築できていないことも指摘されている[1]．

b. ひきこもり

ひきこもりは，思春期から青年期に始まり，大人になっても継続されることが少なくない（本章3-5節A参照）．2019年のひきこもり者数は100万人以上といわれており[2,3]，思春期・青年期にある者のうち，広義のひきこもり群に該当する15〜19歳は10.2％，20〜24歳は24.5％とあわせて34.5％であり，ひきこもり親和群に該当する15〜19歳は27.3％，20〜24歳は24.7％とあわせて52％となっている[4]．

ひきこもりはなんらかの原因・誘引によって起きた結果の状態であり，ひきこもりの状態のなる前になんらかの専門的介入が行われることが望まれる．

c. 自傷行為

自傷行為は，リストカット，アームカット，抜毛，壁に頭を打ちつけるなどさまざまな行為が挙げられるが，「自傷することで自分の存在を確かめる」ために行われていることがしばしばある．自傷行為の跡は隠していることも多く，周囲から気づかれにくい傾向がある．幼少期から自傷行為を行っている子どもが，思春期になっても継続していたり，思春期になってより自傷行為が激しくなる子どももいる．

自傷行為は一見，自分にエネルギーが向けられているようにも見えるが，その背景には他者や親への怒り・憎しみ・不満が隠れていることも少なくない．また自傷することで，自分の存在を確かめたり，自分が生きていることを実感することもある．

境界性パーソナリティ障害の場合，またはその傾向がある場合は，「人の関心や注意を

[*2]モラトリアム：エリクソン（Erikson EH）は，社会的な義務や責任が少ない青年期は，アイデンティティを確立するために自分の生き方を模索する時期であり，「心理社会的モラトリアム期」とした．

自分に引きつける」ために行われ（行動化，acting out），自傷した傷を人に見せて，相手の感情を揺さぶることがある.

d. 摂食障害

摂食障害（eating disorder）は，神経性食欲不振症（anorexia nervosa）と神経性過食症（bulimia nervosa）に大別されるが，混合型も少なくない.

とくに思春期の女子に多く発症する傾向がある. 第二次性徴期に入り，自分の体がより女性らしくなってくると，女性らしい体に対して嫌悪感をもち「やせ願望」が強くなる. その精神的な背景には，現代の女性の美しさへの社会風潮や異性の評価もあるといわれているが，病理が深い場合は「母親のようになりたくない」という無意識な感情が影響していることがある.

e. 自　殺

日本は他の先進国に比べて自殺率が高い. 2006年に自殺対策基本法（第Ⅱ章1-3節A参照）が成立し，国をあげて対策を行ったことにより，最も自殺率の高かった50〜60歳代の自殺者数は年々減少し，2019年には自殺者総数は20,169人となったが，2020年では21,081人と増加に転じた[5]. 最も自殺者数の多かった50歳代は大幅に減少したが，30歳代以下の若年層の自殺率は横ばいであり，先進国G7の中でも死因（年代別）の第1位を占めているのは日本だけである[6]. 2020年では50・60歳代以外の全年代で自殺率が上昇した.

小学生・中学生の自殺の原因は「親からのしつけ・叱責」や「親子関係の不和」などの家庭問題が主であるが，高校生・大学生になると男女に原因の差がみられるようになり，男子では「学業不振」や「進路に関する悩み」が，女子では「うつ病」が原因の背景となっている[6].

2 ● 思春期・青年期へのこころの支援

思春期のメンタルヘルス上の問題には，親子関係の影響があることが少なくない. また思春期は親から精神的に独立し自我が確立する時期であるため，こころに問題を抱えていても「言わない・言えない」こともある. そのため，親ばかりではなく学校や近隣の大人たちの気づきか必要であり，「言わない」から問題ないとするのではなく，「言えない」子どもたちへの配慮や観察が重要となる.

言語的コミュケーションにだけ頼るのではなく，非言語的コミュケーション，すなわち表情や行動などの観察から，「いつもと何か違う」という小さな変化を察知し，周囲の大人たちから適宜声かけをしたり，「いつでも話を聴ける・相談を受ける」姿勢を示し続けることで，思春期・青年期にある人が「言える・相談できる」環境を整えていくことが大切である. また周囲の大人は一人で抱え込まず，各種専門機関に相談し，適切な対応方法を早期に行うことが大切である.

B. 思春期・青年期の精神障害に対する早期介入

1 ● 早期介入の意義

今日では精神疾患も他の身体疾患と同様に，**予防**の時代になってきている. 精神疾患の

コラム

ARMSとは

　ARMS（at risk mental state, 精神病発症危険状態）は，素因要因と状態要因による「精神病の発症リスクが高い状態像」である．精神症状としては「焦りと不安感」「感覚過敏」「集中困難」「気力の減退」などがあり，加えて「誰かに見られている気がする」「危害を加えられるような気がする」などの「軽度の幻覚・妄想」を呈する場合もある．身体症状としては「不眠」「食欲不振」「頭痛」などが出やすい．

　早期介入は1次予防と2次予防の双方を担っており，発病の予防・頓挫，早期発見，早期治療，回復，社会復帰を主眼としている．

　思春期・青年期は，発達障害や境界性パーソナリティ障害などの生まれもった障害や，摂食障害などが顕在化しやすい時期でもあり，また統合失調症の好発年齢でもある．近年ではうつ病も低年齢化し，思春期・青年期から発病するケースもみられる．

　このように思春期・青年期になるとさまざまな精神障害が顕在化・発病する時期に入り，その後の予後や生活をよりよくするために，早期に治療的な介入を行うことが望まれる．

2 ● 早期介入の時期と方法

a. 早期介入の時期

　早期介入の対象は，ARMS（コラム参照）と**初回エピソード**精神病（first episode）である．精神病の初回エピソードとは「精神病状態（psychosis）の初回発現」を指し，再発していない状態である．

　2000年代に入ると**精神病未治療期間**（duration of untreated psychosis：**DUP**）と統合失調症の予後の関連に関する文献が多く発表されるようになった[7]．DUPとは「発症の時点から精神科医の治療を継続的に受けるまでの期間」を指すが，DUPが短いほど疾病の予後は良好で，治療開始が遅れてDUPが長くなると長期にわたり機能レベルに影響を及ぼす．さまざまな疫学的調査から，臨界期（発症から3〜5年）以内の継続的な治療介入が有効であり，臨界期を過ぎてから治療を開始しても治療の効果はあらわれにくく，予後はよくない[8]．とくにDUPが3年以内での継続的な治療介入は，短期での回復，よりよい転帰，社会機能の保持，家族や社会的支援の維持，入院期間の短縮などが期待できる．

　そのため，発症から治療にかかるまでの期間をいかに短くするかが重要であり，早期発見・早期対処が求められる．受診をしたからといって，必ずしも診断がつき，治療となるわけではないが，まずはどのような状態・状況であるかを見極めるために早期に受診することが期待される．

b. 早期介入のアプローチ

　精神疾患の早期介入は，「スクリーニングとアセスメント」「ケースマネジメントとトリアージ」「継続観察」もしくは「心理教育的介入と薬物療法」の一連の流れで進んでいく（**図Ⅲ-3-1**）．

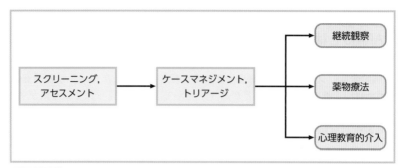

図Ⅲ-3-1　早期介入アプローチ

(1)スクリーニングとアセスメント

　マクゴーリ（McGorry P）は「スクリーニング」において，2段階の過程が前駆症状を特定し解釈するのに有用であると述べている．第1段階は，「ごく弱い精神症状」「間歇的に起こる短期間の精神症状」「精神障害の濃い家族歴や分裂病人格障害の存在」「精神機能の有意な低下」などであり，第2段階はリスクが高くなっていると考えられる人を注意深く見守り，フォローすることである．

(2)ケースマネジメントとトリアージ

　ARMSおよび発病の査定を行った後は，その対象者が「治療が必要である状態」かどうかの判断を行う．治療の必要性とは，「薬物療法」の対象であるかどうか，「心理教育的介入」の必要があるかどうか，もしくは早急な治療は必要としないが「継続的に観察」を行い定期的に再評価する必要があるかどうかである．初回エピソードのケースでは「治療へつなげること」が一番重要なポイントであるといえる．そのためには本人のみではなく，家族や教育機関なども含めたマネジメントが必要となってくる．

(3)心理教育的介入と薬物療法

　治療の必要性が判断された場合，薬物療法以外に「心理教育」「認知行動療法的介入」「就学・就業支援」「家族介入」などが行われる．いずれも集団・個人どちらの形態でも実施される．

　心理教育では，疾病や薬物療法に関する知識の提供，SST（social skills training，社会生活技能訓練）などが行われ，認知行動療法的介入では，ストレスマネジメント，問題解決技法，早期警告サインなどの症状マネジメントが中心に展開される．就学・就業支援は，それぞれの対象に合わせて当事者ならびに家族と検討を重ね，復学の場合は学校と連携をとり，就労の場合は障害を開示するかどうかも含めてIPS（individual placement and support，個別就労支援プログラム）などを用いて進めていく．

▍引用文献▍

1)　毛利光一，模　健人：大学生のアパシー傾向と親の養育態度との関連についての研究．愛媛大学教育学部紀要 5：47-53，2008
2)　内閣府：若者の生活に関する調査報告書（平成27年度），p.10，〔https://www8.cao.go.jp/youth/kenkyu/hikikomori/h27/pdf/teigi.pdf〕（最終確認：2021年9月6日）

3) 内閣府：生活状況に関する調査（平成30年度），p.11，〔https://www8.cao.go.jp/youth/kenkyu/life/h30/pdf/s2.pdf〕（最終確認：2021年9月6日）
4) 前掲2），p.16
5) 厚生労働省自殺対策推進室，警察庁生活安全局生活安全企画課：令和2年中における自殺の状況，p.2, 5，〔https://www.npa.go.jp/safetylife/seianki/jisatsu/R03/R02_jisatuno_joukyou.pdf〕（最終確認：2021年9月6日）
6) 厚生労働省：令和元年版自殺対策白書，p.53, 69-73, 2019，〔https://www.mhlw.go.jp/stf/seisakunitsuite/bunya/hukushi_kaigo/seikatsuhogo/jisatsu/jisatsuhakusyo2019.html〕（最終確認：2021年9月6日）
7) マクゴーリ（編）：精神疾患の早期発見・早期治療（水野雅文訳），金剛出版，2001
8) Birchwood M, McGorry P, Jackson H：Early intervention in schizophrenia. The British journal of psychiatry：the journal of mental science 170：2-5, 1997

C. 学校精神保健（思春期〜青年期）

1 ● 思春期から青年期の子どもの特徴と学校精神保健上の課題

　思春期は，身体面，精神面の発達が著しい時期であり，この時期の身体やこころの健康の問題が生涯に大きな影響を及ぼすといっても過言ではない．中学生になると，第二次反抗期を迎え，親子のコミュニケーションが不足しがちな時期でもある．自意識が高まり，友達との結びつきがいっそう強くなり，仲間はずれされることを極端におそれる．このように仲間同士の評価を強く意識する反面，他者との交流に消極的な傾向もみられる．高校生は，社会人として自立した大人となるための移行期であり，親の保護の下から精神的自立を始めるとともに，同性の友達との親密さを深め，異性への性的関心が高まる時期でもある．対人関係では，仲間集団における同一性が確立されていくが，自我の発達による自意識と客観的事実との違いに悩み，さまざまな葛藤の中で，自らの生き方を真剣に模索し始める時期である．

　そのような葛藤の中で，思春期から青年期にかけて，将来を見据えて進路に関する決断をしなくてはならない．進学や就職について自己と向き合う中で，自分自身の同一性の混乱からうつ病や気分障害，統合失調症を発症することもある．また，現代のような複雑な社会の中で，多様な価値観が認められ，さまざまな選択が可能になっている時代では，この同一性の問題からくる心理的な不適応状態も多様になっている．自らの将来を真剣に考えることを放棄し，目の前の楽しさだけを追い求める傾向の者が増えていることも指摘されている．

　学校においては，生徒指導にもかかわる暴力行為，家庭内暴力，非行，少年犯罪，薬物乱用といった問題行動などが顕在化しやすく，不登校の子どもの割合が大幅に増加する傾向や，さらには，青年期におけるひきこもりの増加といった傾向などがみられる．摂食障害や境界性パーソナリティ障害など青年期を代表する精神的な問題もなんらかの形で同一性の問題と関連しているといわれ，統合失調症をはじめとした，将来の精神障害の前駆症状にも注意を払う必要がある．なるべく早く受診を勧めて治療などを行うことが望ましいが，中学3年生や高校3年生など受験を控えていると，進路に対する不安のために本人も保護者も受診行動などに抵抗を感じることが少なくない．

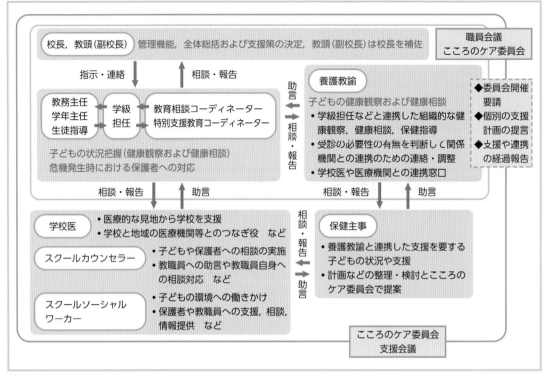

図Ⅲ-3-2　こころの健康課題に対する組織的対応と養護教諭の役割
［文部科学省：学校における子供の心のケア―サインを見逃さないために，p.24, 2014を参考に作成］

2 ● 学校精神保健上の課題への対応

a. 学校としての対応

　身体的にも心理社会的にも変化の著しい学童期や思春期にある子どもにとって，学校生活や仲間集団の影響が日常において大きな比重を占めるようになるため，前述した健康課題へ対応することは，その後の成長発達においてきわめて重要となる．また，この時期の子どもたちは，それまでの社会の中心であった家族からの影響を大きく受けており，対応する際には**家族**についても十分にアセスメントする必要がある．学校と家庭は常に連携して，子どもたちの心身の健康課題に取り組む必要がある．そしてさらに，子どものこころの健康課題の背景は複雑化，多様化しており，教職員が役割分担しながら，学校内外の関係者・専門職者と共に連携・協働しながら組織的に対応していくことが求められる（**図Ⅲ-3-2**）．子どもの健康課題について共通理解を図り，全教職員で情報交換や意思統一を行いながら的確な役割分担のもと，組織的に子どもを支援していくことが望ましい．関係機関，保護者，地域などとの連携にあたっては，日頃からの信頼に基づいた関係性の構築も大切である．また，支援に向けて保護者との信頼関係を基盤とした理解と同意が不可欠である．保護者の思いを尊重し，支えつつ，子どものことを一緒に支える姿勢をもってかかわっていくことが重要である．

b. 学級担任, 教科教員の役割

　多くの小学校では, 図工や音楽といった専科の科目以外は**学級担任**がすべて授業を行うため, 学級担任は朝から放課後まで1日のほとんどを担任学級の子どもたちと共に過ごす. 授業などの学習面だけでなく, 休み時間, 給食の時間, 掃除の時間といった生活面も気にかけながら, 子どもたち一人ひとりのことをよく理解できる立場にある. そのため, 学級担任からの情報は重要であり, 連携・協働には欠かせない存在である. 同様に中学校や高等学校も学級担任は存在するが, 教科担当制であるため多くの教師がかかわることになる. 複数の目で生徒を見ることはその生徒を多角的にとらえることにもなり, 教師間の情報共有, 連携が大きな意味をもたらす.

c. 養護教諭の対応

　養護教諭は, 学校におけるヘルスプロモーションに関する唯一の専門職として, 中心的な立場にあり, 組織の「調整」と「子どもたちへのケア」という役割が求められる. 養護教諭は健康観察や健康相談から子どもが発するサインをいち早くキャッチするとともに, 心身の健康状態を日頃から的確に把握し, 問題の背景や要因の把握, 問題の早期発見・早期対応に努めることが重要である. また, 子どもが来室しやすい, 相談しやすい保健室の環境づくりも必要である. 子どもの来室や訴えを受け止め, 安心感を与えられるよう配慮することが大切である. さらに, 学校におけるコーディネーターとして学校内外の関係者, 関係機関との連絡調整を行っていくことが求められている. そのため, 日頃から管理職や学級担任, 部活動顧問などの教職員との関係性や保護者との関係性, 他職種の職員との関係性の構築に向けて努力していく必要がある. とくに, 学級担任などの立場は責任の重さから自身のメンタルヘルスに影響を及ぼすことが懸念され, 養護教諭は教職員のメンタルヘルスにも配慮し, 支援を検討することも重要である.

d. スクールカウンセラー

　スクールカウンセラーは, 学校における臨床心理学の専門家としてかかわる立場にあり, 基本的には, 臨床心理学, 精神医学, 精神保健などに関する専門的教育を受け, それらの知識と技術を有する者をいう. 2001年より「スクールカウンセラー活用事業」が実施されるようになり, すべての学校に配置することを目指して進められている.

　文部科学省[1]はスクールカウンセラーの役割として, ①児童・生徒に対する相談・助言, ②保護者や教師に対する相談, ③校内会議等への参加, ④教職員や児童・生徒への研修や講話, ⑤相談者への心理的な見立てや対応, ⑥ストレスチェックやストレスマネジメント等の予防的対応, ⑦事件・事故等の緊急対応における被害児童・生徒のこころのケア, の7点を挙げている. スクールカウンセラーは組織の事情や教師同士の人間関係などに左右されず独立して活動できる立場であることが必要であるが, 一方で学校組織の一員として, 管理職の指導や学校の方針の下で活動を行っている側面もある. そのような点の認識が十分でないため, スクールカウンセラーと教師との間で必要な情報の共有がなされないことがある. また, 特別支援教育コーディネーターやスクールソーシャルワーカーとの役割の差異の明確化, 連携の課題などもある.

e. スクールソーシャルワーカー

　スクールカウンセラーが児童・生徒の不適応行動や問題行動の背景にある心理的な要因

にかかわる専門家であるのに対して，社会福祉の専門家として環境調整を行うのが**スクールソーシャルワーカー**である．児童・生徒の背景にある，家庭，友人関係，地域，学校などそれぞれが置かれている環境の問題があり，近年複雑化していることから，学校内だけで解決できる範囲を超えている場合が増えている．そこでスクールソーシャルワーカーの検討，導入が進められてきた．

文部科学省[2]はスクールソーシャルワーカーの業務として，①問題を抱えた児童・生徒が置かれた環境への働きかけ，②関係機関等とのネットワークの構築，連携・調整，③学校内におけるチーム体制の構築，支援，④保護者や教師等に対する支援，相談，情報提供，⑤教師等への研修活動，の5つを挙げている．スクールカウンセラーと重なる部分もあるが，スクールソーシャルワーカーは環境へアプローチすることに主眼をおいており，専門性の違いから，両者それぞれ補うような位置づけにあると考えられる．

‖ 引用文献 ‖

1) 文部科学省：児童生徒の教育相談の充実について─生き生きとした子どもを育てる相談体制作り─（報告）（2007年7月），〔https://www.mext.go.jp/b_menu/shingi/chousa/shotou/066/gaiyou/1369810.htm〕（最終確認：2021年9月6日）
2) 文部科学省：平成25年度スクールソーシャルワーカー活用事業実施要領（2013年4月1日），〔https://www.mext.go.jp/a_menu/shotou/seitoshidou/__icsFiles/afieldfile/2013/10/21/1340480_05.pdf〕（最終確認：2021年9月6日）

学習課題

1. 精神疾患・精神障害に対する早期介入の必要性について考えてみよう．
2. 早期介入の方法にはどのような方法がありますか．
3. 思春期，青年期の発達課題にはどのようなものがありますか．
4. 学校組織としての対応を考えるためにはどのような連携・協働が必要ですか．

3-5 成人期の精神の健康

この項で学ぶこと

1. 成人期のメンタルヘルス上の問題と対応について学ぶ.
2. 成人期のメンタルヘルスに影響する要因，自殺の特徴，自殺対策，ひきこもりなどについて学ぶ.
3. 働き方改革の成り立ちおよびその内容を理解し，そこでの看護の役割について知る.

A. 成人期にみられるメンタルヘルス上の問題

1 ● 成人期のメンタルヘルスに影響する要因

　成人期は，職場や家庭の中で実際的な役割を担い，責任を負う時期であり，発達課題としては生殖性の獲得の時期にあたる．40歳代以降は，身体機能の衰えや生活習慣病も顕在化しやすくなる．他の世代と比べ，個人に影響する生物学的・心理学的・社会的要因が多く，子育てや親の介護，あるいは夫婦間の悩み，職場での仕事量・内容や人間関係の問題などが複合的に重なり合い，メンタルヘルスに影響を与えている．仕事のストレスや過労が原因で精神障害を発症した人は，40歳代で最も多く[1]，就労世代の労働環境への対策や支援も成人期の対策では重要である．

　このように成人期は，精神疾患の発症をはじめ，さまざまなメンタルヘルスの問題が発生するが，自殺やひきこもりなどの社会問題と関連も多い年代である．

a. 身体疾患とうつ病

　身体疾患をもつ患者では，うつ病を発症しやすく，甲状腺機能低下症や脳卒中などの身体疾患やステロイド薬の使用などは，抑うつ状態を引き起こしやすい[2]．成人期は，身体疾患を抱えながら生活している人も多く，メンタルヘルスの問題を考えるときには，精神疾患だけではなく，身体疾患にも注目し，心身の状態をアセスメントする．

2 ● 成人期の自殺の現状と予防

a. 自殺の現状

　2020年中の自殺者数は21,081人であるが，このうち成人（20〜59歳）の自殺者数は12,124人となっており，全体の58％を占める[3]．成人のうち自殺者数が最も多い年代は40歳代（3,568人，全体の16.9％）であり，次いで50歳代（3,425人，16.2％）となっている[3]（図Ⅲ-3-3）．また年代別の死因順位をみると，自殺は10〜39歳まででは第1位，40〜49歳では第2位，50〜54歳でも第3位となっており[4]，成人期の自殺対策のより一層の推進が必要であることが示唆される．なお，このような状況を踏まえて，2006年に自殺対策基本法（第Ⅱ章1-3節A参照）が成立している．

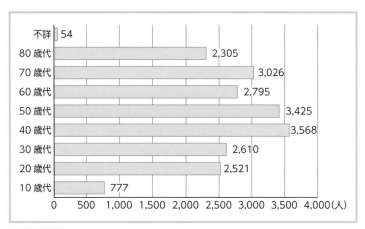

図Ⅲ-3-3　年代別の自殺者数（2020年）

〔厚生労働省自殺対策推進室, 警察庁生活安全局生活安全企画課：令和2年中における
自殺の状況（2021年3月16日）, p.5, 〔http://www.npa.go.jp/safetylife/seianki/jisatsu/
R03/R02_jisatuno_joukyou.pdf〕（最終確認：2021年9月6日）を参考に作成〕

b. ゲートキーパー

　自殺対策では，自殺につながる兆候（サイン）の早期発見や対応のために，**ゲートキーパー（いのちの門番）**の考え方がある．具体的には，悩んでいる人に気づき，声をかけ，本人の考えを否定することなくていねいに話を聞き，必要な支援につなげる．死にたい気持ちを抱えている人は，精神症状が悪化していることも多いが，背景にある家庭や職場での問題にも視点を向け，"自殺を考えるほど追い込まれている"という心理的側面を理解する．ゲートキーパーの役割は，地域住民，行政職員，民生委員，教職員，医療者などが研修を受けて担っている．医療現場では，精神疾患を発症している人の対応を含め，精神的な問題や悩みを抱えている人に出会うことは多い．看護師は，自殺対策のゲートキーパーの考え方を活かし，自殺予防に貢献することが求められている．

c. ポストベンション

　自殺が成人期の死因の上位を占めていることは，その世代の家族（配偶者，子ども，親など）や職場の関係者（上司，同僚，部下）などの身近で自殺が生じていることを意味する．身近で自殺が起きた場合の遺された人々の心理的な影響は大きいため，その影響を最小限にする自殺の事後対策（**ポストベンション**）も大切な視点である．

3 ● ひきこもり・8050問題の現状と対応

a. ひきもこもり

　ひきこもりとは，「さまざまな要因の結果として社会的参加を回避し，原則的には6ヵ月以上にわたっておおむね家庭にとどまり続けている状態を指す現象概念」と定義されている[5]．

　ひきこもりが社会問題として注目されるようになった当時は，若い世代の問題として認識されていたが，その後，若者だったひきこもりの人たちが年を重ねるなどしてより広い年齢層における問題へと拡大し，現在はとくに中年期以降の年代でのひきこもりが問題に

なっている.

　現在，100万人以上といわれているひきこもり者（15～64歳）[6, 7] のうち，40～64歳の人は61.3万人と推計されており（2018年）[7]，これは40～64歳の人口の1.4％に相当する.

b. 8050問題

　こうしたひきこもり生活の長期化を背景として，80歳代の親が50歳代のひきこもりの子どもを養い，生活の世話をするといった問題（８０５０問題）がある. 高齢の親が経済的に逼迫した状態で保健所などへ相談に訪れる例が注目されるようになった[8]. 以前のひきこもり対策は，若者が中心であったが，8050問題を含めたひきこもりや介護，貧困といった複合課題を抱える家族が一括して相談できるような取り組みが必要になっている.

c. ひきこもり問題への対応

　ひきこもりは，その期間や背景など個別性が強い. 精神疾患が要因の場合もあり，当事者と家族との関係を構築しながら，継続的な支援を行う. 対象者には，過去に学校や職場など社会との接点をもっていて，その中で対人関係において傷ついた経験から，再び社会との接点をもつことへの不安や恐れを感じている者もいる. そうした状況を理解しながら，当事者と家族，それぞれの話をていねいに聞き，家族の孤立を防ぐとともに，じっくり時間をかけた対応が必要になる. また，ひきこもり当事者への支援に，家族，とくに両親で方針が異なる場合もあり，**家族機能のアセスメント**を含めて，調整や相談・助言が必要になる.

‖ 引用文献 ‖

1）厚生労働省：令和元年版過労死等の労災補償状況（2020年6月26日），〔https://www.mhlw.go.jp/content/11402000/000521999.pdf〕（最終確認：2021年9月6日）
2）日本うつ病学会：日本うつ病学会治療ガイドラインⅡ. うつ病（DSM-5）/大うつ病性障害，2016，〔https://www.secretariat.ne.jp/jsmd/iinkai/katsudou/data/20190724.pdf〕（最終確認：2021年9月6日）
3）厚生労働省自殺対策推進室，警察庁生活安全局生活安全企画課：令和2年中における自殺の状況（2021年3月16日），p.5，〔http://www.npa.go.jp/safetylife/seianki/jisatsu/R03/R02_jisatuno_joukyou.pdf〕（最終確認：2021年9月6日）
4）厚生労働省：令和2年（2020）人口動態統計月報年計（概数）の概況（2021年6月），p.36-37，〔https://www.mhlw.go.jp/toukei/saikin/hw/jinkou/geppo/nengai20/dl/h7.pdf〕（最終確認：2021年9月6日）
5）齊藤万比古ほか：ひきこもりの評価・支援に関するガイドライン（厚生労働科学研究費補助金こころの健康科学研究事業「思春期のひきこもりをもたらす精神科疾患の実態把握と精神医学的治療・援助システムの構築に関する研究」），p.6，2010，〔https://www.mhlw.go.jp/file/06-Seisakujouhou-12000000-Shakaiengokyoku-Shakai/0000147789.pdf〕（最終確認：2021年9月6日）
6）内閣府：若者の生活に関する調査報告書（平成27年度）（2016年9月），p.10，〔https://www8.cao.go.jp/youth/kenkyu/hikikomori/h27/pdf/teigi.pdf〕（最終確認：2021年9月6日）
7）内閣府：生活状況に関する調査（平成30年度）（2019年3月），p.11，〔https://www8.cao.go.jp/youth/kenkyu/life/h30/pdf/s2.pdf〕（最終確認：2021年9月6日）
8）KHJ全国ひきこもり家族会連合会：長期高年齢化する社会的孤立者（ひきこもり者）への対応と予防のための「ひきこもり地域支援体制を促進する家族支援」の在り方に関する研究 報告書（厚生労働省平成30年度生活困窮者就労準備支援事業費等補助金社会福祉推進事業）（2019年3月），p.3，〔https://www.khj-h.com/wp/wp-content/uploads/2018/04/KHJ2018Kawakita2.pdf〕（最終確認：2021年9月6日）

B. 就労における精神の健康と看護

1 ● 働く人のメンタルヘルス

　職場においてケア対象者となりうる人の年代は幅広く，青年期から老年期に至るまで，

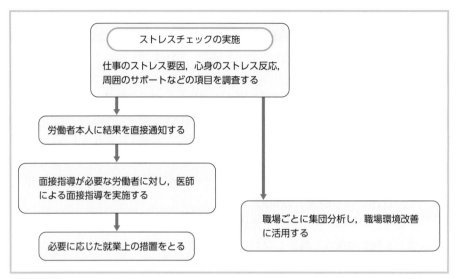

図Ⅲ-3-4　ストレスチェック制度の流れ
〔政府インターネットテレビ：働く人の「こころの健康」を守る　ストレスチェック制度が始まります（2015年11月12日），〔https://nettv.gov-online.go.jp/prg/prg12688.html〕（最終確認：2021年9月6日）を参考に作成〕

どの年代の人にもあらゆる精神疾患の発病・発症の可能性がある．過重労働や昇進をきっかけとしたうつ病のみでなく，統合失調症，双極性障害，不安障害，アルコール使用障害などさまざまな精神疾患の予防と早期発見が必要である[1]．そのため，近年は生活習慣病予防のための健康増進活動とともに，メンタルヘルスの保持・増進を図ることが多くの職場において課題となっている．

　事業者による労働者のメンタルヘルスケアは，労働者自身のストレスへの気づき，職場環境の改善を通して精神状態の悪化を事前に防ぐ「1次予防」，メンタルヘルスの不調を早期発見し適切に対処する「2次予防」，メンタルヘルス不調となった労働者の職場復帰を支援する「3次予防」に分けられている[2]．

2● ストレスチェック制度

　2015年の労働安全衛生法の改正により「ストレスチェック制度」が設けられ，労働者数50名以上の事業所において年に1回の従業員のストレスチェックの実施が義務づけられた．ストレスチェック制度とは，1次予防に重点がおかれ，労働者のメンタルヘルス不調を未然に防ぎ，メンタルヘルスの気づきを促すこと，ストレスの原因となる職場環境の改善を目的とした制度である（**図Ⅲ-3-4**）．ストレスチェックの結果は，労働者本人に開示することで自らの気づきを促し，また部署などの集団ごとに集計・分析を行うことで，事業者は部署ごとのストレス状況を知り，職場環境改善の手がかりとする．ストレスチェックの結果，高ストレス者として判定された場合は，希望により医師による面接指導を受けることができる．

　なお，ストレスチェックの実施にあたり，事業者は労働者のプライバシーへの配慮が必

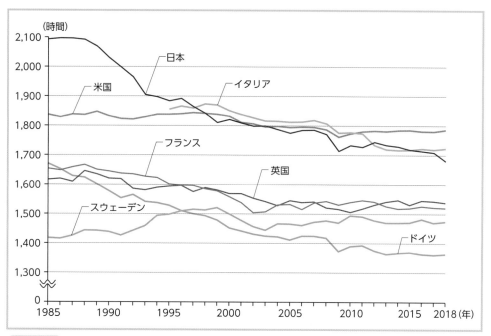

図Ⅲ-3-5　　一人あたりの平均年間総実労働時間
〔労働政策研究・研修機構：データブック国際労働比較2019, p.241, 〔https://www.jil.go.jp/kokunai/statistics/data book/2019/documents/Databook2019.pdf〕（最終確認：2021年9月6日）より引用〕

要である．事業者はストレスチェックの結果を本人の同意なく入手することはできないこと，また高ストレス者と判定された際の面接指導では，不当な解雇や人事異動などの不利益を被ることはないことを説明するなど，すべての労働者がストレスチェックを受けやすくなるような配慮が必要である．

3 ● 長い労働時間，短い睡眠時間

　日本人の労働時間は，1988年の改正労働基準法の施行を契機に減少しているものの，依然としてヨーロッパ諸国よりも長い（**図Ⅲ-3-5**）．また，日本人の睡眠時間は諸外国に比べて短く（**図Ⅲ-3-6**），とくに働く女性において顕著である．さらに近年，プレゼンティーズム（出勤しているが健康問題により生産性が低下している状態）による労働損失の増加が注目されており，背景には，睡眠不足やメンタルヘルスの問題が多いことが指摘されている．こうした状況から，働き方の改善は，国をあげて取り組むべき課題であることがわかる．

4 ● 働き方改革

　2018年6月に**働き方改革関連法**（働き方改革を推進するための関係法律の整備に関する法律）が成立し，翌年4月より施行された．これは，労働に関する複数の法律の改正を盛り込み，その柱の1つに「長時間労働の是正と多様で柔軟な働き方の実現等」を掲げている．この柱の下，労働時間に関する法律（労働基準法，労働安全衛生法）の見直しが図ら

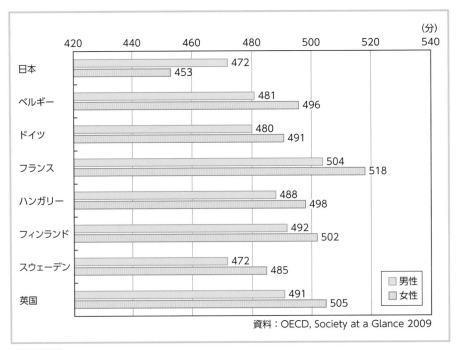

図Ⅲ-3-6　睡眠時間の国際比較

[厚生労働省：平成26年版厚生労働白書, p.115,〔https://www.mhlw.go.jp/wp/hakusyo/kousei/14/back
data/1-2-3-22.html〕(最終確認：2021年9月6日)より引用]

表Ⅲ-3-5　働き方改革における労働時間に関する法律の見直しの概要

1. 残業時間の上限規制の導入
2. 勤務間インターバル制度の導入の促進
3. 1人1年あたり5日間の年次有給休暇の取得の義務づけ
4. 月60時間を超える残業の割増賃金率の引上げ
5. 労働時間の客観的把握を義務づけ
6. フレックスタイム制の拡充
7. 専門職の自律的な働き方として高度プロフェッショナル制度の新設

れた．**表Ⅲ-3-5**に，具体的な見直しの内容を示した．原則として，残業は月45時間・年
360時間までとされ，残業時間の上限を法律で規制したのは，1947年の労働基準法の成立
以来，初めての大改革となった．

5 ● 産業保健にかかわる看護職の役割

　産業保健に携わる看護職には，働く人が，心身の健康を維持しながら業務を遂行するた
めの体制づくりが求められる．**産業看護職**は，産業医，精神科専門医などの専門職との連
携をもとに，健康診断，職場巡視や訪問による職場との連携，保健指導，健康教育により
メンタルヘルス対策を講じる役割を担っている[3]．

　また，働き方改革関連法の施行によって，事業者は，働く人が健康に関して相談できる
環境を整え，その仕組みについても働く人に周知するよう努めなければならないとされた．

したがって，相談の機会が確保されていることについて周知し，安心して相談できる場を提供することが重要となる．また，COVID-19の流行を受け，働き方改革の一環として始まったテレワークの導入が一気に進展したが，健康相談についても，電話やテレビ会議システムなどを活用したリモート支援の充実が求められる．さらに，産業看護職は，相談内容の扱いについても十分配慮し，相談者が相談したことで不利益を被らないことも周知していく必要がある．

┃引用文献┃

1)　小髙恵実：看護学テキストNiCE精神看護学Ⅱ，第2版（萱間真美，野田文隆編），p.321，南江堂，2015
2)　厚生労働省労働基準局安全衛生部労働衛生課産業保健支援室：労働安全衛生法に基づくストレスチェック制度実施マニュアル（2021.2改変），〔https://www.mhlw.go.jp/content/000533925.pdf〕（最終確認：2021年9月6日）
3)　日本産業衛生学会「職場のメンタルヘルス対策における産業看護職の役割」検討ワーキンググループ：「職場のメンタルヘルス対策における産業看護職の役割」に関する報告書（2006年7月19日），〔https://www.mhlw.go.jp/file/06-Seisakujouhou-12200000-Shakaiengokyokushougaihokenfukushibu/ks-4.pdf〕（最終確認：2021年9月6日）

学習課題

1．成人期の対象者のメンタルヘルスに影響する要因について考えてみよう．
2．看護師として，ゲートキーパーの考え方を自殺対策にどのように活かせますか．
3．ひきこもりにある当事者や家族にかかわる際に，何を意識してかかわりますか．
4．働く人のメンタルヘルスと看護について考えてみよう．

3-6 老年期の精神の健康

この項で学ぶこと

1. 老年期うつ病の特徴，治療や看護について学び，老年期うつ病にある患者や家族の看護を考える．
2. 認知症ケアのポイントについて学ぶ．
3. 老年期の心身の機能や生活の変化の特徴を把握するとともに，患者の尊厳を守り，本人の思いを聴くことの重要性を学ぶ．
4. 高齢者のいる家族に起こりうるメンタルヘルス上の問題と看護の役割について知る．

A. 老年期にみられる精神疾患と看護

1 ● 老年期うつ病

a. 老年期うつ病の特徴

　老年期のうつ病の診断は，一般成人と同じ診断基準で行われるが，発症年齢によって病態や臨床経過・予後に違いがあり，若年性でうつ病を発症したのか，老年期に初めて発症したのかや，発症からの経過などにも着目する必要がある．

　老年期うつ病ではしばしば，認知症を思わせる思考制止や注意力の低下（うつ病性仮性認知症）もみられるため，認知症との鑑別が重要になる[1]．また双極性障害や，意欲の障害や情動の低下を意味するアパシー（apathy），せん妄との鑑別や，身体疾患や脳の器質障害に基づく抑うつや薬剤誘発性の抑うつとの鑑別が必要である[2]．他の世代のうつ病と共通する抑うつ気分と興味・喜びの喪失に加え，**希死念慮**，悲観などの症状があり，若い世代に比べると老年期うつ病は**身体症状や心気症**の重症度が高い．実際，2020年の60歳以上の自殺者数は，自殺者総数の38.5%（8,126人）を占めており[3]，自殺予防の視点ももちながら考えることが必要になる．

　老年期うつ病を抱えた人は，それまでに経験した死別体験や人間関係の困難などの「負の記憶の重み」を抱え，「老いによる喪失の重み」「抑うつを伴う身体症状からの脅かし（抑うつ症状により，何もできなくなった身体への当惑や身体感覚の変容など）」「他者との相互作用から起こる自己の存在価値の低下と孤独」の苦しみを体験するため[4]，対象者の背景にある**喪失体験**，**身体症状**，**孤独感**の理解が重要になる．

b. 老年期うつ病の治療

　老年期うつ病の治療では，若年のうつ病と同様に休養，精神療法，薬物療法，修正型無けいれんECT（modified electroconvulsive therapy：m-ECT）が行われる．患者にかかわる基本的態度としては，長い人生を歩んできた中での喪失体験を抱える対象者の心理的特性を理解しながら，**受容的・共感的な態度**でかかわることが大切である．

(1)精神療法

うつ病治療では，「治療者–患者関係の形成」が重要であり，支持的精神療法（Ⅱ巻第Ⅷ章2節A-4-b参照）を基本にした対応を行う[2]．薬物療法の効果を十分得られない場合もあることから，**認知行動療法**は老年期うつ病患者にも重要である[5]．この他，自分の人生を振り返る回想療法や，過去の出来事に意味や価値を与えるライフレビュー療法などがある[1]．

(2)薬物療法

老年期うつ病に対する抗うつ薬は，SSRI（選択的セロトニン再取り込み阻害薬），SNRI（セロトニン・ノルアドレナリン再取り込み阻害薬），NaSSA（ノルアドレナリン作動性・特異的セロトニン作動性抗うつ薬）が推奨されている[1]．SSRIは，高齢者の場合には，転倒や消化管出血などのリスクにつながりやすいため，副作用の出現に注意する．三環系抗うつ薬は，SSRIと比較して抗コリン作用による症状（便秘，口腔乾燥，認知機能低下など）や眠気，めまいなどが高率にみられるため，高齢の患者に使用する場合はとくに注意が必要である．

不眠に対して，必要に応じてベンゾジアゼピン系の催眠鎮静薬や抗不安薬が利用されるが，これらは高齢者においてせん妄や転倒をはじめとする副作用があり，慎重な投与が必要である[6]．高齢者の場合，加齢により睡眠時間の短縮や浅眠がみられることが多く，元々睡眠の問題を抱えていることがあるため，薬物療法の前には，入眠前の状況（アルコールやカフェイン摂取）や日中の行動などについて**睡眠衛生指導**を行う．

(3)修正型無けいれんECT（m-ECT）

高齢者への修正型無けいれんECTは，記憶障害や頭痛などの副作用が生じやすいため，希死念慮が切迫した場合，低栄養状態にある場合，抗うつ薬による治療が困難な場合に，実施される．

c. 老年期うつ病の看護

(1)老年期うつ病を患う人の看護

うつ状態の有無や程度のアセスメントを行う．老年期は，元々活動量や食事量，睡眠の質などが低下している場合があり，うつ状態が現れる以前と比べて，どの程度の低下がみられるのかに注目する．また身体疾患を併発している場合も多く，**身体疾患**やその治療についてもアセスメントを行う．治療による苦痛を最小限にとどめ，症状や状態の変化の早期発見に努める．全般的なADLの低下は**自尊感情**を低下させるため，うつ病に関する理解を促し，周囲に支援を求める必要性を伝え，自ら支援を求めることができない患者には頻回な訪室を心がける[7]．

自殺のアセスメントでは，「死にたい」という直接的に表現された希死念慮に限らず，「楽になりたい」「消えてしまいたい」という間接的な希死念慮の表出，別れや感謝の言葉，自殺の具体的な計画の有無などをアセスメントする．自殺に追い込まれそうになっている心情の理解とともに**治療的な関係構築**を心がける．「これくらいのうつ状態は，誰にでもあるのでは」「死にたくもなるのでは」と患者の状態を評価しがちだが，そうした先入観は，患者の正しいアセスメントを妨げる可能性があり注意が必要である．

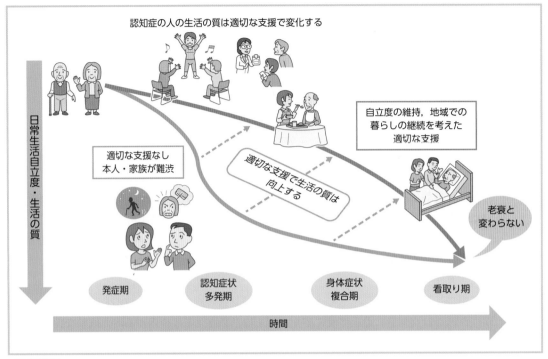

図Ⅲ-3-7　疾患の進行に伴う認知症患者の生活の変化
認知症患者の日常生活においては，支援が得られないと，本人，家族の生活が難渋して立ちいかなくなる．患者の日常生活自立度に合わせた適切な支援をすることで，看取り期までの生活の質を向上させることが大切である．
［山川みやえ，土岐　博，佐藤眞一：ほんとうのトコロ，認知症ってなに？，p.9，大阪大学出版会，2019を参考に作成］

(2)老年期うつ病を抱えた家族への看護

　家族は，人生の最終段階における患者の変化にとまどいやかかわりの困難を感じる．配偶者や親のケアを行うとなると生活変化が起こる．とくに高齢になってからのうつ病の発症は，家族の喪失体験ともとらえられ，家族の心理状態にも気を配り，患者への思いを受容的にかかわっていく．

2 ● 認知症

　認知症は，脳の器質的な障害のため機能が低下し，日常生活や社会生活に徐々に支障をきたしていく疾患である．
　認知症患者が，本人主体の暮らしを維持するためには，認知症患者の病態の変化と今後の見通しを理解したうえでの適切な支援が必要である（**図Ⅲ-3-7**）．

a. 疾患による症状を理解する

　認知症は，原因疾患や病態により，脳の損傷部位や障害部位は異なるが，いずれのケースでも進行とともに日常生活や社会生活に支障がで始める．「わからないこと，できなくなること」が確実に増えていく一方で，「わかること，できること」も多く残っている．しかし，「認知症になると，何もできなくなる」というイメージが先行し，日常生活で困りごとが起こった際に，ケアを行う側がすべてを手助けしようとすると，できる能力も

表Ⅲ-3-6　疾患別のコミュニケーション能力の特徴

認知症の原因疾患	変性, 萎縮部位	主な症状	コミュニケーション能力の特徴	コミュニケーション能力に合わせた工夫例
アルツハイマー (Alzheimer) 病	・海馬・側頭頭頂葉外部の萎縮 (後部帯状回, 楔前部, 側頭頭頂葉外部の血流の低下)	・記憶障害 ・見当識障害 ・失語 ・失認 ・失行 ・実行機能障害	・初期は言語的な障害が目立たないが, だんだんと話が完結しなくなっていく	・笑顔で, あなたの話を聞いているという落ち着いた雰囲気づくりをする ・言いたいことを, 要約しながら話を進める
			・記憶力や判断力の低下により状況に合った返答が難しくなる	・伝えたい内容の確認や説明を繰り返す ・紙に書くなど視覚的な刺激を活用する ・選択肢を少なく, 1つの内容に1つの質問をする
			・ごまかす, 取り繕う	・取り繕いは, 自己防衛反応であることを理解し正当化や叱責, 訂正はしない ・うまく言語化できないために暴言や暴力になることもあることを理解する ・伝えたい言語や内容を予測してかかわる
脳血管性認知症	・脳血管障害の原因となる脳出血や脳梗塞が出現する部位により違うが, 前頭葉に影響を及ぼす機能低下が起こりやすい (梗塞部の血流低下・前頭部の血流低下)	・感情失禁 ・抑うつ ・注意障害 ・仮性球麻痺 ・実行機能障害 ・脳血管性パーキンソニズム	・どの部位に障害があるかを理解する	・短い文章ではっきり伝える ・失語のために, 主語のない話や単語でしか言えない場合は, 病前性格や生活歴を理解し, 伝えたい言葉や内容を予測する
			・理解力や判断力は比較的保たれている ・感情の障害や意欲の低下がみられる	・以前から行っていた習慣的なことや本人の興味のあることからアプローチする ・ヒントや提示されたものから, 正解を選択することができるため, 本人の希望を聞く際に活用する ・感情の起伏が激しいがかかわりはもちたいと思っているため, こまめに声をかける ・命令口調にならない. 敬語を省略しない ・根気よく, ただし無理強いはせず, 1対1でかかわる
レビー小体型認知症	・形態画像上特異的な所見は認められない (後頭葉の血流の低下) ・MIBG心筋シンチグラフィの取り込み低下	・認知機能障害の変動 ・視覚認知機能の障害 (幻視・錯視) ・視空間認知機能の障害 ・パーキンソニズム ・誤認妄想 ・レム睡眠行動障害 ・うつ状態 ・薬剤の過敏性 ・自律神経症状	・認知機能の変動がある	・意思疎通がしっかりとれるときに, 重要なことを伝える ・拒絶があるときは時間を変えて対応する
			・詳細で現実的な幻視や妄想により, 一方的で混乱した会話がみられる	・幻視は本人が本当に体験していることであるということを理解する ・否定的な返事やあいまいな返事は興奮をまねくため使わない ・理解しやすいように会話速度を遅くするように意識する
			・パーキンソン症状により, 抑揚のない小声, 無表情がみられる	・嚥下機能を維持するためたくさん会話する ・歌を歌う (合唱やカラオケなど) ・楽器を利用する

表Ⅲ-3-6　疾患別のコミュニケーション能力の特徴（つづき）

前頭側頭型認知症	【行動異常型前頭側頭型認知症】・両側性の前頭葉，側頭葉部の境界明確な萎縮が認められる（両側性の前頭葉，側頭葉前部の血流低下）	・自分や周囲に関心がない・道徳的行動や感情コントロールが困難（脱抑制）・人格の変化・こだわりの強さ・滞続言語・反復言語や行動・自発性の低下	・人格変化による非常識な言動やふざけた態度などにより，他者とのトラブルになることがある	・さりげなく，介入しその場から離れるように誘導する
	【意味性認知症】・非対称性の側頭葉全部の萎縮（片側優位の両側側頭葉前部の血流低下）	・言葉の意味がわからない・人の顔がわからない	・言葉の意味や概念が喪失し意思疎通が困難になり，孤立しやすい	・言語による説明は混乱をまねくこともある・絵や文字，ジェスチャーを利用する
			・立ち去り行動や常同行動を制止すると暴言や暴力がある	・言葉や，引っ張るなどの誘導は困難であることを理解する・立ち去り時に一緒に歩き，方向変換や椅子に座るなど，さりげなく誘導する

［野口　代, 山中克夫：よくわかる！行動分析による認知症ケア, p.4-5, 中央法規, 2019および難病医学研究財団／難病情報センター：127前頭側頭葉変性症〔https://www.nanbyou.or.jp/wp-content/uploads/upload_files/File/127-201704-kijyun.pdf〕（最終確認：2021年9月6日）を参考に作成］

奪ってしまう危険性がある．そのため，認知症の原因疾患や進行度に伴う症状の特徴を理解することで，認知症患者の行動の意味を推察する手助けとなり，その人に合った看護の提供をすることにつながる．

b. 認知症患者の思いを推察しかかわる

　日常生活のしづらさをもつ認知症患者が，他者からぞんざいに扱われたり干渉されたりすると，自分の存在を誇示しようとしたり，自信をなくし意欲がなくなったりし，BPSD（behavioral and psychological symptoms of dementia）[*1]につながることがある．

　BPSDは「認知症患者の第2の言語」といわれ，その人なりのメッセージである．池田は「BPSDは認知症の方の，それまでの生き方や生活環境が大きく影響されるという際立った特徴がある」[8]と述べている．

　感情を司る扁桃体は，認知症が進行しても機能は保たれており，認知機能が低下しても，「好き」「嫌い」という感情は抱く．「ダメ！」「やめて！」などという強い響きをもつ言葉や，そっけない態度や冷たい反応は，わるいイメージを感じとらせて拒否などにつながる．反対に，認知症患者自身が大切にされていると感じることができるようなかかわりは，BPSDの症状を軽減させることができる．

　人は自分の信じたいことを信じ，見たいものしか見ないという特性がある．認知症の進

[*1]BPSD（認知症の行動・心理症状）：認知症の症状は中核症状と行動・心理症状（周辺症状ともいう）の2つから構成される．中核症状とは脳への障害そのものによって発生する記憶障害，実行機能障害をはじめとする症状のことである．一方，行動・心理症状とは中核症状に付随して発生する幻覚，妄想，抑うつ，不安・焦燥，身体的攻撃性，徘徊などといった症状のことである．重症の行動・心理症状は認知症患者の看護・介護を行ううえで大きな負担となる．

行とともにコミュニケーション能力が低下し，自分の思いを的確に表現できなくなっている認知症患者は，看護者が自分の知識や過去に経験したことに当てはめその人を理解したと思い込んで，一方的に行うケアを理解できず，BPSDに発展することがある．看護者は，認知症患者の気持ちを推察しかかわる努力は怠ってはいけない．

表Ⅲ-3-6に疾患別のコミュニケーション能力とそれに合わせたかかわりの工夫例を示す．

看護者は，認知症患者の性格や生活背景を知り，本人の気持ちや隠れた意欲を推察し，できなくなっていることや苦手になっていることはさりげなく補い，今ある能力や，自信をもっていることには，積極的に取り組めるように個々にあった支援が必要である．

引用文献
1) 大森昌夫，小坂浩隆：老年期うつ病と認知症見分け方とケア，臨床老年看護**24**：2-11，2016
2) 日本うつ病学会気分障害の治療ガイドライン検討委員会：日本うつ病学会治療ガイドライン高齢者のうつ病治療ガイドライン（2020年7月1日），〔https://www.secretariat.ne.jp/jsmd/iinkai/katsudou/data/guideline_20200713.pdf〕（最終確認：2021年9月6日）
3) 厚生労働省自殺対策推進室，警察庁生活安全局生活安全企画課：令和2年中における自殺の状況（2021年3月16日），p.5，〔http://www.npa.go.jp/safetylife/seianki/jisatsu/R03/R02_jisatuno_joukyou.pdf〕（最終確認：2021年9月6日）
4) 田中浩二，長谷川雅美：うつ病を抱えながら老いを生きる高齢者の体験．日本看護科学学会誌**32**（3）：53-62，2012
5) 岡田佳詠：看護師による老年期うつ病患者への認知行動療法．臨床老年看護**24**：13-21，2016
6) 厚生労働省：高齢者の医薬品適正使用の指針（総論編），別表1　高齢者で汎用される薬剤の基本的な留意点（2018年5月），〔https://www.mhlw.go.jp/content/11121000/kourei-tekisei_web.pdf〕（最終確認：2021年9月6日）
7) 日本精神保健看護学会学術連携委員会内ケアガイドラインワーキンググループ：老年期のうつ病患者・家族への対応．日本精神保健看護学会誌**24**（2）：105-124，2015
8) 池田　学：認知症―専門医が語る診断・治療・ケア，第3版，p.164，中央公論新社，2010

B. 老年期のこころの健康と看護

1 ● 老年期のこころの健康

日本の総人口に占める65歳以上人口の割合（**高齢化率**）は世界的にも高い水準にある（2020年10月1日現在で28.8％）[1]．また，日本の入院患者総数131万人のうち，65歳以上の患者が96万人，さらにそのうち75歳以上の患者が約70万人[2]となっており，老年期の患者の占める割合は高い．このため，加齢や，老年期に起きること全般について，そして，老年期のこころの健康について，医療に携わる者が理解を深めておくことは重要である．

老年期には，**加齢**による身体の各機能の低下や喪失，仕事や社会的・家庭内役割，家族や友人との別れなどの環境変化や関係性などの変化が生じることが多くなり，心身の健康に影響が生じる．また，身体機能や認知機能，健康状態の低下はこころの健康と互いに関連する．たとえば，身体機能や身体健康状態の減退があったり，日常生活動作が思うようにできない状態にあったりすると，そうでない場合に比べて，うつや不安などの精神不調の割合が高くなる．そして，「うつ」のない状態の人と比べて，うつ状態にある人は，機能障害や日常生活動作の困難が重度になりやすく，さらに，老年期のうつは，低い社会経済状態や，社会的孤立とも関連する[3]．

「眠れない」「目が覚める」など睡眠の問題を感じる高齢者も多い．不眠などの睡眠の問

題は，加齢による生理学的変化，環境や生活パターンの変化，薬物の副作用，精神不調などの要因により，老年期に生じやすくなり，また，不眠があることは心身の健康状態の悪化の要因ともなる[4]．

このように，老年期の身体状況，社会的状況などにより，精神健康が悪化したり，こころの健康状態の不調によって身体活動や社会とのかかわりに困難が生じるなど，心身の健康状態と活動は互いに影響し合っており，どこかに不調が起きると，その人の生活の質が低下してしまうおそれがある．このため，老年期にある患者の健康状態や活動状況の変化に気を配ることは重要である．

2 ● 老年期のこころの健康の不調に対する医療

老年期の医療を考えるにあたっては，患者の尊厳を守り，本人の心理的苦痛を軽減しながら，本人の自立をできるだけ維持するという視点が最重要である．老年期のこころの健康の不調に対する治療や医療的介入には，薬物療法と心理社会的療法があり，個人の病態や生活環境によって選択すべき対応は異なる．患者の症状を減らすことや問題となる状態を出現させないことを優先してしまい，本人の自由が制限されたり，本人の思考や行動を抑制するような医療を選択してはならず，誰にとっての何を目標として医療を提供するのかを考える必要がある．

とくに薬物療法を適用する場合には，高齢者の代謝は若年者と違いがあり，青年期や成人期の患者と比べて**薬物半減期**[*2]がより長く，副作用が出やすくなること，それら薬物動態の特徴に加えて筋力や視力などの低下があることで，より転倒しやすいことなどを考慮する必要がある．薬物療法以外の対応を試みることも重要である．また，老年期の患者は，すでに他の薬物を服用していることも多い．これら他の薬物の副作用によって心身の健康状況の悪化が生じている可能性がないかを検討する必要もある．とくに，複数の種類の薬物を服用している場合には，個々の薬物で明らかにされている副作用とは異なる副作用も薬の組み合わせによって出現する可能性があることに留意する．

こころの健康の不調に対する心理社会的療法には，認知行動療法や問題解決療法などの心理療法や，リラクセーション療法，サポートグループ，体操プログラムなどがある[3]．また，不眠に対しては，カフェインや運動・昼寝のとり方に関する情報を伝える睡眠教育や，瞑想なども含めたリラクセーション技法，認知行動療法などの効果が報告されている[4]．

3 ● 老年期のこころの健康に対する看護

日常の看護にあたっては，まずは対象者の思い，たとえば本人の心配ごとや困っていること，楽しみに思っていることなどをよく聴くことが重要である．機能の状態や社会的状況が同じであったとしても，それに対してどのような思いがあるかは本人にしかわからない．どのようなことが生じているのか，それに対してどのような思いでいるのかを本人か

[*2]薬物半減期：薬物は体内に吸収されて血液中からさまざまな組織へ分布し，そして代謝や排泄により消失する．この過程で，血液中の薬物濃度が半分に減るまでに要する時間を「薬物半減期」という．薬物半減期が長いということは，代謝・排泄されるまでの時間が長く，薬が体内にとどまり作用する時間が長いということである．

ら聴くことは重要である.

　たとえば，他の人との交流をしようとしないようにみえる人も，思いを聴いてみると，他の人と一緒に過ごしたい思いがあるが，聴力の低下があるために会話が聞き取りにくくなり，人の話を何度も聞き返すことが申し訳ない，恥ずかしいなどの理由で他者との交流をしないようにしているといった思いが語られることがある. また，生活費の心配や介護などで家族に迷惑をかけることを気に病み，食事を減らしたり，水分摂取を控えて体調不良になっていたりすることもある.

　患者の困っていることを解決することはできなかったとしても，患者の思いを，敬意をもってゆっくりと聴き，ただ受け止めることで，本人の尊厳が守られたり，本人の内面の整理につながることがある.

┃引用文献┃

1) 内閣府：令和3年版高齢社会白書（全体版）（2021年6月11日），p.2,〔https://www8.cao.go.jp/kourei/whitepaper/w-2021/zenbun/03pdf_index.html〕（最終確認：2021年9月6日）
2) 厚生労働省：平成29年（2017）患者調査の概況，統計表p.23,〔https://www.mhlw.go.jp/toukei/saikin/hw/kanja/17/index.html〕（最終確認：2021年9月6日）
3) Biering P：Helpful approaches to older people experiencing mental health problems：a critical review of models of mental health care. European Journal of Ageing **16**（2）：215-225, 2019
4) Patel D, Steinberg J, Patel P：Insomnia in the Elderly：A Review. Journal of Clinical Sleep Medicine **14**（6）：1017-1024, 2018

C. 家族ケア

1 ● 高齢者のいる家族

　家族が老年期を迎え，加齢や疾患によって身体機能や精神機能が変化することは，家族にもさまざまな変化をもたらす. 家族の病や老いを受容することは困難を伴うことも多く，不安を感じたり，高齢者本人に対して批判的になることもある. また，身近な家族の死はストレスの高いライフイベントであり，喪失体験は不眠やうつ病などの発症にも関連する.

　一方，家族にはそれぞれの生活・人生があり，子育てや学業・仕事，自身の加齢や疾患など，家族自身の課題や役割をもっている. 高齢家族に介護が必要となった場合には，介護者としての役割が加わり，それまでのライフスタイルが大きく変わることも多い. 高齢者の健康を支えるうえで家族の存在や役割は依然として大きく，介護者としてだけでなく，地域で生活する人として，家族全体をとらえる視点が重要である.

2 ● 家族の介護負担

　人口の高齢化に伴い，65歳以上の人のいる世帯は全体の49.4%（2019年）にのぼり，そのうち単独世帯と夫婦のみの世帯は全体の約6割を占めている[1]. 要介護者は年々増加して600万人（2016年）を超えており，介護者自身も高齢であったり（老老介護），子育てと介護のダブルケアや若年介護者（ヤングケアラー）など，高齢者を支える家族の状況も多様になっている[2]. 家族の介護や看護のために離職する人も少なくなく，収入の減少や社会とのつながりの減少は身体的負担だけでなく，経済的・精神的負担にもつながる[2].

　介護負担は，介護者の高血圧，腰痛，疲労などの身体症状や，うつ，不眠といったメン

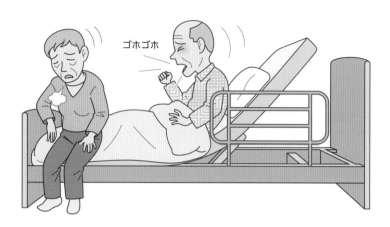

タルヘルスの問題など，介護者の健康と生活に大きく影響し[2,3]，介護が困難になったり，**高齢者虐待**につながる可能性もある．

　家族の介護負担を軽減し，家族への心理的・身体的サポートや社会資源の調整を通じて家族を支援するかかわりは，在宅ケアの広がりとともにその重要性が認識され，家族と接する機会の多い訪問看護でも重要な位置を占めている[4]．また近年，**地域包括支援センター**や医療機関では，家族支援プログラムや介護教室，介護相談，介護者の健康相談，認知症カフェなど，介護に関する情報提供や介護者同士が支え合う場がつくられている[2]．家族支援では，このような地域の取り組みと社会資源の活用，そして個別の家族ケアが重層的に提供されることが必要である．

3 ● 家族ケアにおける看護職の役割

　家族ケアには，個々の家族への援助，家族の関係性への援助，家族の社会性への援助があり，高齢者を介護する家族へのケアには以下のようなかかわりが含まれる[5]．

a. 家族の状況を把握し，アセスメントする

　家族の健康，不安や不眠などの健康問題，食事や日常生活の変化などについてアセスメントを行う．家族の構造や対応能力，コミュニケーション，これまでの経験といった家族全体のアセスメントや虐待のリスクを査定することも大切である[4]．家族に関する理論や尺度を活用することも役に立つ（Ⅱ巻第Ⅶ章2節参照）．

b. 家族の話を聴く

　家族の不安や負担感，家族への思いなどを聴き，苦労を労う．家族にはそれぞれの家族観や経験があり，看護職は自分の価値観を客観視しながら，中立的な立場で，家族の多様なあり方を理解する姿勢が大切である．

c. 知識や情報，介護技術を伝える

　疾患や治療に関する情報や今後の見通し，高齢者の行動や発言の背景，声かけや対応の工夫，介護技術などを伝えることは，家族の対応能力の向上につながる．一方的な指導にならないよう，タイミングや内容を考え，わかりやすく伝える．家族のかかわりのよいところを伝え，家族の力を引き出すことも大切である．

d. 家族自身の健康を高めるかかわり

訪問時に家族の血圧を測ったり，体調をたずねるなど家族が自身の健康に目を向けられるようかかわる．ストレス対処やリラックス法を共に考えたり，家族の受診のサポート，レスパイトケア[*3]の利用など家族が自分の時間をもてる方法を検討する．

e. 家族のコミュニケーションを促す

介護においては家族間の役割調整やさまざまな意思決定が必要となる．本人・家族が考えや希望を共有できるよう家族間のコミュニケーションを促す．

f. 利用できる制度や社会資源を紹介する

介護保険サービスや経済的支援，家族同士の交流の場などについて情報を伝え，ケアマネジャーや担当者と連携しながら調整する．本人・家族の意向や気がかりなことが主治医と共有されるよう調整することも大切である．

介護には，家族の情緒的交流や生きがいを高めるなど肯定的な側面もあり，さまざまなアプローチを通じて家族のセルフケア機能が維持・向上されるよう支援することが大切である．

引用文献

1) 内閣府：令和3年度版高齢社会白書（全体版）（2021年6月11日），p.9，〔https://www8.cao.go.jp/kourei/whitepaper/w-2021/zenbun/03pdf_index.html〕（最終確認：2021年9月6日）
2) 厚生労働省：市町村・地域包括支援センターによる家族介護者支援マニュアル（2018年3月），〔https://www.mhlw.go.jp/content/12300000/000307003.pdf〕（最終確認：2021年9月6日）
3) 星野純子，堀　容子，近藤高明ほか：女性介護者における心身の健康的特性．日本公衆衛生雑誌56（2）：75-86，2009
4) 山本則子，岡本有子，鈴木育子ほか：高齢者訪問看護における家族支援に関する質指標の開発．家族看護学研究13（1）：19-28，2007
5) 鈴木和子，渡辺裕子，佐藤律子：家族看護学―理論と実践，第5版，日本看護協会出版会，2019

学習課題

1. 老年期うつ病の特徴は，他の世代に比べて，どのような特徴がありますか．
2. 老年期うつ病にある患者に看護を行う際に，気をつけることはどのようなことですか．
3. 老年期うつ病を抱える患者の家族に，どのようなケアを行いますか．
4. 認知症を患う人の世界をイメージし，その人にあったケアを行うために，どんなことが必要ですか．
5. 老年期の個人に生じる変化にはどのようなものがありますか，また，どのような態度で患者に接しますか．
6. 高齢者のいる家族におけるメンタルヘルスの課題は何ですか．家族ケアにおいて大切な視点は何ですか．

[*3]レスパイトケア：レスパイト（respite）とは「休息」を意味する言葉で，高齢者や障害児・者をケアする家族が休息をとれるよう，一時的にケアを代替する家族支援サービスを指す．短期入所や通所介護などがある．

一般病床における精神看護

1 事例から学ぶ 一般病床での精神看護

1-1 身体症状症，病気不安症

> **事例①** さまざまな身体症状の訴えを繰り返すAさん
>
> 　Aさん，60歳代後半，女性．無職（定年退職）．夫は数年前に病気で他界．娘夫婦と同居．
>
> 〈入院までの経過〉
> 　めまい，頭痛，倦怠感などの身体症状の訴えが続き，いくつかの病院を受診したが，検査の結果には異常が認められず，2年ほどが経過していた．
> 　家族に勧められて精神科を受診したこともあるが，「体の病気だから精神科は必要ない」と主張して，一度受診したきりとのことであった．今回は，外来での検査で一部異常が認められ，精密検査目的で短期間の入院を予定している．
>
> 〈入院後の経過〉
> 　同居している娘夫婦は，Aさんの毎日の身体症状の訴えに辟易しているとのことであった．入院後も，「自分の調子は自分が一番わかる．元気そうと言われるのが嫌だ」と，身体の不調を病棟看護師に何度も訴え，看護師も次第にAさんの訴えを傾聴することにいらだちを感じるようになっていた．また，「動くと調子がわるくなる」と，さまざまな身体症状を訴え，1日のほとんどをベッド上で過ごし，めまいのため歩行時はAさんの希望により付き添い歩行を行っていた．
> 　Aさんの訴えにどう対応したらよいのか，ADLを上げるためにはどうしたらよいのか，リエゾンナースへ相談・依頼がなされた．

1 ● アセスメントと看護計画

　バイオ・サイコ・ソーシャルモデルを用いてAさんのアセスメント内容を整理すると，図Ⅳ-1-1のようになる．

a. 身体症状症の疑いという検査結果を想定して看護計画を立案する

　今回の入院は精密検査目的であり，Aさんは「わるいところをみつけてもらえる」と安心した様子であった．ところが，リエゾンナースに依頼があったときまでに行われた検査では，異常所見は認められていなかった．また，Aさんの多彩な**身体愁訴**とバイタルサインズとの関連，異常も認められなかった．今後予定している検査結果でも異常が認められなければ，Aさんの身体愁訴は**身体症状症**（Ⅱ巻第Ⅵ章3-2節C-5参照）によるものである可能性が高くなると考えられる．その際の対応について病棟看護師と話し合い，看護計画を立案した．

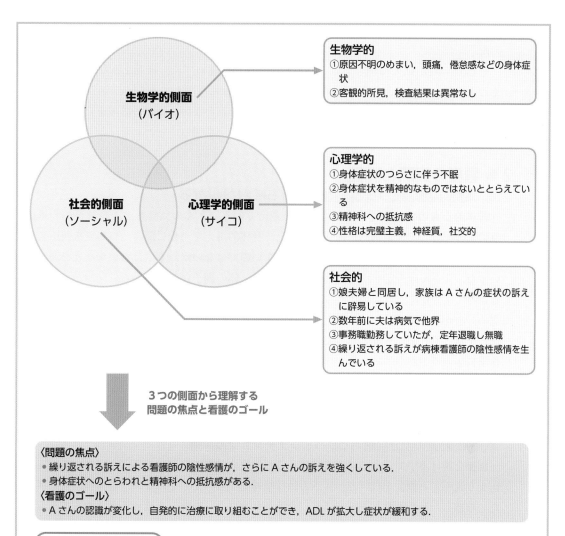

生物学的
①原因不明のめまい，頭痛，倦怠感などの身体症状
②客観的所見，検査結果は異常なし

心理学的
①身体症状のつらさに伴う不眠
②身体症状を精神的なものではないととらえている
③精神科への抵抗感
④性格は完璧主義，神経質，社交的

社会的
①娘夫婦と同居し，家族はAさんの症状の訴えに辟易している
②数年前に夫は病気で他界
③事務職勤務していたが，定年退職し無職
④繰り返される訴えが病棟看護師の陰性感情を生んでいる

3つの側面から理解する
問題の焦点と看護のゴール

〈問題の焦点〉
• 繰り返される訴えによる看護師の陰性感情が，さらにAさんの訴えを強くしている．
• 身体症状へのとらわれと精神科への抵抗感がある．
〈看護のゴール〉
• Aさんの認識が変化し，自発的に治療に取り組むことができ，ADLが拡大し症状が緩和する．

情報の整理のポイント

　入院時は，検査を進めている段階でもあり，身体症状への対応も十分に行う．それとともに，検査結果に問題がなかったときも見据えて，患者背景の情報収集，患者の抵抗感に留意しながら少しずつ疾患教育を行っていく．また，医療者の陰性感情への対応が，Aさんの症状につながっている可能性にも着目する．

図Ⅳ-1-1　バイオ・サイコ・ソーシャルモデルによる問題の焦点と看護のゴール

b. 訴えの傾聴と，精神科への抵抗感の対応を中心に立案する

　病棟看護師には，忙しい業務の中，繰り返されるAさんの訴えに対し陰性感情を抱いている者が多いと考えられた．そこで，時間がないときには訴えをゆっくり傾聴することは難しいこと，そうするとAさんは話を聞いてもらえたという思いになりにくいこと，そのことが逆に看護師の陰性感情を高めることにもつながり，看護師の陰性感情はAさんにも伝わることなどを話し合った．

　そこで，訴えの傾聴に関しては，①リエゾンナースが定期的にAさんとの面接を行うことで病棟看護師への訴えの軽減を図る，②多忙時には今は時間がないことを伝え，後で

　話を聞く時間を約束し，その際にゆっくり話を聞くようにする，という看護計画を共に考えた．

　そして，ADL拡大に関しては，③当面は無理には進めずに，経過をみながら考えていくこととし，その他，④医師からは検査結果を十分に説明してもらう，⑤Aさんの症状の訴えに対し安易に“精神的なもの”などの言葉は使わない，などの計画を立案し，病棟看護師，医師も含めてのカンファレンスで対応の統一を図ることとした．

2 ● 看護の実際と評価

a. 定期的な面接でつらさを共感しながら訴えに対応する

　精神的なものではなく身体的な病気と考えているAさんの気持ちと，精神科への抵抗感に十分配慮して，定期的に面接を行った．身体的訴えを十分に聞き，つらさを共感した．そして，長い間のつらさから気分もすぐれないのではないか，不眠はないかなどを聞いていった．Aさんは否定をするかとも思われたが，体の調子がわるいから外向的だった以前と違って気分がすぐれないことや，体のつらさから寝つけず，やっと寝てもトイレで目が覚め，なかなか寝つけないと話した．思い返すと，仕事が定年退職となり，夫と海外旅行などをゆっくり楽しもうと思っていた矢先，夫が病気で亡くなってしまった．その頃から徐々に体の不調がで始めた気がする，とも話した．

　精神科への抵抗があったため，不眠に対する睡眠薬は内科医から処方してもらうことをチームで話し合った．睡眠薬を内服し，睡眠障害は改善が認められた．

　当初は，症状の訴えに変化はみられなかったが，病棟看護師への訴えは減少し始めた．

b. 検査結果の十分な説明とリハビリテーションの実施

　面接を続ける中で，その時点までに行った検査の結果に問題はないことについて，主治医より説明する機会を設けた．Aさんは「精神的なものかもしれない．自律神経失調症みたいな感じかしら」などと話すようになり，リラクセーションを勧めると「やってみる」と話した．呼吸法の指導から行い，漸進的筋弛緩法（Ⅱ巻第Ⅷ章3節E参照）を行った．そして，本人から自発的に病棟看護師に「病棟内の歩行練習や体操を始めたい」と希望したため，病棟看護師とAさんが一緒にプランニングし，リハビリテーションを行った．

　数日で看護師の付き添いがなくてもリハビリテーションが行えるようになり，ADLの自立と身体症状が軽減してきていることがわかる言動が聞かれるようになった．そして，検査結果のすべてに異常がなかったと主治医より説明を受けると，その後の面接時に「やっぱり，自律神経失調症みたいな感じなのかしら……．あの頃，いろいろあったから，体のバランスが崩れちゃったのかしらね」とAさんは話した．めまいや倦怠感などの症状がすっきりとれたわけではないが，調子は少しよいようだとも話し，無理なく退院につなげることができた．

3 ● 身体症状症と病気不安症の事例から学ぶこと

　この事例の背景には，老年期の課題も影響していたと考える．老年期は次第に身体機能の衰えを感じ，さまざまな喪失を体験する時期にあたる．Aさんも退職，配偶者の死など，人生における喪失を続けて体験していた．稲村は，「老年期では，様々な近親者の死や実

際の身体疾患の罹患などのライフイベントにより，自己の身体に対する不安が高まる．したがって，高齢者の不定愁訴の背景には疾病恐怖を基盤とした心気症状が存在することが多いことは十分に予想できる」と述べ，十分な傾聴・共感と疾患教育が重要といっている[1].

しかし，事例のように身体症状症や病気不安症で，身体症状を繰り返し訴える患者に陰性感情（第Ⅳ章2節D-1-b参照）を抱く医療者は少なくない．そして，多忙な業務の中，重い病気で身体的苦痛につらさを感じている患者へのケアを行っていると，心気症状を訴える患者の訴えを聞くことよりも，他の患者のケアに気持ちが向き，繰り返される訴えに対し親身に話を聞くことが困難にもなってくる．そして，このような医療者の気持ちは，患者への説明や日々の対応で無意識に表現されていることが少なくない．このため患者は，さらに症状を訴えるという結果につながる．

この場合，医療者が自身の陰性感情を知って対応を振り返ることや，リエゾンナース，精神科医，臨床心理士などに介入を依頼することも1つの方法である．依頼する場合には，精神科に任せきりにするのでなく役割分担を行い，それぞれがかかわりをもつことが大切である．

また，一般的に身体症状症や病気不安症の治療・ケアは難事であることが多い．宮岡は，「医師の側も“これ以上わるくならなければよい”くらいに考えて焦らないほうが，また患者にも一般に改善の度合いが遅いものであることをあらかじめ説明しておいたほうが，結果的には早期の症状改善につながることがある」[2]と述べている．看護師も同様に，このような心もちでかかわっていくとよいと考える．

▌引用文献▐
1) 稲村圭亮：老年期の身体症状症および関連症群の臨床，老年精神医学雑誌**30**（4）：388，2019
2) 宮岡　等：内科医のための精神症状の見方と対応，p.73，医学書院，2001

1-2 睡眠障害・不眠

事例②　入院後に十分な睡眠がとれなくなったBさん

　Bさん，40歳代，女性．専業主婦．夫と中学生の娘，認知症の義母と4人暮らし．診断名は悪性リンパ腫．

〈入院までの経過〉

　Bさんは1年前から左頸部に1cmほどの硬いしこりが触れ，気にしていた．しかし，義母の介護で忙しく，しこりに痛みはなかったため病院には行かず放置していた．半年後，しこりは3cmほどの大きさまで膨らみ，体重が急激に減少し，異常に疲れやすく，「何かおかしい」と感じ外来受診した．検査の結果，悪性リンパ腫と医師より診断され，治療目的で入院した．

〈入院後の経過〉

　入院後，点滴による化学療法が開始された．入院当初より，看護師が夜間巡回すると，Bさんは，横になっていても目を開けて起きていることが多かった．病棟看護師が声をかけると「寝ようと思っても寝つけないし，すぐ目が覚めて寝た気がしない．でも，本を読んでいるから大丈夫です」「睡眠薬は癖になりそうで，飲みたくない」と話していた．

　入院後2週間が経過した頃から，夜間のナースコールが頻繁になり，「眠れない」「廊下の足音がうるさい」「点滴を外してほしい」「ナースコールで呼んでもすぐに来てくれない」など，イライラした表情で訴えてくるようになった．

　日中は「中学生の娘のことが心配」「義母も夫も，大丈夫かしら」と，家にいる家族の心配をしていた．また，「私はいつ退院できるの？」と病棟看護師に質問していた．昼間も暗い表情で何もせずベッドで横になっていることが増え，毎食の食事も残すようになった．

1 ● アセスメントと看護計画

　バイオ・サイコ・ソーシャルモデルを用いてBさんのアセスメント内容を整理すると，図Ⅳ-1-2のようになる．

a. 不眠の状態をアセスメントする

　まず，Bさんが実際にどれだけ睡眠がとれているのか，どのような**不眠のタイプ**（**表Ⅳ-1-1**）なのかを把握する．Bさんの場合，入院から2週間にわたって不眠状態が続いている．不眠のタイプは，寝入りに時間を要することから**入眠困難**，眠った気がしないことから**熟眠感の欠如**があることがわかる．2週間後には，夜間のナースコールが頻繁になり睡眠の全体時間も短くなっていることがうかがえる．Bさんがスムーズに眠りにつくことができ，満足の得られる睡眠が保てるような目標を立てることが必要となる．

b. 不眠の原因をアセスメントする

　次に，Bさんが，何が原因で眠れていないのかをアセスメントすることが重要である．不眠の原因には，一般に心理学的，生理学的，身体的，精神医学的，薬理学的という大き

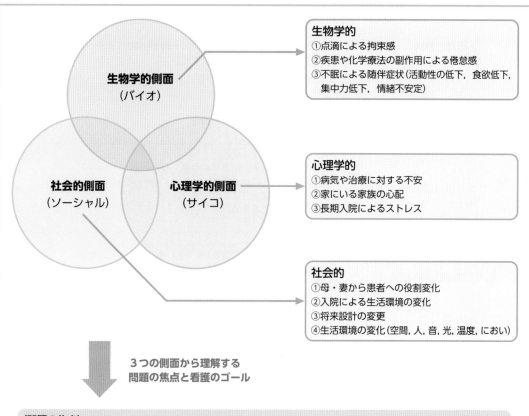

生物学的
①点滴による拘束感
②疾患や化学療法の副作用による倦怠感
③不眠による随伴症状(活動性の低下，食欲低下，集中力低下，情緒不安定)

心理学的
①病気や治療に対する不安
②家にいる家族の心配
③長期入院によるストレス

社会的
①母・妻から患者への役割変化
②入院による生活環境の変化
③将来設計の変更
④生活環境の変化(空間，人，音，光，温度，におい)

**3つの側面から理解する
問題の焦点と看護のゴール**

〈問題の焦点〉
● 疾患や治療に伴う苦痛，予後の不安，生活環境の変化などによる不眠が生じている.
● 不眠に伴う活動性の低下，食欲低下，集中力低下，情緒不安定の出現が生じている.
〈看護のゴール〉
● 睡眠を阻害する要因を取り除き，質のよい睡眠時間が確保できる.
● 不眠に伴う症状に早期に対応し，入院生活の苦痛を軽減できる.

情報の整理のポイント

　Bさんの状態を，バイオ・サイコ・ソーシャルモデルの3側面からみていくことで，Bさんの疾患と治療の身体的苦痛から影響する不眠(生物的側面)，疾患や治療への不安・家族の心配から影響する不眠(心理的側面)，社会的役割の変化や生活環境から影響する不眠(社会的側面)といった不眠の要因と不眠に伴う生活への影響が整理された．その結果，Bさんの睡眠に関する問題が焦点化され，Bさんが良質の睡眠時間を確保できるよう，睡眠を阻害する要因を取り除き，不眠による入院生活への苦痛を軽減するための看護目標と計画の設定につなげる.

図Ⅳ-1-2　バイオ・サイコ・ソーシャルモデルによる問題の焦点と看護のゴール

表Ⅳ-1-1　不眠のタイプ

①入眠困難：寝つきがわるい（入眠に30〜60分以上かかる）
②中途覚醒：途中で目が覚める
③早期覚醒：朝早く目が覚める
④熟眠感の欠如：眠っていても，眠った気がしない

[髙橋恵子：不眠. パーフェクト臨床実習ガイド　精神看護, 第2版(萱間真美編), p.299, 照林社, 2015より許諾を得て転載]

表Ⅳ-1-2　不眠の原因

①心理的原因	〈精神的ストレスによる不眠〉 ・ライフイベントによる心理的ストレス（一時的不眠） ・不眠への不安やこだわり（神経質性不眠）
②生理学的原因	〈睡眠リズムを乱す生活環境による不眠〉 ・交替制勤務 ・時差ぼけ ・不規則な生活などの不適切な睡眠衛生 ・急激な生活の変化
③身体的原因	〈身体的疾患に伴う不眠〉 ・慢性閉塞性肺疾患や気管支喘息による咳，呼吸困難感 ・リウマチ性疾患やがんによる痛み ・更年期障害によるのぼせ，ほてり，発汗 ・アトピー性皮膚炎によるかゆみ ・前立腺肥大による頻尿
④精神医学的原因	〈精神疾患に伴う不眠〉 ・神経症（入眠困難が多くみられる） ・うつ病（早期覚醒が多くみられる） ・統合失調症 ・アルコール依存症 ・認知症
⑤薬理学的原因	〈薬物や嗜好品の副作用として引き起こされる不眠〉 ・薬物（抗がん薬，インターフェロン，ステロイド，気管支拡張薬，降圧薬，抗パーキンソン病薬など） ・嗜好品（コーヒーや緑茶に含まれるカフェイン，たばこに含まれるニコチン，アルコール）

[髙橋恵子：不眠. パーフェクト臨床実習ガイド　精神看護, 第2版（萱間真美編）, p.300, 照林社, 2015より許諾を得て転載]

く分けて5つの要因がある（**表Ⅳ-1-2**）．

　Bさんの場合，悪性リンパ腫の症状や化学療法の副作用による苦痛，病気による予後・将来への不安，入院治療という生活環境の変化とそれに伴う生活リズムの乱れ，点滴による拘束が睡眠を阻害する要因として考えられる．さらに，家に残してきた娘と義母への気がかりや，母親として，妻としての役割の喪失感なども考えられる．

　したがって，Bさんは身体的にも精神的にも，安楽な療養環境が得られず，治療に前向きに臨める状況でないと考えられる．そのため，Bさんの精神的な苦痛を軽減し，安楽が保てる環境改善のプランが必要となる．

c. 不眠によって起こる症状をアセスメントする

　質のよい睡眠が十分に確保されないと，体力を消耗して活動力が低下し，生活リズムが乱れる．食欲は低下し，さらに意欲や集中力が低下して情緒不安定となり，悪循環に陥っていく．Bさんの場合，不眠によって，昼間も活動量が低下し，また，焦燥感や落ち込みといった情緒不安定な状態がみられている．気がかりからの影響も考えられるが，不眠による随伴症状に注意し，早い時期に不眠への対応を行い規則的な生活リズムが整うような計画を立てることが重要である．

　以上より，Bさんが，①心地よい眠りが得られる環境を確保し，②感情表出しやすい安心できる環境が得られ，③生活リズムを整え治療に前向きに臨めるような計画を立て，看護介入するとよい．

2 ● 看護の実際

a. 心地よい眠りが得られる環境を確保する

　Bさんが，心地よい眠りが得られる環境を確保するために，夜間の点滴は一時的に外すことにした．また，Bさんは夜間の足音に敏感になっていることから，看護師は夜間の物音に気を配り，病室の光，温度，においなど気になる環境も再確認し，必要に応じて対応した．

b. 感情表出しやすい安心できる環境を確保する

　Bさんの場合，自分の病気のことだけでなく，家に残した中学生の娘や認知症の義母の心配など，不眠に影響する心配ごとを抱えていた．そのため，Bさんの夫や娘が面会に来た際は，家族だけで過ごせる時間を確保できるよう，スタッフの訪室を控え，処置や検査などが重ならないよう配慮した．また，看護師は，Bさんの抱えている不安，心配ごとの訴えにゆっくり座って耳を傾けられる時間をつくり，感情表出しやすい安心できる環境を確保した．また，その際，入院生活の中で，気持ちを落ち着かせる方法についても一緒に話し合い，好きな音楽を聴いて過ごしてみることにした．

c. 生活リズムを見直し，活動量を調整する

　Bさんは，昼間もベッドに横になっていることが多く，活動量が全体的に低い状態にあった．易感染状態でない場合は，Bさんの病状に応じて，日中，院内外の散歩を促し，体を軽く動かし気分転換できるような機会を提供した．

　治療が長期間にわたることが予想される場合は，病状をみながら外泊などを積極的に取り入れることを計画の1つとして検討していた．また，昼間は病室が明るくなるように環境を調整した．Bさんは，時々，気持ちがホッとするからと就寝前にコーヒーを飲んでいることもあったため，就寝前はデ・カフェやハーブティなどカフェインのない飲み物に切り替えてみてはどうかと提案した．

d. 適切なアセスメントのもとに，睡眠薬を検討する

　環境の調整や，生活リズムの見直し，ストレスの軽減を図っても不眠が軽減しないことは多い．その場合は，睡眠薬を検討し，睡眠と休息がとれて精神的に安定した段階で，環境や生活リズムの見直しを患者と一緒に話し合うとよい．

　Bさんは，睡眠薬に対しては不安を抱いていたため，薬に対する思いを確認し，適切に使用すれば安全であることを伝えた．頓用として処方し，眠れないと思ったときに使用してみるよう声をかけ，内服した際は副作用の出現などに注意して観察した．

3 ● 看護の評価

　Bさんは，しばらく睡眠薬を使用して夜間寝ていたが，徐々に，睡眠薬を使用しなくても熟眠できるようになっていった．たまに，寝つきがわるい日や中途覚醒した際は，頓用で処方されている睡眠薬を本人希望時に使用して良眠できている．Bさんは熟眠できるようになってから，食欲も戻り，表情も明るくなっていった．看護師とも，Bさんから入院治療に伴うさまざまな不安や心配ごとを話すようになった．Bさんの目標は達成したが，時折，入院治療に伴う不安が睡眠に影響している日もあるため，立案した計画はそのまま継続して行うことにした．

　一般には，立案した計画，目標の内容が達成できたかを評価し，患者の睡眠状況や訴え，生活リズムを観察し，計画の追加・修正をする．患者の主観的な訴えだけでなく，客観的な睡眠状況と合わせて観察し，評価することが必要である．また，睡眠薬を投与しても効果が得られないときは，うつ病などの精神疾患による不眠が考えられるため，すみやかに精神科に相談を依頼する．

4 ● 不眠の事例から学ぶこと

a. 早い時期から，睡眠を阻害する要因を取り除く

　不眠の問題が起きてから対応するのではなく，患者が入院した時点から，よりよい睡眠が確保できるような環境をつくることが大切である．そのため，日頃から環境を整え，また患者の訴えに耳を傾け，患者が抱えている問題を把握し，睡眠を阻害するものは何かを把握しておく．

1-3　不　安

事例③　強い不安から頻繁な要求や，焦燥感や怒りなどが現れたCさん

Cさん，40歳代，男性．成人スティル病．会社員（部長職）．妻，7歳と5歳の娘の4人家族．

〈これまでの経過〉

自己免疫疾患である成人スティル病で入院中のCさんは，疾患，および副腎皮質ステロイド薬と免疫抑制薬の内服による免疫機能の低下のため易感染状態にあり，治療の途中に敗血症となり，生命の危機に陥ることもあった．今後の治療の見通しがなかなか立たず，長期入院，長期臥床の状態が続いていた．病気に対する不安とともに，仕事復帰の目途が立たないいらだち，家族の心配などを語りながらも，落ち着いた印象であり，担当看護師が傾聴を行っていた．

〈最近の様子〉

しかし，次第にイライラすることが増え，担当看護師への頻繁要求や検査や処置などに対する細かな質問，少しでも他の医療者と違う返答があると指摘や追及をして，怒り出すこともみられた．

これまでも外来通院中，医師に対して納得のいくまで質問を繰り返してはいたが，最近はその傾向が強くなっている様子がうかがえた．その反面，「寂しいから少しここにいてほしい」「マッサージをしてほしい」など，ナースコールも頻繁に鳴らすようになってきた．

「部屋に行くと何を聞かれるか怖い」「一度訪室するとなかなか離れることができない」と，Cさんの病室から次第に足が遠のくようになった看護師もでてきていたため，リエゾンナースへ相談・依頼がなされた．

1 ● アセスメントと看護計画

バイオ・サイコ・ソーシャルモデルを用いてCさんのアセスメント内容を整理すると，図Ⅳ-1-3のようになる．

a. 初回相談時のアセスメントと対応，結果（図Ⅳ-1-4）

担当看護師から聞いた経過や現状などから，抑うつ状態，病気の予後への**不安**などが，焦燥感や怒りを現している影響も考えられた．担当看護師にCさんの抑うつ感や不安症状の確認をしてもらい，症状がある場合には精神科の受診，リエゾンナースとの面談の意思を確認してもらうこととした．

その結果，今後の治療や見通しへの不安，主治医や看護師への不満や質問などを担当看護師が傾聴，その後，抑うつ感，不安について確認をしたところ，「確かに気分は落ち込んでいる．先のことを考えても考えがまとまらない．どうしてよいのかわからない．夜もなかなか眠れなくて，寝ても何度も目が覚めてしまう．そのたびにどうしてよいのかわからなく不安になる」と涙ぐみながら答えた．

精神科受診，リエゾンナースとの面接を勧めたところCさんは了承し，精神科医，リエ

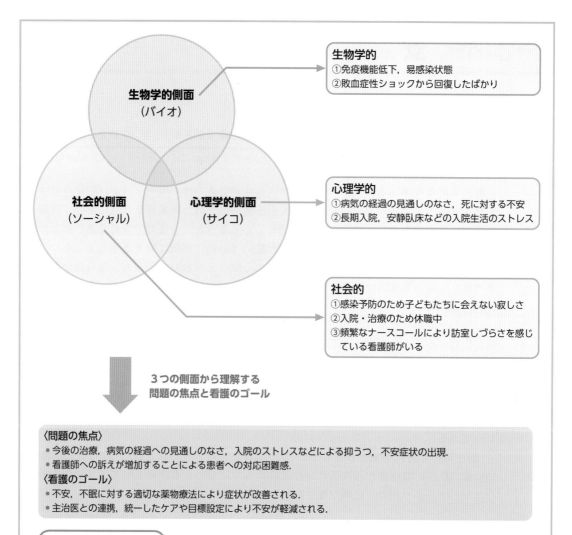

生物学的側面
（バイオ）

生物学的
①免疫機能低下，易感染状態
②敗血症性ショックから回復したばかり

社会的側面
（ソーシャル）

心理学的側面
（サイコ）

心理学的
①病気の経過の見通しのなさ，死に対する不安
②長期入院，安静臥床などの入院生活のストレス

社会的
①感染予防のため子どもたちに会えない寂しさ
②入院・治療のため休職中
③頻繁なナースコールにより訪室しづらさを感じ
　ている看護師がいる

**3つの側面から理解する
問題の焦点と看護のゴール**

〈問題の焦点〉
● 今後の治療，病気の経過への見通しのなさ，入院のストレスなどによる抑うつ，不安症状の出現．
● 看護師への訴えが増加することによる患者への対応困難感．
〈看護のゴール〉
● 不安，不眠に対する適切な薬物療法により症状が改善される．
● 主治医との連携，統一したケアや目標設定により不安が軽減される．

情報の整理のポイント

　死に対する不安，長期入院，先が見えない不安，睡眠障害などにより，抑うつ・不安状態を引き起こしている．また，防衛機制により，Ｃさんの不安などが看護師へ怒りとして置き換えられて表現されている．精神科リエゾンチームの介入による抑うつ状態への治療・ケアと，主治医も含めた医療チームで連携を密にしてかかわることにより，Ｃさんの不安の軽減につなげる．

図Ⅳ-1-3　バイオ・サイコ・ソーシャルモデルによる問題の焦点と看護のゴール

ゾンナースで面接を行った．

b. 面接後のアセスメントと看護計画

　診察の結果，不安と抑うつを伴う適応障害の診断であった．軽度の抑うつ感と不安の症状のほかに，焦燥感，不眠などが認められた．精神科医より，敗血症性ショックの状態から回復したばかりであり，少量の薬から様子をみることを説明され，抗不安薬と睡眠薬が処方された．

　Ｃさんに関連する情報と精神科医の診察，面接の結果，看護介入の焦点として，以下の

〈アセスメントの視点〉
●患者情報を整理する.
　　（生活歴，家族背景，病名・病状，精神疾患の有無，薬剤など）
●いまの病気や治療などについての患者の考え
●患者の防衛機制の用い方
●家族からの患者情報，病前性格
●患者の行動や表情の観察

「不安」が考えられる場合：不安を引き起こしている要因，不安のレベルに応じて対応方法は異なってくる部分があるので，以下のアセスメントを十分に行う必要がある.
●不安を引き起こしている要因は何が考えられるか？
　・病気や死に対する不安，将来への不安，生活の不安などストレス因子はあるか？
　・身体疾患（甲状腺機能亢進症など），精神疾患（パニック症など），薬剤（中枢神経刺激薬による中毒，離脱症状など）の要因はないか？
●不安のレベルのアセスメント（表Ⅳ-1-3参照）

図Ⅳ-1-4　アセスメントの視点と対応

ことが考えられた.
　身体的には敗血症は改善し，生命の危機状態から脱したが，今後も予断を許さない状態であった．今後の治療，病気の経過の見通しのなさ，死に対する不安，長期入院，感染予防のため子どもたちに会えない寂しさ，安静臥床などの入院生活のストレスなどが，不安・抑うつ・焦燥感・不眠の精神症状を呈していると考えられた．そして，頻繁な要求や叱責，怒りの表出，そうかと思うと孤独・不安から甘えの行動の変化につながり，看護師の陰性感情，困難感につながったと考えられた．社会的問題に対しては，妻のサポート，経済的な安定から，問題をもちながらも対応できていた.
　以上のことから，不眠，不安に対する薬物療法，定期的な面接，主治医と担当看護師が中心となって，統一した病状・治療などの説明，目標設定を行うことを介入の焦点と考え，担当看護師と話し合い，以下の看護計画を一緒に立案した.

①Cさんに簡潔に現在の精神状態，薬の説明を行い，不安時には抗不安薬を使用してみることを伝える.
②検査，薬の変更などに関しては主治医からの説明とすることで統一，その旨などを担当看護師，主治医からCさん自身へ説明する．Cさんから質問を受けたときにあいまいな点があれば，主治医，担当看護師，リーダーの看護師に確認することを返答するように統一する.
③さまざまな要求に対しては，ケアの統一を図り混乱しないようにする．また，できることとできないことについて看護師によって対応が異ならないように統一する.
　Cさんのケア方法・対応についての具体的なケア表を作成し，適時，追加・修正して確認する．この計画を立てるにあたり，各スタッフから情報を得ること，看護師

　　　が対応に困っている点もCさんに伝えて話し合う.
　④焦燥感, 気持ちが落ち着かない, 不安に感じるときには頓用の抗不安薬の内服を勧
　　　める.
　⑤長期目標とともに, 短期目標を共に考える. 段階を追っていくことを担当看護師が
　　　中心になり話し合い, プランをCさんと共に考えてもらう.

2 ● 看護の実際

　抗不安薬を頓用で処方されていたが, Cさんから「いつ飲んでいいのかわからない」という発言があり, 精神科医と相談して定時の内服に変更した. 睡眠薬の内服により睡眠障害の改善とともに, 不安・焦燥感も次第に軽減された.

　Cさんが精神的に少し落ち着いたところで, 主治医と担当看護師が, Cさんと今後の治療について話し合いの場をもつとともに, 質問などには主治医が中心に対応することを確認し, ケア方法について担当看護師がCさんと話し合いを行った.

　目標設定に関しては,「いつ退院できるのか?　退院後の生活はどうなるのか?」など, 先の不安を考えてしまうことは仕方ないが, まず身近な目標を歩行とし, 段階を追ってリハビリテーションをしていくことを担当看護師が中心になり話し合った. その後, 理学療法士とも相談し, 病棟内歩行, 入浴などを目標とした段階を追った計画を立てた.

　また, 看護師間では, ケアの統一のためのケアプランの立案とともに, 看護師の陰性感情についての話し合いも行い, 看護師のメンタルケアも視点に入れカンファレンスを行った. そして, 現在のCさんの精神状態を話し合い, 対応について検討した. これらの結果, 睡眠障害の改善と抑うつ感・不安・焦燥感の軽減とともに, 頻繁なナースコールや, 怒ることなどがなくなっていった. リハビリテーションも段階を追い, 少しずつADLの拡大が進み, 外泊を取り入れながら, 治療を進めていくことができるようになった.

表Ⅳ-1-3　不安のレベル

軽度の不安	毎日の生活において人を注意深くさせ知覚領域を拡大する. 学習意欲と問題解決能力を向上させる. 憂うつ, 落ち着きのなさなど情緒的な反応を自覚しており, その感情を言葉で訴えることができ, 注意力, 集中力, 判断力は保たれている
中程度の不安	目の前のことしか考えられなくなり, 知覚領域が狭くなる. 学習能力や問題解決能力は極端に低下する. 注意を喚起させると意識的に注意を払うことはできる. 口数の変化, 話題が変わりやすく, 表情の変化など行動の変化が目立つようになる
強度の不安	特定の些細なことに注意が奪われて, 知覚領域が極端に狭くなる. 学習能力や問題解決能力は著しく低下する. 他の領域に注意を払うにはさまざまな指示が必要となる. 身体症状として, 脈や呼吸数の増加, 発汗, 食欲の変化, 不眠, 緊張などの生理的反応が目立つようになる
パニック	混乱してコントロールする力を失い, 自分自身で安全を保てなくなる. 活動性が亢進して興奮状態になったり, 反対にまったく動くこと, 話すこともできなくなることもある. 他人との交流が不可能となり知覚の歪み, 思考の論理性も喪失する

[花田裕子:精神障害者のクリニカルケア―症状の特徴とケアプラン(川野雅資編著), p.265, メヂカルフレンド社, 1998より許諾を得て改変し転載]

表IV-1-4　　不安のさまざまな変形
・ **身体的愁訴**（いわゆる不定愁訴）　例：頭痛などの疼痛
・ **強迫的愁訴**　例：頻繁なナースコールなど
・ **不適切な感情表現**　例：攻撃性や敵意
・ **さまざまな心の防衛機制**　例：抑圧，否認，置き換え，投射，反動形成，退行・依存
・ **さまざまな問題行動**　例：拒薬，治療拒否，無断離院など

［福西勇夫：一般臨床の「心の問題」診療マニュアル，p.32，メディカル・サイエンス・インターナショナル，2000より引用］

3 ● 看護の評価

　睡眠薬による睡眠障害の改善，抗不安薬による不安の軽減を図ったこと，主治医による定期的な病状，および治療方法の説明の実施，看護ケアの統一，不安への対処方法を計画し，チームでそれぞれの役割を明確にして対応したことが，Ｃさんの不安の軽減につながり，さらに症状の改善につながったと考える．

4 ● 不安の事例から学ぶこと

　不安の症状は，看護師が観察した様子で明らかな場合や，患者自身が自覚している場合は理解しやすい．しかし，**不安のレベルはさまざまであり**（**表IV-1-3**），またＣさんの事例のように「不安」という訴えが明確でなく，不安が違った形で表現された場合（**表IV-1-4**）には，看護師も患者自身も対応に困ることが少なくない．訴えや表現されたものだけで判断するのではなく，患者の背景，経過，症状などを多角的にアセスメントすることが大切である．

1-4 抑うつ

事例④ 突然の入院治療から，抑うつ状態が現れたDさん

　Dさん，50歳代，男性．広告代理店勤務（部長職），妻と大学生の息子の3人暮らし，診断は急性骨髄性白血病．

〈入院までの経過〉

　Dさんは，職場では複数のプロジェクトリーダーを務め，毎日忙しく，帰宅が夜中になる日も多かった．数日前からDさんは微熱と異常なだるさが気になっていたが，寝不足による疲労が原因と思い込み，病院を受診せずに仕事を続けていた．ある日，職場に出勤すると，同僚らから顔色がわるいので，すぐ病院を受診したほうがよいと勧められた．Dさんがその日の午後に，職場近くの総合病院を受診すると，血液検査に異常値が認められ，その日に緊急入院をすることになった．

〈入院後の経過〉

　入院後，詳しい検査結果から急性骨髄性白血病と診断され，点滴による化学療法が始まった．入院当初，Dさんは，「病院から職場に通いたい．仕事が山積みで，入院している場合じゃないんです」と，自分の身体のことよりも，仕事のことばかり話していた．体調はすぐれないながらも，病室から職場に電話をしたり，パソコンで作業をしたりしていた．

　入院1ヵ月が経過した頃から，化学療法の副作用による脱毛と口内炎がみられた．その頃からDさんの表情が暗くなり，食事量も減り，口数も少なく，看護師が声をかけても，ぼおっとして返事もしなくなった．面会に来た妻が，「夫は，来ても横になって黙ったまま，ぼおっとしている．私はどうしたらいいんでしょう……」と看護師に涙をこぼしながら訴えた．

　翌日，担当看護師がDさんに話しかけると，「治療を始めてから，体がだるく，食欲もなくなっている．何もする気がしない．治療は効いているのでしょうか．点滴も外してほしい」「髪の毛も眉毛も抜けて，すっかり病人になってしまった．この状態がいつまで続くのかと考えると，気持ちが落ち込む」「治療はお金もかかる．妻にも，息子にも迷惑をかけて申し訳ない．仕事も行かれず，職場にも迷惑をかけていて申し訳ない．情けない．生きていてもみんなに迷惑をかけるんではないか……」と涙ぐんで語った．夜間は看護師がラウンドすると「眠れない…，つらい……」と言って，起きていることが多かった．

1 ● アセスメントと看護計画

　バイオ・サイコ・ソーシャルモデルを用いてDさんのアセスメント内容を整理すると，**図Ⅳ-1-5**のようになる．

a. 抑うつ状態に関する精神症状と身体症状をアセスメントする

　抑うつ状態にみられる症状には，**精神症状**と**身体症状**がある（**表Ⅳ-1-5**）．Dさんの場合，精神症状として，入院1ヵ月後より表情が乏しくなり口数が減り，何もする気がしな

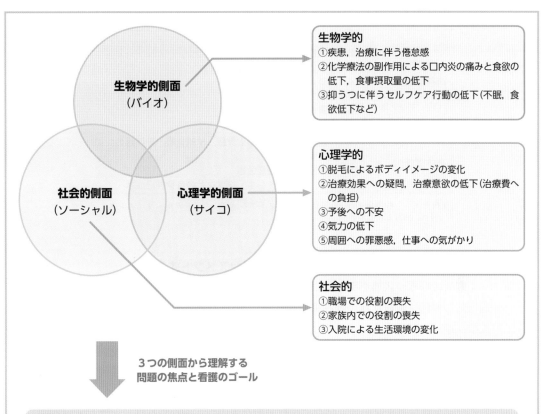

以下は画像内のテキスト：

生物学的
①疾患, 治療に伴う倦怠感
②化学療法の副作用による口内炎の痛みと食欲の低下, 食事摂取量の低下
③抑うつに伴うセルフケア行動の低下(不眠, 食欲低下など)

心理学的
①脱毛によるボディイメージの変化
②治療効果への疑問, 治療意欲の低下(治療費への負担)
③予後への不安
④気力の低下
⑤周囲への罪悪感, 仕事への気がかり

社会的
①職場での役割の喪失
②家族内での役割の喪失
③入院による生活環境の変化

生物学的側面
(バイオ)

社会的側面
(ソーシャル)

心理学的側面
(サイコ)

**3つの側面から理解する
問題の焦点と看護のゴール**

〈問題の焦点〉
・疾患や今後の治療への不安, 家族への申し訳なさ, 仕事への気がかりから抑うつ状態が出現している.
・疾患, 治療から生じる身体的苦痛と抑うつ状態に伴う不眠(休息の確保ができない), 食欲低下, 治療意欲の低下がみられる.

〈看護のゴール〉
・休息できる環境を整え, 不眠に対する適切な薬物療法により, 質のよい睡眠と休息が確保でき, 生活の質が向上する.
・抑うつ状態が改善し, 肯定的で現実的な見方や考え方ができる.

情報の整理のポイント

　Dさんの状態を, バイオ・サイコ・ソーシャルモデルの3側面からみていくことで, Dさんの疾患と治療の身体的苦痛から影響する抑うつ状態(生物学的側面), 予後への不安や治療の副作用によるボディイメージの変化や治療意欲の低下, 仕事への気がかりによる抑うつ状態(心理学的側面), 社会的役割の喪失感や生活環境の変化による抑うつ状態(社会的側面)といった抑うつ状態に関連する要因と抑うつ状態に伴うDさんのさまざまな日常生活への問題と意欲の低下が焦点化される. 問題が焦点化されることにより, Dさんの抑うつ状態への改善と抑うつ状態に伴う生活への支援に向けて看護目標と計画を設定していくことができる.

図IV-1-5　バイオ・サイコ・ソーシャルモデルによる問題の焦点と看護のゴール

いと話していることから, 気分の落ち込みと, 意欲の低下が考えられる. また, 治療の効果を気にしており, 生きている意味を見失い, 自責感を覚えているようである. 身体症状としては, 不眠, 食欲低下, 全身倦怠感がみられる.

　Dさんの訴えを聞き, 客観的な観察をしっかり行い, 精神症状と身体症状をアセスメントし計画を立てることとした.

表Ⅳ-1-5　抑うつ状態にみられる精神症状と身体症状

精神症状	(1) 抑うつ気分（気分が落ち込む） (2) 思考制止（考えが進まない） (3) 意欲低下 (4) 漠然とした不安・悲哀感 (5) 集中力・注意力の低下 (6) 自責感 (7) 自殺念慮
身体症状	(1) 不眠（入眠困難，中途覚醒，早朝覚醒，熟眠感の欠如） (2) 食欲低下 (3) 全身倦怠感　易疲労感 (4) 動悸，便秘，インポテンツなどの自律神経症状

［福西勇夫：一般臨床の「心の問題」診療マニュアル，p.83，メディカル・サイエンス・インターナショナル，2000より引用］

b. 抑うつ状態を引き起こしている原因をアセスメントする

　一般的に抑うつ状態を引き起こす原因としては，**身体的な要因**（身体疾患や薬物療法），**遺伝的な要因**（精神症状の既往歴や家族歴），**心理社会的要因**が考えられる．Dさんの抑うつ状態は，経過から考えると，化学療法の副作用である脱毛と口内炎がみられた入院1ヵ月後頃より表情が乏しくなり口数が減ったこと，治療の中止や治療効果への疑問の訴えから，治療の副作用症状の苦痛による身体的な要因，また病気や今後の治療への強い不安による心理的要因が考えられる．さらに妻と息子への申し訳なさ，職場での責任者としての役割を遂行できない喪失感など，社会的な要因が，抑うつ状態に影響していることが考えられる．

　患者が，思いもよらない入院治療という生活環境の変化や病気，治療をどのように感じているのかを把握し，計画を立てる．

c. 日常生活上のセルフケアのレベルをアセスメントする

　抑うつ状態の場合，エネルギーが減退しており，患者は自分の生活に意欲を失っていることが多い．そのため，睡眠，食事，活動状況，排泄，清潔，対人関係といった生活上のセルフケアが障害されていないかアセスメントを行う．

　Dさんの場合，意欲の低下や全身倦怠感のために活動が低下し，日常生活におけるセルフケア能力が全面的に低下している可能性がある．口内炎のため食事摂取量が低下しており，また，入院当初から熟眠できていない．さらに，化学療法を行っていることから感染予防のため清潔を保持する必要がある．清潔保持が行えているのかなど，1つひとつていねいにアセスメントし，自分でできることと支援が必要なところを見極め，プランを立てる．

　以上より，Dさんが，①質のよい睡眠と休息を確保でき，②日常生活上のセルフケア能力に応じた支援を行い，③肯定的で現実的な見方や考え方がもてるよう，また，④自殺の可能性を考慮し，Dさんの安全を保てるような計画を立て，看護介入をする．さらに抑うつ状態に対して，抗うつ薬，抗不安薬，睡眠薬などを使用する場合は，患者が安心して薬物療法が行えるよう，薬のていねいな説明とともに，患者の抱く不安をよく聞いたうえで提供することが大切である．また，必要に応じて，家族への支援とうつ状態に対する説明を行い家族の協力を得る．

2 ● 看護の実際

a. 質のよい睡眠と休息の確保

　抑うつ状態で患者が多く訴える症状が不眠であり，夜間により質のよい睡眠が確保できる環境を整えることが必要である．Dさんの場合は，入院当初から不眠状態が続いている．そのため，不眠のパターンを把握し，本人とも相談して睡眠薬の検討を行い，まずは夜間に睡眠が確保できるような対応を行った．

　夜間に不眠が続いた際は，日中の休息も確保した．また，Dさんと話し，個室であるため就寝前にDさんが好きなクラシック音楽を流してみることにした．

b. 肯定的で現実的な見方や考え方ができるように支援する

　抑うつ状態では，物事をわるく否定的にとらえやすく，認知行動療法（Ⅱ巻第Ⅷ章2節A-4-c参照）を用いてアプローチする場合がある．Dさんの場合は，治療の効果がないのではないか，また自分の存在が周りに迷惑をかけているのではないかと物事をわるくとらえていたため，治療効果が検査データに現れているという事実を医師から伝えた．また，Dさんが治療をこれまでがんばって乗り越えていることを労った．日頃からDさんの不安や心配ごとの訴えに，看護師は時間をとり，椅子に座り耳を傾け，共感的な姿勢で対応し，信頼関係を築いていった．

　なお，一般に，周囲の励ましは患者にとって大きな負担となるため，具体的な根拠はなく安易に励ますことは，うつ状態を悪化させる危険性があるので注意する．

c. 日常生活上のセルフケア能力に応じて支援する

　一般に抑うつ状態の患者に対してはセルフケアレベルをアセスメントし，必要に応じて支援し，徐々に自分で行えるようにする．Dさんの場合，抑うつ状態による意欲の低下だけでなく，点滴による行動範囲の制限や，病気と治療から生じる倦怠感も考えられた．そのため，状態をよく観察し，清潔保持については清拭や，移動時には車いすの使用など，ケア方法をその日の状況に合わせてDさんと相談しながら対応した．

　また，食事については，口内炎により食事摂取量が低下していたためお粥にしたり，軟らかくて食べやすいもの，刺激の少ないもの，好きな食べ物にメニュー変更をしたり，家族が差し入れするなど，口から栄養が摂取できるような工夫を行った．Dさんは，病気によって，自分のできることが減っていくと感じるため，Dさんができることに手を出しすぎないように注意した．

d. 自殺を予防し，患者の安全を保つ

　Dさんの場合，希死念慮はなかったが，自分が周囲に迷惑をかけていると感じ，また，毎日が身体的にも精神的にもつらいと感じ，生きている意味を見出せずにいた．そのため，病室内にハサミなどの危険物を置かないよう，安全な環境を予防的に保つようにした．

　一般に自殺の危険性が高い場合は，訪室回数を増やす，スタッフの目が行き届くナースステーションに近い病室に移動する，個室の場合は病室の扉を開けておく，家族に付き添ってもらう方法もある．

e. 薬に対する患者の思いを確認し，安心を得て薬物療法を行う

　抑うつ状態に対する治療は，抗うつ薬を用いた薬物療法が基本である．薬物療法を行う場合には，患者に副作用についても投与前に十分に説明する．また，薬に抵抗を示す患者

も多いため，薬に対する患者の思いを事前に聞いておく．投与開始後は，患者に適切に投与されていることを確認し，薬物療法の効果と副作用をしっかり観察する．Dさんには，抗うつ薬は使用されなかったが，入院当初から不眠状態が続き，つらさも訴えていたことから，睡眠薬が開始された．まずはDさんがしっかりと夜間睡眠がとれるよう，安楽な環境を整えるとともに，睡眠薬の副作用の出現にも注意しながら睡眠状態を観察した．

3 ● 看護の評価

　Dさんは，安らげる環境を整えるとともに，睡眠薬の内服を開始したことで，夜間一定の睡眠時間がとれるようになった．それと同時に，口内炎も軽減し，食欲もでて食事も残さなくなり，倦怠感も少しずつ軽減し，表情も少しずつ明るくなっていった．訪室した看護師に，病気や治療に対する不安や，入院治療に伴う生活の変化によるさまざまな気がかりや，家族に対して父親役割を担えないでいる申し訳なさを話すが，以前の生活に戻れるよう，今は治療に専念しようと思っていることを話すようになった．立案した計画により，Dさんの状態は改善傾向に向かっているため，引き続き睡眠状態を観察しながら，抑うつ状態の改善に向けて看護計画を実施し，評価していくこととした．また，一般に抑うつ状態の回復時期は自殺のリスクが高くなるため，Dさんの自殺予防に向けてとくに注意して観察し，安全な環境を整えていくこととした．

4 ● 抑うつの事例から学ぶこと

a. 精神症状と身体症状の両面からアセスメントする

　抑うつ状態の患者は，精神症状よりも身体症状を訴えることが多いため，身体的な問題として扱われ，抑うつ状態は見過ごされる可能性もある．患者の訴え（主観的情報）をよく聴き，観察（客観的情報）をしっかり行い，精神症状と身体症状の両面からアセスメントし，計画を立てることが重要である．

1-5 怒 り

　Eさん, 40歳代, 男性. 会社員（現在は休職中）. 妻と大学生の娘との3人暮らし. 精神科受診歴はない.

〈入院までの経過〉

　2年前に骨髄異形成症候群と診断. 化学療法の効果が思わしくなく, 造血幹細胞移植の適応とされたが, 治療への不安, 仕事, 禁煙への抵抗感などを理由に拒んできた. しかし, 徐々に悪化し急性骨髄性白血病へと移行したため, 本人が「先がないことはわかっている. 5年生存率が低くてもやるしかない」と決断し入院となった.

〈入院後の経過〉

　Eさんは徐々に易怒性が顕著になっていった. 入院から2週間後には, 点滴や処置について細かい時間管理の要求に加え, 対応に特別問題がないにもかかわらず「お前バカだな!」「能力が低いんだよ!」「言われたことにどう対応することになったかきちんと説明しろ!」などと怒鳴ることが増えたため, 病棟看護師はEさんに恐怖を抱くようになった. 今後, 化学療法の副作用で身体状況が悪化した際や, 移植時に無菌室生活が始まるとさらにEさんの精神状態も悪化すると想定されたため, 病棟看護師からリエゾンナースへ相談があった. なお主治医に対してはイライラした様子を示すことはあっても礼節は保たれており, 主治医はとくに行動を起こすことはなかった.

1 ● アセスメントと看護計画

　バイオ・サイコ・ソーシャルモデルを用いてEさんのアセスメント内容を整理すると, 図Ⅳ-1-6のようになる.

　Eさんの怒りはかなり強く, 病棟看護師の恐怖感が募っているこの状態においては主治医を強く巻き込み, リエゾンナースによる面接も行うとよいと考えた. Eさんは何か新しいことを行う際には細かく説明を求めたり拒否的となったりするため, 主治医も病棟看護師も, 精神科医やリエゾンナースの介入に難しさを感じていたが, 看護に関する不満への対応のため第三者的立場のリエゾンナースが調整役として入るという提案を試みたところ, どうにかEさんから同意を得ることができた.

a. 初回面接時の様子と初期対応

　本来は怒りを引き起こしている真の要因を多面的に探るような面接が理想ではあったが, 怒りの程度が強く, そのような段階ではないと判断し, まずはEさんから頻回に発せられている不満を切り口に, 関係構築や危機介入を行うこととした.

　第一声からEさんは威圧的であった.「お前と話すことでどんな効果があるのか根拠を示して説明しろ!」などとすごんだが, 冷静に簡潔に答えていくうちに多少のトーンダウンがみられた. そのタイミングで改めて困りごとの解決のために詳細を聞かせてほしいと伝えたところ, 怒りのトーンのままいくつかの不満を述べた.「教育体制がなってないか

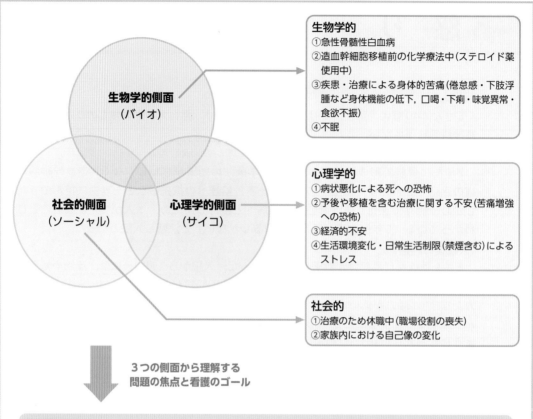

生物学的
①急性骨髄性白血病
②造血幹細胞移植前の化学療法中(ステロイド薬使用中)
③疾患・治療による身体的苦痛(倦怠感・下肢浮腫など身体機能の低下, 口喝・下痢・味覚異常・食欲不振)
④不眠

心理学的
①病状悪化による死への恐怖
②予後や移植を含む治療に関する不安(苦痛増強への恐怖)
③経済的不安
④生活環境変化・日常生活制限(禁煙含む)によるストレス

社会的
①治療のため休職中(職場役割の喪失)
②家族内における自己像の変化

3つの側面から理解する
問題の焦点と看護のゴール

〈問題の焦点〉
● 多様なストレスにより感情の自己コントロールが困難な状況にあり, 病棟看護師への暴言や過度な要求など適応的でない対処方略を用いている.
● 病棟看護師が恐怖を感じていることで看護に支障が生じている. また病棟看護師のメンタルヘルスにも悪影響が生じている.

〈看護のゴール〉
● 定期的な面接, 看護上の工夫などにより不快感情が軽減したと実感できる.
● 「身体状況が改善する」という同じ目標をもち, 看護師と協同で取り組んでいる感覚をもてる.
● 不快感情や困りごとを適応的な形で言語化できる機会が増える.

情報の整理のポイント

　病状の厳しさに直面し, 死への恐怖と経済的不安を根底に, 混乱や焦燥感, 無力感, 不安にさいなまれ追い詰められた状況にある. 身体的苦痛や不眠なども重なり不安定さが増し怒りや攻撃性として表れている. まずは状況を整理し混乱を鎮めるとともに, 心身両面から安寧を取り戻すアプローチが求められる.

図Ⅳ-1-6　バイオ・サイコ・ソーシャルモデルによる問題の焦点と看護のゴール

　ら俺が教育してやっている」との発言も聞かれた. リエゾンナースは, 不快な感情について共感的にかかわりながら, 困りごとの真意と優先順位を明らかにするための質問を交えながら理解に努めた.

　その結果, Eさんから病状が思わしくないことや治療の見通しがはっきりしない中で, 経済的な不安や, イライラ, 不眠があること, また元々時間管理に厳しい性格であり, 点

滴の開始・終了時間など予定がつかないとイライラすることなどが語られた．イライラや不眠について服薬治療で軽減する可能性を説明し，精神科医への依頼を提案してみたが「男だから嫌だ」とのことであった．

　一方，終盤には「点滴の件もさ，これでも気をつかっているんですよ．確かに細かくて自分勝手としか思われてないかもしれないけど，それだけじゃないこともわかってほしい．言わなくても汲みとってほしい」などと本音も吐露された．

　Eさんと共に重要度や解決しやすさの両面から状況を整理し，まずは以下を行うことで合意を得た．

　①経済的不安の軽減のため，ソーシャルワーカーとの面接を早急に実現する．

　②看護に関する要望，とくに時間管理についてチームで再検討し可能な工夫を提示する．

　③不眠の改善のため，薬物療法以外の工夫についてリエゾンナースと話し合う．

　④上記の評価および不快感情の軽減のため，リエゾンナースとの面接を継続する．

b. 面接後のアセスメントと看護計画

　ソーシャルワーカーと即日面接したところ，複数の支援制度と具体的な金額・期間の目安がわかり「すっきりした」と，Eさんの表情がやや和らいだ．また「年収が1,000万円以上あった俺が家計を圧迫させてしまっている．妻がアルバイトを始めたけど俺の医療費で全部使っちゃっている」などの発言が共有された．

　Eさんは元々易怒性や有能感が高い傾向があったが，現在はとくに，死への恐怖と経済的不安を根底に，自分のことも家族のこともどうしたらよいかわからないくらい自我が強く脅かされ不安定な状態にある．また身体的苦痛や不眠，ステロイド薬の作用により，不安定さが増していると考えられる．そしてその不安定さ（混乱，焦燥，無力感，不安）について，真意は「わかってほしい，汲みとってほしい」のであるが，実際には誰にも言語化されず，病棟看護師への怒りに置き換えられている．入院期間や治療費の見通しも立たない不安が焦燥感を強め，日々の時間管理へのこだわりへと転化している，あるいは病棟看護師を支配することで自己コントロール感を維持しようとしている可能性が考えられる．易刺激性，攻撃性，誇大性，多弁などを認め躁状態である可能性があり，本来は精神科医への依頼が望まれる．一方，論理的な説明が通用せず想定外の反応が起きる可能性もあるためかかわりには慎重さが求められる．

　看護としては「身体状況が改善する」というEさんと同じ目標を基軸に，治療やケアに協同で取り組んでいる感覚をもてるよう工夫するともに，逸脱的な言動については主治医から限界設定（許容できることとできないことを明確に伝えること）をしてもらう必要がある．

　以上を踏まえて病棟看護師と話し合い，次のような計画を主治医とも共有した．

(1)Eさんに対して

①点滴などの予定の目安をホワイトボードに記載し，各勤務帯の担当者が前もって説明する．

②看護への要望については，工夫可能なことをチームで話し合い，専用のリストをつくり毎勤務帯で確認する．

③「身体状況が改善する」というEさんと同じ目標をもち専門職として共に最善を考えて

いく姿勢を意識し，折に触れ言語化する．

④毅然とした態度，穏やかな低い声で簡潔に話すようにする．正面ではなく斜めに立ち，互いにとって安全感のある距離感をとる．

⑤無理な要求については，その理由と関連する感情を受容的に確認したうえで，看護師長や主治医を含むチームで話し合ってから返答すると返答目途を告げて持ち帰り，落ち着いた後に説明する．

⑥ストレスフルな状況でがんばっていることについて敬意の言葉を伝える．

⑦主治医から，Eさんの心理状態に理解を示したうえで，治療やケアに支障が生じているため怒鳴ることはやめること，時間管理については医学的に問題がない範囲内であれば要求は控えてほしいこと，治療の継続のためこれらの協力が必須である旨を説明してもらう（**限界設定**）．

⑧暴言など逸脱行為があった際には事実を記録に残し主治医や医療安全部門とタイムリーに共有する．また改善しなかった場合や悪化時の対応も検討しておく．

⑨イライラや不眠に対し精神科医への依頼を再度提案する．

(2)病棟看護師に対して

病棟看護師の気持ちに焦点を当てたカンファレンスを定期的に行い，言語化し共感し合い，カタルシス（感情の浄化）を図る．個人への怒りと認識しないように認知的な修正を図る．患者対応の成功体験の共有や，患者理解を深めることも恐怖感の軽減に役立つため取り入れる．

訪室を苦痛と感じている病棟看護師は，しばらく受け持ちから外し距離をとる．興奮してきた場合や話が途切れない場合は，無理せずに何かしらの理由（例：「他患者の処置があるので」など）を説明したうえで，一時退室してよいことを共通認識する．

2 ● 看護の実際

病棟看護師たちは，身体的苦痛の緩和にいっそう注力するとともに，チームで計画を実施できるよう努めた．初回面接翌日には病棟看護師に対しても「最近は不安が増えて．俺は人に頼らない人生を送ってきた．妻に黙って会社を辞めたことも何度もある」，「仕事と遊びを好き勝手やってきたから今バチが当たったんだろうな」などこれまで聞かれなかった発言があった．またその夕方には滅多に呼び寄せない妻子が面会に来て談笑する姿もみられた．

ホワイトボード使用については，「今ここまで終わっているってわかるし，リクエストも書ける」，「双方向のコミュニケーションになったからすごく楽になった」と笑顔で話した．不満を述べ続ける頻度は減り「あたっちゃってごめんね」と謝ることもあった．これらの情報共有などカンファレンスを続ける中で，病棟看護師の恐怖感も和らぎ，落ち着いて対応できるようになるとEさんも安心するというよい循環がみられ始めた．

リエゾンナースによる2回目の面接では，「確かに昔から躁みたいなのはあってステロイド使ってひどくなっている．どうにかしてくれない？」との話まではでたが，精神科医の診察は拒否し，主治医も強く推すことに否定的だった．

数週間後に無菌室に入室すると1週間ほどで易怒性が再燃．自ら発したいろいろな発言

を完全に翻して「あんなの意味ない」と否定したり，それまで好意的であった男性の理学療法士にさえ「二度と来るな！」と怒鳴ったりする状態となったため，各職種を含めて話し合った．主治医は自分に対しては以前と変わらないからと新たな介入に抵抗を示したため，看護師長から医療安全部門や管理職の医師にも相談をした．

　これらの結果を踏まえ，後日，怒鳴りながら病棟看護師に掴みかかろうとしてきた際に医療安全部門や警備も集合しその場を収め，かつ翌日，Ｅさんと妻に対し，治療の継続のために協力が必要であること，次回同様なことがあった際には強制退院や警察対応となる場合もあることが説明された．妻からは「確かに怒りっぽさはありますが，人格否定するようなことは私たちにはなく，驚きました」との話があった．その後は，時にイライラした様子はあっても逸脱した言動はみられず経過し退院となった．

3 ● 看護の評価

　病棟看護師への怒りが強かった当初，第三者が入り不快感情に共感しつつ，困りごとの真意，優先順位と解決可能性を整理し，可能なことから手をつけていくことで易怒性の改善がみられ，適応的な形で言語化できることも増えた．

　しかし，無菌室入室後はストレスの増大により易怒性が増悪し，対応不可能となったため，組織的な対応へとシフトしたところ改善がみられた．より早い段階で組織的な対応・限界設定を行うことで，患者も医療者もエネルギーの消耗が抑えられた可能性がある．

　なおＥさんは半年後に緊急入院した．改めて限界設定を説明し合意のうえでの入院とした．下痢や呼吸苦でオムツが必要な厳しい身体状況であったが，「迷惑かけてごめんね」など病棟看護師を気遣う発言があった．その後もＥさんが亡くなるまで易怒性で困るようなことは生じなかった．

4 ● 怒りの事例から学ぶこと

　怒りは認知された脅威への反応として生じる．したがってその脅威（困りごと）の緩和がポイントとなるが，それはわかりやすく語られるとは限らず，他の物事へと置き換えられて表現されることもある．まずは本人の困りごととその真意に焦点を当てて理解し，1つずつでも解決していくことで安心や信頼につながり，怒りの軽減が図られる．

　暴言などの逸脱行為については，看護師ががまんするのではなく，早めに多職種・他部門を巻き込みルールに則って毅然と対応する必要がある．医療者も人であり，怒りを向けられると当然ダメージを受ける．早めにリソースを活用し，よい治療・ケアができるようにチームのコンディションを最適化することも重要である．

1-6 拒否・拒絶

> **事例⑥** 入院を拒否し無断離院後，会話さえも拒否的となったFさん
>
> 　Fさん，20歳代前半，女性．職業はアルバイト（事務職）．1人暮らし．隣県に両親が暮らしている．
>
> **〈入院までの経過〉**
> 　3年前に動悸を主訴としたパニック症と診断され，他院で気分安定薬の処方を受けている．発症当初は短期間入院したものの，その後は落ち着いて経過しアルバイトもできていた．昨年に腎炎で入院した際も問題なく過ごせていた．
> 　妊娠21週で当院初診（それまで妊婦健診未受診）．その後，児へのリスクを考慮し，かかりつけ医により気分安定薬が減薬された．今回，妊娠24週で子宮口開大，切迫早産にて管理入院となった．児の父親は今後入籍予定のパートナーである．
>
> **〈入院後の経過〉**
> 　入院から1週間で「退院したい」との訴えが何度か聞かれるようになった．理由は「救急車やカートの音が気になる」「閉じ込められている感じが嫌」「一人になりたい．外の空気を吸いたい」などであった．病棟看護師は，そのつど入院の必要性を伝えて対応し，Fさんも渋々だが納得している様子にみえたため，とくに気に留めていなかった．
> 　しかし，入院から約2週間後，急にFさんは病棟から姿を消し，携帯電話の電源も切られ，病棟は大騒ぎになった．最終的にパートナーに連れられて帰院したものの，表情は非常に硬く，誰とも視線を合わせず，無言で最小限を筆談するのみであり，個室の隅に体育座りをしている状態が続いた．翌日には自己抜針し，子宮収縮抑制薬の持続点滴も拒否した．早産徴候は離院前よりも悪化しており，安静と点滴加療が必要であるとの説得のため，医師や助産師が数度訪問したが，両手で耳を塞いですすり泣き，「何がなんでも帰りたい」と筆談で返ってきた．精神科医が内服調整で気持ちを和らげる提案をしたが退院希望は変わらなかった．
> 　医師から家族にも説得を依頼したものの，実母との電話の際，Fさんは大声を出しており，その様子を見ていたパートナーも，携帯電話を壁に投げつけるほど混乱していた．解決策に行き詰まったとのことで看護師長からリエゾンナースに相談があった．

1 ● アセスメントと看護計画

　バイオ・サイコ・ソーシャルモデルを用いてFさんのアセスメント内容を整理すると，図Ⅳ-1-7のようになる．

a. 初回面接時の様子と初期対応

　入院や治療を拒否する理由やFさんの精神状態についてアセスメントを深めるため，Fさんとの面接を試みた．一人で訪問し，ゆったりとした口調で自己紹介した後，少し離れた斜め向かいの椅子に座り，ゆっくりと次のように話しかけた．「病棟看護師から，Fさんがとてもしんどい状況にあることを聞きました．そして，主治医としては安静と点滴が

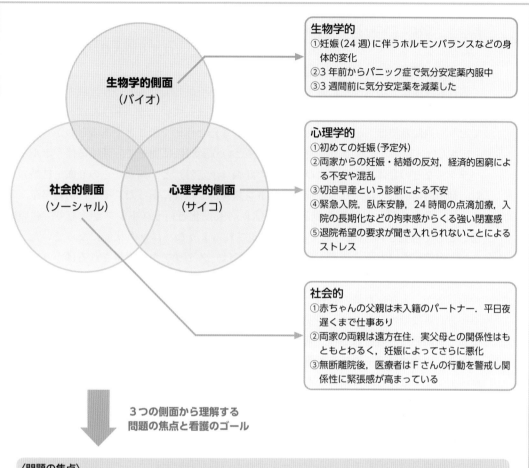

生物学的
①妊娠（24週）に伴うホルモンバランスなどの身体的変化
②3年前からパニック症で気分安定薬内服中
③3週間前に気分安定薬を減薬した

心理学的
①初めての妊娠（予定外）
②両家からの妊娠・結婚の反対，経済的困窮による不安や混乱
③切迫早産という診断による不安
④緊急入院，臥床安静，24時間の点滴加療，入院の長期化などの拘束感からくる強い閉塞感
⑤退院希望の要求が聞き入れられないことによるストレス

社会的
①赤ちゃんの父親は未入籍のパートナー．平日夜遅くまで仕事あり
②両家の両親は遠方在住．実父母との関係性はもともとわるく，妊娠によってさらに悪化
③無断離院後，医療者はFさんの行動を警戒し関係性に緊張感が高まっている

3つの側面から理解する
問題の焦点と看護のゴール

〈問題の焦点〉
• 多様なストレスにより，Fさんは精神的に不安定で過敏な状態に陥っており，自己コントロールが難しくなっている．
• Fさん自身は状況を理解したうえでの意思表示をしているが，医療者は理解力不足と判断し行動監視や説得を強めており，この齟齬がFさんの閉塞感を助長している．

〈看護のゴール〉
• Fさんが精神的な安寧を取り戻すことができる．
• Fさんが赤ちゃんと自分自身にとっての最善策を話し合いの中で導き出し，治療的な行動を主体的にとることができる．

(情報の整理のポイント)

　生物学的な脆弱性に加え心理学的・社会的な要因が幾重にも重なりパニック状態になっており，精神的な安寧を取り戻すことが優先される．まずは医療者との関係性を安心できる状態に修正し，そのうえでFさんのもつ力を活かし共に最善を考えることが望まれる．

図Ⅳ-1-7 　バイオ・サイコ・ソーシャルモデルによる問題の焦点と看護のゴール

　　必要なのだけれども，Fさんは退院したいと強く希望していることも聞きました．私は，Fさんとお腹の赤ちゃんにとって最もよい方法を見つけるために，まずはFさんの思いをうかがいたいと思っています」．Fさんは床を見つめたままであった．
　　少し間をおいてから「とにかく退院したいという思いが強いのですね」と声をかけた．

　するとFさんは，「この閉塞感が何よりもストレス．安静が必要なのはわかっているけど私にとってはここにいることのほうが体にも赤ちゃんにもわるい．みんなでまとまって来てこうしなきゃダメダメって……．もう，発狂しそう」とすすり泣きながら吐露した．

b．面接後のアセスメントと看護計画

　病棟看護師は，切迫早産に対するFさんの理解が不足しているという認識の下，点滴や安静のため入院の必要性を繰り返し伝え説得しようとしていたが，Fさんは一通り理解しており，退院希望は，心身や赤ちゃんのことも考えたうえでのことであるとわかった．

　Fさんは，パニック症で治療中かつ減薬後という脆弱性に加えて，妊娠に伴うホルモンバランスなどの身体的変化および初めての妊娠（予定外）と，両家からの妊娠・結婚の反対，経済的困窮などにより入院前からストレスフルな状況にあった．そこに切迫早産，緊急入院，臥床安静，24時間の点滴加療，入院の長期化というストレスが重なり，強い閉塞感として自覚され，「発狂しそう」と表現されるようなパニック状態になっていた．さらに，退院したいと訴えても，Fさんにとっては，スタッフから説得されるばかりであり，無断離院後は監視されている感覚も強くなったことから，閉塞感は極限に達しており，その苦しさが，入院や点滴の拒否と病棟看護師に対する拒絶として表れていると考えられた．

　一方，現段階のFさんは，不安や緊張が高く過敏な状態ではあるものの，入院前までの情報と初回面接時の情報から，基本的には現実検討能力や判断力があるという強みをもっており，精神状態が一段階落ち着けば，今後について話し合うことは可能と考えた．したがって，まずは少しでも精神的な安寧を取り戻すための支援を行い，そのうえで話し合うことを試みることが肝要と考えた．

　また，切迫早産の悪化を避けたい，赤ちゃんにとっての最善を考えたいという願いは，医療者，Fさん，そしてパートナーにとっても共通であるため，このことを基軸にして，改めて医療者間，そしてFさんやパートナーとの話し合いを行うこととした．

2 ● 看護の実際

a．看護師側の焦りをいったん保留にし，Fさんが安心できるよう環境調整を行う

　Fさんの拒否・拒絶の背景にある思いなど精神状態のアセスメント結果と，病棟看護師の焦りや警戒心が悪循環をもたらしている可能性について，医師を含めたチームで共通理解を図った．とくに，精神状態が一段階落ち着けば，最善の方法を導き出すための話し合いが可能であろうことを共有し，退院や離院を阻止しなければならないという思いはいったん保留にして，まずは刺激を最小限にし，受容的な態度でかかわりFさんが安心できるようにした．並行してパートナーがFさんを効果的に支えられるよう支援した．また医師から実母に電話して支持的なかかわりを依頼した．

b．改めて患者と赤ちゃんにとっての最善を検討

　Fさんは，今の精神状態が続くことは赤ちゃんにとってもよくないと考えることができていた．Fさんが「今」だけでなく，中期的な視点で赤ちゃんにとっての最善を整理して考えられるように支援しながら初日二度目の面接を行った．最終的にFさんは，「自宅で4，5日過ごせれば，気持ちは今よりも落ち着くと思う．そしたら，また入院もできると思う」との意向を示した．

主治医と病棟看護師にFさんの意向を伝え，改めてFさんと赤ちゃんにとっての最善を話し合ったところ，「自宅に帰って落ち着く見込みがあるのなら試してみてもよいのではないか」との意見の一方で，「切迫早産徴候が悪化したら即受診するという約束は守れるだろうか？　そのまま帰ってこないのではないか？」，さらには「お腹を殴るとか危ないことはしないだろうか？」などの意見も複数聞かれた．

このため，これらの心配を率直にFさんとパートナーに伝え，再度話し合ったところ，Fさんはしっかりと視線を合わせて，「ちゃんと守ります．赤ちゃんにとって危ないことは絶対にしません」と述べた．パートナーも，Fさんの自宅で生活し，心身の悪化を認めたらすぐに受診する，病棟からの状況確認の電話に応じるという約束に理解を示した．また，今後の出産や産褥期を考えると，当院の精神科の併診が望ましいとの提案にも快諾したため，この日のうちにいったん退院し自宅療養となった．

退院後，Fさんは精神的な安寧を取り戻し，産科と精神科の外来にもきちんと通院した．一般的には入院管理が望ましい状況ではあったが，切迫早産の悪化を認めなかったため，主治医らと再度話し合い，分娩まで自宅療養を継続することとなった．結果的にFさんは，とくに不安定になることなく無事に出産を終え，育児資源導入に関する病棟看護師との話し合いもパートナーと共に建設的に臨んだ．退院時には自ら不安感を相談してきたため，精神科医による内服調整などの早期対処を行うこともできた．

3 ● 看護の評価

数年後に会ったFさんは穏やかな笑顔で次のように話してくれた．「実は入院中のこと全然記憶になくて，産後に夫に言われて少しずつ思い出したんです」．（何が効果的だったか尋ねると）「母に『どうしても産むって決めたんだから子どもの責任はちゃんと取りなさい．子どもはお前に振り回されてるんだ』と言われてハッとしたのを覚えています．あと看護師さんたち誰も私を責めなかった」「あのとき，本当にいろいろ重なりすぎてパニックになってた．本当に育てられるのかとかすごく不安だった．今は両家に助けてもらってうまくやっています」．

当初，どうしても退院したいFさんと，どうしても入院させておきたい医療者とのコミュニケーションは行き詰っていたが，Fさんの理解に努め，状況を整理し，互いにとって共通の目標に立ち戻り，Fさんを主体にして関係者と最善を話し合う方向に転換できたことが有効だったと考える．

4 ● 拒否・拒絶の事例から学ぶこと

拒否や拒絶，とくに治療に関して拒否する患者を目の前にすると，医療者は患者の理解不足が原因だと判断し，とにかく説得しようとしたり，早々に患者との話し合いを諦めて家族に説得を依頼したりしがちである．しかし，Fさんのように，実際は理解不足が原因ではなく，医療者と患者の認識に離齬があり，その離齬が患者の拒否や拒絶を助長させていることも少なくない．

適切なアセスメントのためには，先入観や固定観念にとらわれず，まずは背景にある理由についてしっかりと耳を傾けることが重要であり，そのこと自体が，拒否や拒絶そのも

のを和らげるケアにもなりうる．そして，医療者側の価値観で進めていないかをセルフモニタリングしながら，目の前の患者にとっての最善とは何かをチームで検討すること，そこにできる限り患者が参加できるように患者や家族を支援することがポイントとなる．

1-7 幻覚妄想

事例⑦ 手術後に，幻覚妄想状態が悪化したGさん

Gさん，50歳代，男性．就労継続支援B型事業所に通所している．両親，実兄と同居．

〈入院までの経過〉

肩関節手術後で整形外科病棟に入院中．20年前に，「いますぐ○○へ行け」などの命令調の幻聴が出現し，統合失調症と診断された．現在は自宅近くの精神科クリニックへ通院し，非定型抗精神病薬のリスペリドン（リスパダール液®）2mgの内服で症状は落ち着いて経過していた．両親と実兄と同居し，生活は自立しており，就労継続支援B型事業所へ軽作業に通っていた．

〈入院後の経過〉

今回は肩関節手術後の術後感染を合併し，再手術となった後，呼吸状態の悪化がみられた．呼吸状態の改善後も意識状態が低下しており，ジャパン・コーマ・スケール（Japan Coma Scale：JCS）II30〜III200の状態が10日間程続いた．その間，抗精神病薬は中止されていた．呼吸状態は改善しており身体面の所見も乏しく，声かけに反応はないが，医療者の指先の動きを追視できている状態から，意識障害が長引いている背景は昏迷*による意思疎通ができない状態と考えられた．

意識状態が徐々に回復したある日，看護師がベッドサイドを離れた間に，点滴ルートが外れており，看護師がGさんへ尋ねると，「逃げる準備をしろという声が聴こえたから抜こうと思った」「警察に追われている」と話した．興奮した様子はなく，日時，場所の見当識は保たれていた．統合失調症による幻覚妄想状態と考えられ，抗精神病薬が再開となった．

その後，リハビリテーション（以下，リハビリ）が開始され，自ら幻覚妄想を訴えることはなかったが，尋ねると「鼻の先に小人が見える」といった幻視を訴えた．また，リハビリ中に患部の痛みを訴え，立てなくなることがあり，リハビリへの恐怖から数日リハビリを行えないことがあった．痛みに対して，鎮痛薬は定時で抗炎症薬を内服するほか，頓用薬も使用し，看護記録ではとくに夜間の時間帯での使用の記載が多くみられ，Gさんも「夜になると痛くなる，あまり眠れていない」と話した．鎮痛薬を使用しても，次の使用可能なタイミングまで待てずにすぐに別の鎮痛薬を使ってほしいとナースコールで訴えることが多く，時に大声を出すこともあった．日常生活動作は歩行，清潔ケアは見守り・一部介助で行うことができ，食事は配膳すると自力で摂取ができた．対人関係の面では看護師がナースコールにすぐに対応できなかったことに対して，"看護師にいじめられた"と訴え，食事を数日食べなくなるなど，自暴自棄になることがあり，病棟看護師はどのように対応したらよいか困っていた．

---

*昏迷：意識状態の程度を表す用語で，昏睡とは異なり，外界に対する認識は保たれており，刺激に反応し，時に刺激を避けようと自ら手足を動かしたりすることはできる状態．また，刺激を続けると簡単な質問や指示に応じることもあるが，周囲との意思の疎通や情緒的な交流は阻まれている．気分障害や統合失調症などでみられることがある．

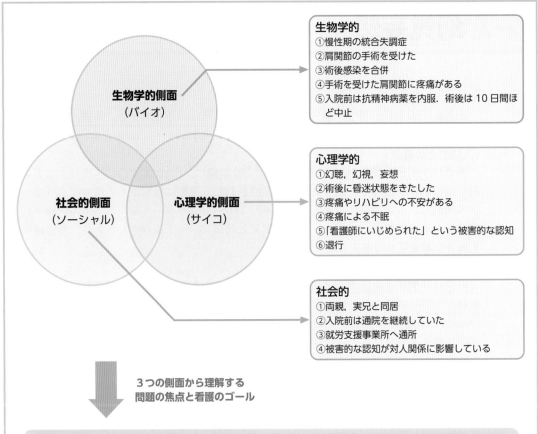

生物学的
①慢性期の統合失調症
②肩関節の手術を受けた
③術後感染を合併
④手術を受けた肩関節に疼痛がある
⑤入院前は抗精神病薬を内服．術後は10日間ほど中止

心理学的
①幻聴，幻視，妄想
②術後に昏迷状態をきたした
③疼痛やリハビリへの不安がある
④疼痛による不眠
⑤「看護師にいじめられた」という被害的な認知
⑥退行

社会的
①両親，実兄と同居
②入院前は通院を継続していた
③就労支援事業所へ通所
④被害的な認知が対人関係に影響している

生物学的側面（バイオ）
社会的側面（ソーシャル）
心理学的側面（サイコ）

3つの側面から理解する
問題の焦点と看護のゴール

〈問題の焦点〉
• 術後に抗精神病薬の服薬が困難な状態となり，幻覚妄想が悪化．
• 統合失調症が背景にあり，身体的苦痛や入院環境により不安耐性が低下しており，不安の増強と被害的な訴えや退行がみられる．
〈看護のゴール〉
• 抗精神病薬による効果と副作用の観察を行い，効果的な薬物治療の継続と幻覚妄想による患者の苦痛が軽減する．
• 苦痛やストレスとなっていることにアプローチし，幻覚妄想や精神症状の悪化を防ぐ．
• Gさんと信頼関係を築き，Gさんのペースややり方をケアに取り入れ，セルフケアを維持，強化し，治療を継続することができる．

情報の整理のポイント

　入院前は病気と付き合い，社会活動も維持していたGさんの，治療や入院環境のストレスによる精神症状や行動面への影響に着目する．そのうえで，精神症状の改善につながること，新たなストレスにはどのような対処があるかをGさんと共に探していくことがポイントとなる．

図Ⅳ-1-8　バイオ・サイコ・ソーシャルモデルによる問題の焦点と看護のゴール

1 ● アセスメントと看護計画

　バイオ・サイコ・ソーシャルモデルを用いてGさんのアセスメント内容を整理すると，図Ⅳ-1-8のようになる．

a. 精神状態，症状のアセスメント

　入院前は統合失調症の治療のため，精神科への通院を継続できていた．抗精神病薬を内

服しながら，社会とのつながりも保てており，精神状態は安定していた．入院後は抗精神病薬が中止された期間があり，覚醒後に**幻覚妄想状態**で点滴自己抜去などの衝動的な行動がみられた．その後，抗精神病薬の調整が行われ，幻覚妄想状態に左右された衝動的な行動はみられなくなった．痛みによる不安が強く，睡眠やリハビリに影響している．「小人が見える」という**幻視**が生じており，本人の苦痛との関連や，生活への影響を観察し，対応を検討していく必要がある．また，今後も抗精神病薬を継続できるように本人のアドヒアランスを確認していく必要がある．

b. セルフケア状況のアセスメント

　術後は一時的に全介助となったが，回復とともに空気，水，食事摂取に関しては自立している．排泄，整容などの個人衛生に関しては，術後の可動制限や痛みにより，歩行介助が必要となっている．痛みに伴う不安により，活動と休息のバランスは崩れており，症状マネジメントと声かけが必要である．また，痛みやセルフケアの低下に伴い，不安となりやすく，対人関係，主に医療者とのかかわりにおけるストレスが増大しており，Ｇさんのペースで行えないことや不安が生じると，リハビリやケアの拒否がみられ，看護師に「いじめられた」といった被害的な訴えが聞かれる．支持的にかかわることで，ストレスの軽減を図り，Ｇさんのペースや対処行動をみつけていく必要がある．そして，治療上必要なことと，本人が大切に思っていることの，折り合いをつけていく必要がある．

　以上のことから，以下のように看護計画を立案した．

(1) 幻覚妄想の症状コントロール，心理的なケア

①Ｇさんが苦痛となっている幻覚妄想がないか観察する．

②幻覚妄想が生じていることが示唆される行動や訴えがあれば，具体的に尋ねてみる．

- ・幻覚の聴き方の例：「ないはずの物が見えたことや，聴こえないはずの音や人の声が聴こえたことはありますか？」．たとえば，明らかに幻聴に聴き入っている場合には，「声は何と言っていますか？」といった聴き方もある．
- ・妄想の聴き方の例：「話してくださったことはわかりました」といったように，内容について肯定も否定もしない姿勢で話しを聴く．そのときの苦痛や不安などの本人の気持ちのつらさに焦点を当てながら聴く．Ｇさんの話した内容については，Ｇさんにかかわった人から情報収集し，状況を確認する．

③内服している抗精神病薬の効果，副作用を観察し，Ｇさんの主観的な症状の変化や飲み心地を確認する．

④刺激の調整をする．

- ・環境における刺激により，幻覚妄想が悪化している場合には，刺激となる人やものを調整する．
- ・幻覚妄想に左右されて衝動的な行動がある場合には危険物を除去するなど，環境に配慮する．

⑤幻覚妄想に影響していると思われる苦痛の緩和を図る．

⑥Ｇさんの対処方法を高める働きかけを行う．

- ・不調を感じたときの対処方法について話し合う．

(2)セルフケア支援

①介入が不安や恐怖を強める可能性があるため，Gさんのペースややり方をまず観察する．

②Gさんの行動で治療，看護に活かせそうなことがあれば取り入れ，介入が必要なことに関しては，見守り，支持的な声かけ，介助を検討する．

(3)多職種でケアを共有

　Gさんが困っていること，医療者が対応で困っていることをカンファレンスなどで共有し，多職種（主治医，病棟看護師，作業療法士，医療ソーシャルワーカー，リエゾン精神科医，リエゾンナースなど）でかかわりを検討する．

2 ● 看護の実際

　抗精神病薬の内服は精神科へコンサルテーションの結果，薬剤調整が行われ，幻覚妄想状態と衝動的な行動はすみやかに改善した．その後も幻視やGさんの不安の訴えや行動，不眠に対して，Gさんの希望を聞きながら，薬剤調整が行われた．看護師も薬剤の飲み心地などのGさんの主観的な評価を確認した．痛みの訴えに対しては，痛みが生じる要因がないかアセスメントをし，鎮痛薬のタイミングなど，疼痛コントロールを行った．また夜間に鎮痛薬の量が増える傾向にあったため，鎮痛薬の作用時間や1日に使える量をGさんへも紙に記入し伝え，鎮痛薬の使い方について，Gさんが理解できるようにかかわった．「看護師にいじめられた」といった看護師への被害的な訴えがあったときには，まずGさんが話した内容を受け止め，そのときのGさんの気持ちや，具体的にGさんが医療者へ伝えたいことを意識して話しを聴くように心がけたところ，「胸が苦しいことを伝えたかった，今はよくなった」と返答した．Gさんが話した内容については，医療チームで共有し，事実の確認を行い，被害的な訴えの背景にはきっかけがあることがわかり，妄想とまではいかないのではないかと，チームで認識をした．患者-看護師関係が築けてくると，Gさんから「スケジュール通りに毎日生活できると安心」という言葉が聞かれ，なるべく，決まったスケジュールで1日が送れるように調整した．その結果，幻視や不眠も改善がみられ，リハビリも可能となった．その後，自宅退院を目指して，リハビリ病院へ転院した．

3 ● 看護の評価

　看護チームで幻覚妄想の評価をし，薬物療法の継続，Gさんの不安への対処ができるよう，意識してかかわり，症状の悪化を防ぐことができた．

　またGさんの訴えや行動を観察し，Gさんの希望や治療に活かせるやり方をみつけ，ケアに取り入れることで，セルフケアを維持，改善することができた．

　さらにGさんの理解度に合わせて，鎮痛薬の使い方などをわかりやすく説明し，Gさんの不安が和らいだことで，適切な範囲で対処できるようになった．

4 ● 幻覚妄想の事例から学ぶこと

　精神疾患を合併し，身体疾患の治療を受けている患者にとって，痛みなどの苦痛や入院環境からの刺激により，幻覚妄想状態が悪化することがある．患者-看護師関係を築き，幻覚妄想状態に対してもていねいに患者の訴えを聞き，患者が困っていることについて聴

いていく姿勢が大切である．そして，看護チーム，医療チームで，幻覚妄想状態や生じている精神症状の背景についての理解を深め，全体的な視点でアプローチをすることが，患者の症状の悪化を予防し，環境への適応を助けることにつながる．

コラム

身体治療中にみられるさまざまな幻覚妄想

　せん妄（delirium，Ⅱ巻第Ⅵ章3-2節H-2-c参照）では幻覚妄想が生じることがあることはよく知られている．身体状態の悪化や，投与されている薬剤が原因となり，意識の曇りにより環境の認識力が低下することで，「虫が見える」「ここは学校だ」などの幻覚妄想が認められることがある．これらは1日を通して変動する傾向があり，せん妄が改善すれば幻覚妄想も消失するため，幻覚妄想の改善には身体治療とせん妄を予防するケアが大切となってくる．

　一方，国内での研究報告はまだ少ないが，近年注目されている症状に妄想的な記憶（delusional memories）がある．これは主に集中治療中の重症患者がせん妄などの意識障害下で体験したことに関連して，事実とは異なる断片的な記憶が生じるものである．たとえば「集中治療室で宇宙人に羽交いじめにされた」といった訴えが身体回復後もしばらく患者より語られることがある．その場合には，患者が落ち着ける場所で体験や感情を十分に語れるように配慮することや，患者の意識が不清明だった時期の正確な情報を伝え，記憶を補うというアプローチが大切と考えられている．

1-8 せん妄

事例⑧　手術後ICUから退室し，病棟に帰ったところせん妄症状が出現したHさん

　Hさん，70歳代，男性．無職．妻（70歳代）と2人暮らし．

〈入院までの経過〉

　もともと物静かな性格である．以前は鉄鋼関係の企業の管理職として勤務し，定年後もしばらく働いていた．若い頃は大酒家であったが，3年前に胆管結石の手術目的で入院した際にアルコールはやめている．趣味のスポーツ観戦と，近くに住む長男夫婦の孫たちが週末遊びに来るのがいまの楽しみである．「最近，人の名前が思い出せないことが多くなった」という自覚があるものの，日常生活には問題ない程度であった．

〈入院後の経過〉

　今回は胸部食道がんの手術目的（右開胸開腹食道亜全摘術，後縦隔経路胃管再建）にて入院した．手術前日に入院し，入院直後より検査・オリエンテーションなどが続いたが，日中は問題なく終了した．夜間は「いろいろ準備が進んできたら少し不安になってきちゃった」と妻に電話している様子もあった．なお，入院の際，本人より「前の入院のとき，手術（胆管結石の手術）のあとで，ちょっとおかしくなっちゃったんだよね，よく覚えてないけど」と発言があった．

　手術当日，術後は気管内挿管チューブが抜管されてからICUに入室．夜間は気管挿管していたことによる違和感が残り，創部痛を訴え，頻繁にナースコールがあり，ほとんど眠れなかったとのことであった．

　現在，術後1日目．午前中，Hさんはぼんやりしており，やや傾眠状態で元の病棟に移ることとなった．病棟帰室時はまだ減圧チューブが挿入され，他にもドレーン類（左右頸部，右肩甲下，胸腔，横隔膜下），右末梢挿入型中心静脈カテーテル（PICC），左前腕末梢点滴ルート，膀胱留置カテーテルと，必要なライン類が多数挿入されていた．経口摂取はまだ不可であり，カニューレによる酸素投与（2L/分）の指示も続いていた．帰室時より「（抜管後）声が出しにくい」という訴えの一方で，朗らかにいろいろなことを看護師に話しかけてくる様子が見受けられたり，「痛くないから歩ける」と言い，トイレに行きたいと何度も起き上がろうとしたりしている．そのたびに膀胱留置カテーテルを挿入中であることを伝えると，その場では「そうか……」といったん臥床するが，視線は落ち着かずきょろきょろとしている．何か気になることがあるか尋ねると「壁から霧みたいにもやもやしたものがでている．どうしたのかなぁ」などと幻視を疑わせる発言があった．バイタルサインズは，血圧130/60 mmHg，脈拍88回/分，呼吸18回/分，体温37.8℃．CRP 7.8 mg/dL．まだ胸水残存は認められるが呼吸状態は安定しており，酸素飽和度（SpO_2）97％を維持できていた．

　すぐに病室に戻ってくることをHさんに伝え，ベッド柵にナースコールを準備してパーテーションを立て，扉は完全には閉めずにいったん退室した．Hさんの状態について医師に報告したのち部屋に戻ってみると，Hさんはベッドに端坐位になり，自己抜去した減圧チューブを手にもって「これどうしたらいいかな」とぼんやりしていた．

1 ● アセスメントと看護計画

　バイオ・サイコ・ソーシャルモデルを用いてHさんのアセスメント内容を整理すると，図Ⅳ-1-9のようになる．

a. Hさんの状況から術後せん妄を疑う

　せん妄とは，『精神疾患の診断・統計マニュアル第5版（DSM-5）』（Ⅱ巻第Ⅵ章3-1節参照）によると，その「本質的特徴は，既存もしくは進行中の神経認知障害ではうまく説明できないような，もとの認知水準からの変化を伴った注意や意識の障害」[1] である（Ⅱ巻第Ⅵ章3-2節H-2-c参照）．Hさんは注意・意識の障害，幻視を認め，状況にそぐわない発言の増加，治療に必要な安静を維持できない活動性，明らかな日内変動があり，睡眠障害も生じており，過活動型せん妄状態と考えられる．

b. せん妄を引き起こした要因をアセスメントする

　発症に関連する因子をアセスメントしていく必要がある．Hさんの場合，**準備因子**（もともと個々がもっている，せん妄を発症しやすい脳の脆弱性）として，高齢（65歳以上）であること，前回入院時，術後「ちょっとおかしくなっちゃった」と術後せん妄の既往が考えられること，重篤な疾患（食道がん）の罹患が挙げられる．**直接因子**（単独でも意識混濁をきたしうる要因）としては，侵襲の大きい手術，感染徴候（発熱，CRP高値），酸素化不良状態（胸水残存，酸素投与が必要），薬剤の影響（手術に伴う全身麻酔の使用），代謝異常（長年の飲酒による肝機能低下の可能性），貧血（手術に伴うHb値低下の可能性）が挙げられる．これらはバイタルサインを含めた全身状態の観察とともに，血液検査データ，画像検査などの諸検査の結果を確認し把握しておくことが必要となる．**誘発因子**（環境の変化や疼痛，感覚遮断，睡眠障害など，さらに加わることでせん妄を惹起する要因）として，ICUの環境や転棟による環境変化，拘束感につながる状況（点滴・ドレーン類の留置，モニター装着など），疼痛，睡眠障害が挙げられる．

　このように，Hさんはもともとの肝機能低下もあり，全身麻酔後，薬剤性せん妄を起こしやすい状態であったことに加え，上記のさまざまな因子の影響を受けて術後せん妄が発症したことが考えられた．以上のことから，①直接因子の低減のため全身状態の観察，異常の早期発見と対処，②誘発因子の低減のため自身の日常生活リズムを取り戻し安心できる療養環境づくりの支援，③適切な薬物療法の遂行，④Hさんと妻が状況を正確に理解でき，多職種連携の中で信頼できる関係づくりをすることをポイントに，看護計画を立案する．

2 ● 看護の実際

a. 多職種連携によって関連因子を軽減・除去できるように介入・支援する

　直接因子に対しては原疾患の回復，今回の侵襲的な治療に伴って変動したデータの是正が必要になるため，医師・薬剤師・栄養士などと連携し，身体要因については改善目標を一致させ，血液検査データ，各種検査画像を共に確認しながら評価，管理した．

　また，誘発因子を取り除くために，現在の治療環境上，せん妄を惹起するようなHさんの不具合を正確にアセスメントし，1つひとつ介入した．まず創部痛については，Hさんより口頭では訴えはなかったが，体動の様子で痛みをかばうようなしぐさがあったため，

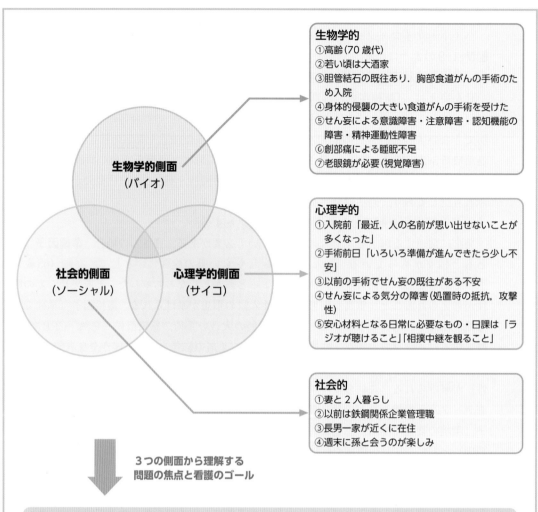

生物学的
①高齢(70歳代)
②若い頃は大酒家
③胆管結石の既往あり.胸部食道がんの手術のため入院
④身体的侵襲の大きい食道がんの手術を受けた
⑤せん妄による意識障害・注意障害・認知機能の障害・精神運動性障害
⑥創部痛による睡眠不足
⑦老眼鏡が必要(視覚障害)

心理学的
①入院前「最近,人の名前が思い出せないことが多くなった」
②手術前日「いろいろ準備が進んできたら少し不安」
③以前の手術でせん妄の既往がある不安
④せん妄による気分の障害(処置時の抵抗,攻撃性)
⑤安心材料となる日常に必要なもの・日課は「ラジオが聴けること」「相撲中継を観ること」

社会的
①妻と2人暮らし
②以前は鉄鋼関係企業管理職
③長男一家が近くに在住
④週末に孫と会うのが楽しみ

生物学的側面（バイオ）

社会的側面（ソーシャル）

心理学的側面（サイコ）

3つの側面から理解する
問題の焦点と看護のゴール

〈問題の焦点〉
● せん妄発症関連要因の特定とせん妄症状からの危険回避,安全の確保
● 治療経過の中で生活機能を低下させない.
● Hさんが安心できる環境を提供できる関係づくり,家族がHさんの状態に混乱し不安にならない支援が継続できること

〈看護のゴール〉
● 身体的回復に向けた治療を推進し,早期に系統的なアセスメントを行いせん妄関連要因を特定し,関連要因に対して除去・緩和のための適切なケアを提供して,せん妄症状が改善する.
● 遷延・再燃がないように,系統的アセスメント,予防介入を繰り返し提供する.
● 家族が,Hさんのせん妄症状を理解し,安心して回復を待つことができる.

情報の整理のポイント

　意識障害であるせん妄の状態を改善することを目的に,多職種でかかわることになる.Hさんがしっかりと覚醒して見当識が整い,適切に注意を払うことができ快適に安心して過ごせるようにするには,意識障害を引き起こした因子をていねいにひろい,低減のために効果的な支援としてどのようなことが考えられるか,生活情報から導き出していく.

図Ⅳ-1-9　バイオ・サイコ・ソーシャルモデルによる問題の焦点と看護のゴール

せん妄は臨床症状によって型を見極め，関連要因を特定することが重要

　リポウスキー（Lipowski Z）によってせん妄は，その臨床症状の精神運動性に基づいた状態像に基づきおおまかに過活動型，低活動型，混合型の3つに分類されている[i]（II巻第V章1節B-2-c参照）．とくに低活動型せん妄は見落とされやすいため，特徴をつかみ早期から適切に介入していくことが重要である．また，せん妄は「症候群」であり，多要因性であるため関連要因についてていねいにアセスメントし，その1つひとつの改善のためのケアを組み立てていくことが，重症化や遷延化を防ぐことにつながる（表1）．

表1　せん妄の関連因子

関連因子	具体的内容
準備因子	高齢（65歳以上），脳血管性障害・認知症・重篤な疾患の既往，以前のせん妄の既往など
直接因子	身体要因（脳血管障害・脳挫傷，低酸素脳症，感染症，てんかん，代謝異常，循環器・呼吸器の障害，内分泌疾患，膠原病，炎症性疾患，悪性腫瘍，貧血，脱水など） 治療・検査（手術・侵襲の大きな検査など） 薬剤の影響，アルコール離脱
誘発因子	環境要因（入院，転棟・転室など，騒音，日内リズムにそぐわない照明） 身体的要因（疼痛，脱水，便秘，低栄養，身体拘束・ドレーン類の挿入などの不動化） 感覚遮断（視力・聴力の不具合，面会制限など） 精神的要因（心理的ストレス，不安など） 睡眠障害

引用文献
i) 日本総合病院精神医学会せん妄指針改定班（編）：増補改訂 せん妄の臨床指針〜せん妄治療指針，第2版，p.85，星和書店，2015

　鎮痛薬の定期投与を決めて観察を続けることとした．加えて回復の状態を観察しながら，ドレーン類・モニターなど拘束感や身体感覚の剝奪につながるものの早期抜去を目指した．自己抜去した減圧チューブは再挿入となったため，そのほかのライン類も目障りにならないように固定を工夫し，衣類に隠せるようにした．また早急に睡眠コントロールをするために，薬剤師と相談し，せん妄を引き起こしにくい薬剤選択を行った．理学療法，作業療法も術後すぐに介入が始まったため情報提供し，日内リズムを考慮し，適度な刺激がバランスよく入るように介入時間の調整を図った．

b. ディエスカレーション（de-escalation）を行う

　ディエスカレーションとは，心理学的知見をもとに言語的・非言語的なコミュニケーション技法によって怒りや衝動性・攻撃性を和らげ，患者を普段の穏やかな状態に戻すことをいう[2]．せん妄の過活動状態のときには，この技法が有効である．目の前で患者が治療を妨げる行動を認めると，つい医療者として「何とかしなければ」といった切迫感から余裕をもって行動できなくなることもあるが，患者の不安を煽りさらなる悪循環にならないように努める必要がある．複数人で行動を制止するのではなく，役割を決め，対話する姿勢をとる．体動は患者に合わせ，急な動きを避け，声のトーンは柔らかく低めに保ち，

コラム

せん妄評価・アセスメントツールの活用

　せん妄は発症の予防という点からも，重症化・遷延化を回避するためにも，早期に症状を発見し，継続的な観察と適切な介入を続けることである．そのために，同じツールで継続して評価していくことで，症状増悪・改善といった変化を適切にとらえることができる．代表的なせん妄の評価尺度として，CAM（confusion assessment method），NEECHAM混乱・錯乱スケール，MDAS（memorial delirium assessment scale），DRS-R-98（Delirium Rating Scale-Revised-98）などがある．それぞれ用途に応じて使い分けることが重要である[i]．

引用文献

i) 酒井郁子, 渡邉博幸（編）：せん妄のスタンダードケアQ & A 100, p.39, 南江堂, 2014

患者に届く程度の声量にする．患者にとって心地よいこと，日課にしていること，趣味などの情報を活かし，意識障害の状況下でさらに不安，恐怖をエスカレートさせないようにする．

　Hさんは，抜去してしまった減圧チューブの再挿入の処置を行う際，かなり強い抵抗を示し「自宅に帰る」と言って落ち着かない状況になった．そこで医師と処置の時間を調整し，まずHさんに電話で妻と話してもらい落ち着かせたうえで，妻にHさんの使い慣れた日用品の持参とともに面会を依頼した．その際，自宅での日課についても確認し，療養中もなるべくその生活リズムが維持できるように検討した．

　また，せん妄では一般的に見当識が障害されやすいため，見当識の日内変動への対応として，ベッド周囲に時計やカレンダーを設置し，Hさん自身でいつでも確認できるようにした．翌日の予定は書面で知らせ，決まった場所に貼付することとした．老眼鏡は現在の手持ちのものが合っていなかったため，妻にHさんが使い慣れたものを持参するよう依頼した．

c. 患者，妻へ，せん妄に関する情報提供を行う

　Hさんは幻視に対して「みんなは見えないんだ…僕にははっきりとほら，ここに…変だね」と不安そうに訴えていた．また妻が日用品を持参した際，Hさんの様子に，「なんだか違う人になってしまったみたい」と気にしていた．

　そこで患者，家族用のリーフレットを用いて，現状についてわかりやすい言葉で妻に情報提供する時間をつくった．いずれは回復すること，Hさんが安心できる対象である妻の協力が，早期改善にはとても重要であることなどを伝えた．

　また，一度せん妄を発症した患者は，今後も再発しやすいといわれていることも知ってもらった．今後医療にかかわる際には，予防的な介入につなげることができるよう，今回の様子を医療者に情報提供することの有益性について理解してもらった．

d. 薬物療法が効果的に行われるよう支援する

　前述のような非薬物的な介入とともに，すでにせん妄を発症している患者には，薬物療法も検討が必要となる．せん妄の治療に用いる薬剤として，Hさんのように経口摂取が不可能な場合は，統合失調症や双極性障害の幻覚妄想に使用するハロペリドールが推奨されている．ただし，あくまでもこれらの薬剤は（点滴・経口内服薬とも）対症療法であり，

せん妄は直接因子に含まれる身体要因を軸とした多要因による意識障害のため，その要因の除去によって意識障害から回復することが治療目標となる．

Hさんに対し，医師より不穏時はハロペリドール静脈注射の指示が出たため，投与後は薬剤の効果，副作用の出現の有無について観察を継続した．

3 ● 看護の評価

病棟に帰室した当日は，Hさんは消灯まで妻と共に過ごし，減圧チューブ再挿入の処置も行うことができた．しかし同日の夜間には覚醒し，再度落ち着かなくなったため指示どおり薬剤投与を行ったところ効果がみられ，朝まで眠ることができた．その後，日中は妻が持参したラジオをHさんがよく聞いている局に合わせ，ケア中も番組の内容を話題にしたり，夕方には相撲中継の局に切り替えるなど，日常に合わせた生活リズムづくりを徹底した．

妻も当初はどう接したらよいか困惑していたようだったが，無理にHさんに話を合わせなくてもよいこと（幻視について），いつもより少しだけゆっくりとていねいに話を聞いて言葉のやりとりを大切にしてもらうだけでよいことなど，説明を繰り返した．

血液検査データ，検査画像などの改善とともに術後5日目には，せん妄症状は改善した．遷延化させず，非薬物的な対応を軸に早期対応の看護計画が活かされたと評価できる．

4 ● せん妄の事例から学ぶこと

近年，入院期間が短縮化され，入院期間中に患者の情報を十分に得ることが難しいケースもあり，とくに高齢者の緊急入院では患者の病前の生活情報の収集が困難になっている．しかし，せん妄対策は短期決戦となる．「発症させない」予防的アプローチとして危険因子の特定と，それらへの個別介入の手立てとなる生活リズムに関する情報をもって包括的なアセスメントを行い，看護計画の立案ができ，いかに「早期介入」につなげられるか，が重要である．

またせん妄の予防・ケアは「多職種チームで行うこと」が効果的であるといわれている[3,4]．部署内でせん妄にかかわる多職種が目標を一致させ，せん妄対策に取り組むこと，また専門的視点での多因子介入が行える多職種ケアチームなどを活用することが有効である．

▌ 引用文献 ▌
1) 日本精神神経学会（監）：DSM-5精神疾患の診断・統計マニュアル，p.591，医学書院，2014
2) 日本精神科救急学会（監）：精神科救急医療ガイドライン2015版，p.63，2015
3) National Institute for Health and Care Excellence：NICE clinical guideline 103 Delirium：prevention, diagnosis and management, 2010
4) Inouye SK Jr, Bogardus ST Jr, Charpentier PA, et al：A multicomponent intervention to prevent delirium in hospitalized older patients. The New England Journal of Medicine **340**（9）：669-676, 1999

1-9 拘禁反応・症状

事例 ⑨ 制限の多い治療で，易怒性が出現したIさん

　Iさん，50歳代，男性．会社員（現在は休職中）．妻（パート勤務），娘（大学2年生）との3人暮らし．

〈入院中の経過〉

　半年前に強皮症と診断され，治療のため入院中．現在入院4ヵ月目．主な症状は筋力低下だった．治療は現在，プレドニゾロン（プレドニゾロン®）45 mg＋免疫療法が行われている．高容量のステロイド治療中であり，病棟外へ出ることが制限された状態が続いている．そのような中，「夜寝た気がしない」「やる気が起きない」「テレビもつけているだけで，内容が入ってこない」「先の見えない不安」といった抑うつ気分や意欲低下，不安感の訴えが徐々に聞かれるようになった．ADLは歩行可能で，食事は配膳すれば自立して摂取できていたが，摂取量は半量ほどとなっていた．強皮症の病状に関連する血液検査データは徐々に改善してきていたが，清潔の保持や内服などの日常生活動作については入院時よりも易疲労感を強く訴え，看護師による全介助となっていた．最近は，枕の位置の調整，テレビの角度を変えてほしいという依頼のナースコールが入院時と比べて多くなっていた．日付や場所などの見当識は保たれ，医療者からの説明に対する理解も問題はなかった．

〈最近の様子〉

　1週間前より不眠，易怒性が出現し，同室者の物音に対して，「うるさい!!　静かにしろ!!」と声を荒げることがあり，一晩だけ空いていた個室へ移動した翌日は，「久々に自分のペースでゆっくり眠れた」と話し，その日は易怒性も治まった．受け持ちの看護師が気持ちの面について尋ねると，「イライラすることや気持ちが落ち込むことが多くなっている．しばらく自分のペースで過ごせる個室で過ごせれば気分も落ち着く気がする．3日間の免疫療法の間だけでも個室へ移りたいが，経済的に個室料を支払うことは難しい」と表出があった．療養環境については診療科，看護師のチーム間で検討することとなった．

　妻はパートで，娘は学業でそれぞれに忙しく，面会は週に一度であった．

1 ● アセスメントと看護計画

　バイオ・サイコ・ソーシャルモデルを用いてIさんのアセスメント内容を整理すると，図Ⅳ-1-10のようになる．

a. 精神状態，精神症状のアセスメント

　長期のステロイド投与による精神面への副作用，原疾患から生じる筋力低下，易疲労感がみられている．さらに治療のための長期間の隔離状態による自律性の低下から，ストレス状態となり，不安，抑うつ，不眠，易怒といった拘禁症状が生じている．精神心理症状に対して治療，心理的なケアが必要な状態である．また，刺激を受けやすく，情動も不安定なため，環境調整などによる刺激の調整が必要である．

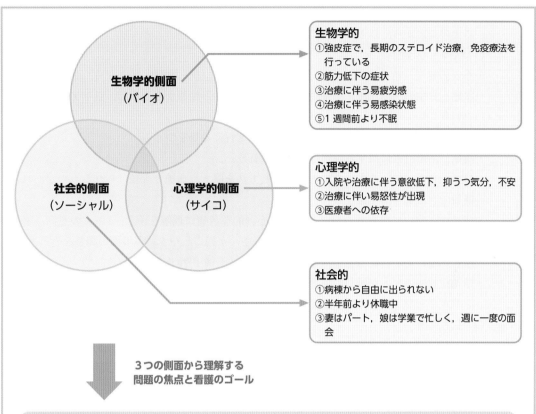

生物学的
①強皮症で，長期のステロイド治療，免疫療法を行っている
②筋力低下の症状
③治療に伴う易疲労感
④治療に伴う易感染状態
⑤1週間前より不眠

心理学的
①入院や治療に伴う意欲低下，抑うつ気分，不安
②治療に伴い易怒性が出現
③医療者への依存

社会的
①病棟から自由に出られない
②半年前より休職中
③妻はパート，娘は学業で忙しく，週に一度の面会

3つの側面から理解する
問題の焦点と看護のゴール

〈問題の焦点〉
• 原疾患による筋力低下，易疲労感，ステロイド薬による副作用，治療のための長期間の隔離状態による孤立感などのストレス状況が重なり，不安，抑うつ，不眠，易怒，依存といった拘禁症状が出現している．
• 治療上制限された入院環境の中でIさんのストレスΣ対処方法が不足している．

〈看護のゴール〉
• Iさんの思いを傾聴する時間を設け，医療者側から病状，治療計画についての説明の場を定期的にもてるように調整し，Iさんの孤立感を和らげ，不安を軽減する．
• 治療上必要な制限の中でも，医療チームで苦痛が軽減できる対応を検討し，援助を行い，精神・心理症状を軽減する．
• Iさんが日頃行っているストレス対処方法など，入院環境でも続けられるものに関しては維持できるようにサポートし，Iさんの対処能力を高める．

情報の整理のポイント

　Iさんの状態は，原疾患による症状や薬物の副作用による生物学的な問題に加え，隔離環境による社会的な問題の双方による，心理的な反応，症状ととらえる必要がある．Iさんの不安や孤立感を和らげ，対処方法を高められるような心理面のケアを中心に考えていくことが大切である．

図IV-1-10　バイオ・サイコ・ソーシャルモデルによる問題の焦点と看護のゴール

b. セルフケア状況のアセスメント

　身体疾患による筋力低下に加え，不安，抑うつによるADL低下がみられ，依存的な言動がみられている．身体・精神症状に沿った，セルフケアの支援が必要である．患者の普段の性格や日頃行っているストレス対処方法を聞き，患者と共にストレス対処の方法を検討していく必要がある．社会的にも孤立しやすい状況のため，家族状況のアセスメントを

行い，家族のサポートについて支援し，強化していく必要がある．

　以上のことから，以下のように看護計画を立案した．

(1)精神・心理面

・不安の程度，精神症状，睡眠-活動パターン（寝つき，中途覚醒の有無，睡眠時間，熟眠感，日中の活動状況）を主観的な訴えと客観的な情報から観察し，日々アセスメントを行う．
・Ⅰさんの話を傾聴し，Ⅰさんが気持ちの表出を行える場をつくる．
・病状，治療計画に関する説明は定期的に行う．
・日頃から行っている本人のストレス対処方法を聞き，病棟でも続けられるものがあれば継続できるように支援する．
・病棟から自由に出られないことによる心理的な苦痛に理解を示し，Ⅰさんの意向，家族の意向も取り入れながら，できるかぎりⅠさんが過ごしやすい環境面の調整を行う．
・精神状態にかかわる情報を医療チームで共有し，かかわりを検討する．
・精神症状への介入が難しい場合には精神科医やリエゾンナース，臨床心理士などへのコンサルテーションを考慮する．

(2)生活支援

・リハビリテーション（以下，リハビリ）担当者と共に日常生活動作（ADL）の評価を行う．
・機能的に自立を促せる部分で看護師へ依存的な言動がみられる際には，Ⅰさんの言動や表情に注意を払い，一部介助，見守り，自立の順で段階的に促していく．

(3)社会面

・家族からみたⅠさんの様子，心配な点，家族の健康状態，現在の生活状況などを聞き，家族機能のアセスメントを行う．
・Ⅰさんの気持ちの支えとなる社会的なつながりを，できるだけ保てるようにする．

2 ● 看護の実際

a. 精神症状への支援

　精神科にコンサルテーションが出され，診察の結果，抑うつと不安は病気や治療状況から当然の反応であると判断され，Ⅰさんの心理に配慮をした説明や環境調整を行った．具体的には，Ⅰさん，家族と話し合い，自分のペースで過ごせる個室へ数日間移動をし，不眠，気分の改善が得られた．不眠に対しては薬剤調整も行われ，大部屋へ戻った後も内服を継続し，睡眠のコントロールを図ることができた．家族へもⅠさんの心理状態を説明し，本人が安心できる物を自宅から持ってきてもらうなど，気持ちのサポートを継続してもらえるように声をかけ，協力を得ることができた．

b. セルフケアへの支援

　セルフケアの支援では，依存的だった服薬動作や清潔ケアのスケジュールをⅠさんと一緒に見直し，その際に生活動作がリハビリにもなることを伝え，なるべくセルフケアを支え，回復できるように促した．家族からの情報では，入院前はゴルフが趣味で，散歩を日課にしており，活動的なⅠさんにとって活動が制限されていることが大きなストレスと

なっていることがわかった．治療状況や病棟外にでられる目安を再度医師からも説明を行い，Ｉさんのモチベーションが維持できるようにかかわった．また，普段は仕事でなかなかゆっくりできないが，漫画を読みたいという希望があり，好きなゴルフが題材の漫画が読めるよう，家族に持参してもらい，気分転換を図ることができた．その結果，Ｉさんに笑顔がみられるようになった．

3 ● 看護の評価

　病棟看護師がＩさんの心理面に配慮をした支持的な声かけを継続しながらコミュニケーションをとる中で，Ｉさん本人がやりたいことを見つけ，支援することで，制限のある入院環境の中でもＩさんの対処能力を高めるケアを行うことができた．また，支援が必要なセルフケアと維持できそうなセルフケアを再評価し，Ｉさんと共に看護計画を立てられたことで，医療者への依存をやわらげ，ＩさんのADLの回復にもつながった．さらに，精神科へのコンサルテーションを行い，心理状態の理解を深められたことで，Ｉさんの安心につながる説明や環境調整の大切さを，医療チームで共有し対応することにもつながった．

コラム

拘禁反応・症状について

　拘禁反応とは法律などの強制力による拘禁により発症する反応性の症状である．症状は痛みや疲労感などの不定愁訴から，感情の爆発や意識の障害を呈する場合や，幻覚妄想が生じる場合，さらに簡単な質問に大幅に不適切な返答をするガンザー（Ganser）症候群とよばれる状態まで多岐にわたる．

コラム

隔離状態がもたらすストレス

　ホームズ（Holmes T）とレイエ（Rache R）の社会的再適応評価尺度（social readjustment rating scale）では，生活上の出来事でストレスと混乱をまねく度合いについて，「配偶者の死」を100とすると，「刑務所または施設での留置」は63とされている．そして，一定期間にストレスと混乱をまねく度合いの合計が高ければ高いほど，心理的な要因から生じる症状を呈するリスクが増加するといわれている[i]．すなわち，入院生活においても，さまざまなストレスが同時に生じると，健康に対する強い不安や恐怖を感じやすくなることや，身体的な要因はなく，麻痺や無言となるなどの転換症状が引き起こされる可能性がある．また，ストレスに対するこれらの症状は，楽観的に対処する人は，悲観的に対処する人よりも発症しにくく，発症したとしても容易に回復する傾向がある[ii]といわれている．物事のプラスの面に気づくことや希望を見出せることは，さまざまなストレスに関連した，病的な状態の発症や悪化を防ぐことにつながると考えられる．

引用文献

i) Holmes TH：Life situaions, emotions, and disease. Psychosomatics **19**(12)：747-754, 1978
ii) 川又　大（訳）：他の医学的疾患に影響する心理的要因. カプラン臨床精神医学テキスト, 日本語版第3版（井上令一監訳）, p.535, メディカルサイエンス・インターナショナル, 2019

4 ● 拘禁反応・症状の事例から学ぶこと

　治療上，隔離が必要な状態が続くときには，心理面に十分に注意し，気持ちを語れる場を提供することや，患者が必要とする正確な情報を提供することが患者の安心や目標の維持につながる．また，患者が日頃行っているストレス対処方法や家族との面会などの社会的なつながりを，可能な限り維持できるように支援することも，隔離拘束というストレスの強い状況ではとくに重要なケアとなる．

1-10 看護師のメンタルヘルス

> **事例⑩** 後輩の休職をきっかけに，思い詰めるようになった看護師のJさん
>
> Jさん，20歳代，女性．外科病棟勤務6年目の看護師．1人暮らし．
>
> **〈相談に至るまでの経緯〉**
>
> 責任感が強く，穏やかな性格で患者やスタッフからの信頼も厚くリーダー的役割を担っていた．入退院や手術件数も多い多忙な病棟で残業も多い中ではあったが，休日は自己学習のため勉強会にも参加していた．4月から新人教育係のリーダーを任され，8月からは看護研究や病棟の業務改善などの係活動にも取り組んでいた．
>
> ところが9月に1年目の看護師Mさんが休職となり，その頃より「自分のフォローが足りなかったせいで休職に追い込んでしまった」「もっとしっかりしないといけない」と口にすることが多くなった．また勤務中のミスも多くなり，体調不良を理由に欠勤となることも増えていった．そのため看護師長が面接を行ったところ「私はスタッフに迷惑ばかりかけていて申し訳ない．看護師として働いていく自信がない」と泣きながら話した．
>
> 10月，Jさんより直接リエゾンナースとの面接希望があった．また看護師長からもJさんについて相談依頼があった．

1 ● アセスメントと看護計画

バイオ・サイコ・ソーシャルモデルを用いてJさんのアセスメント内容を整理すると，図Ⅳ-1-11のようになる．

a. リエゾンナースによるJさんとの面接からのアセスメント

初回の面接では，話したくないことを無理に話す必要はないこと，看護師長も心配しており依頼があったこと，リエゾンナースもJさんの役に立ちたいと思っていることを伝えたうえで，Jさんの感情表出を促し，気持ちを確認しながら共感的態度で傾聴した．

Jさんは，身なりは整っていたが，表情が暗くうつむいたままであった．リエゾンナースとの面接を希望した理由，起こった出来事とそれに対する思い，現在の症状に関して，Jさんは泣いて言葉を詰まらせながらも，状況を整理し時系列に沿って次のように話した．

リエゾンナースと面接を希望した理由については「仕事が忙しいせいで眠れない日が続いていて疲れがとれない．精神科を受診したほうがよいのかを迷っている．受診したら休まなければならず，病棟のスタッフにこれ以上迷惑はかけられない．でもどうしたらよいかわからないため話を聞いてほしいと思った」と話した．また，後輩の休職については，「新人教育のリーダーを任されているのに，Mさんの不調のサインにも気づけなかった．自分が気づいていたら休職にならなかったはずだ」「6年目にもなるのに後輩のサポートができないのは情けない」「仕事もミスばかりでみんなに迷惑をかけている．このまま働き続けていてよいのかわからない」と，涙ぐむ様子がみられた．

症状としては気分の落ち込み，睡眠障害（入眠困難，中途覚醒），食欲低下，倦怠感が

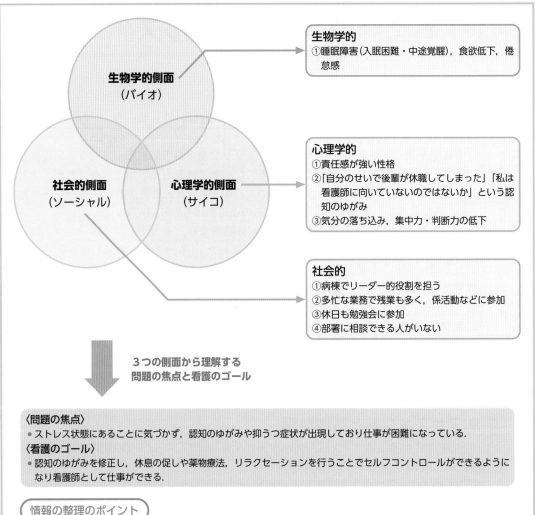

図Ⅳ-1-11　バイオ・サイコ・ソーシャルモデルによる問題の焦点と看護のゴール

強く，業務上も小さなミスが目立ち，**集中力の低下**を認めていた．またミスを起こすことで「6年目にもなるのに仕事ができないのは看護師に向いていないのではないか」「迷惑ばかりかけてしまっている」との思いにつながり，自己肯定感の低さもうかがえた．

b. 看護師長からの相談内容

　看護師長は，それまではみられなかった業務のミスや欠勤がJさんに増えたこと，面接時に「迷惑をかけている」「看護師として続けていく自信がない」と話したことから，Jさんの精神状態をアセスメントし，精神科受診の必要性，支援方法について知りたいと考え，リエゾンナースへの相談（コンサルテーション）を依頼したとのことであった．

c. 介入方法（看護計画）の検討

　Jさんには，「Mさんの休職は自分のせいである」「皆に迷惑をかけているため退職したほうがよい」と認知のゆがみがみられている．ストレスによる急性症状で抑うつ状態にあり，仕事に対する緊張や不安が強く，仕事に集中できずミスが多くなっている状態であり，専門医による治療が必要であると考えた．そのため精神科受診への橋渡しを行い，症状をセルフコントロールしながら仕事を続けられることを目的として次のように介入する．

　①ストレス状態へのJさんの気づきを深め，認知のゆがみを修正する．
　②同様の症状がある場合の一般的な治療方法について説明する．
　③緊張や不安軽減のために，Jさんがリラクセーション方法（呼吸法）を行えるようにする．

2 ● 看護の実際と評価

a. 介入から休職まで

▶Jさんと共に振り返り，認知のゆがみを修正する

　面接の中でリエゾンナースは，まず相談してくれたことを肯定的にフィードバックし，4月から現在に至るまでを一緒に振り返った．

　新人教育係のリーダーを任され，看護研究や係活動なども増えていく中で，休日も勉強会に参加し緊張状態が続いていた．そして「先輩もやってきたことだ．大変なのは自分だけではない」との思いが強く誰にも相談できずにいた．また「先輩として，リーダーとして，がんばらないといけない」との思いも強く，つらい気持ちを抑圧し，ストレス状態にあると気づかずにいたことを認識できた．Mさんが休職となったことに関しては，Jさんがどのように新人教育を行ってきたかについて語ってもらい，Mさんと勤務日が重なったときは積極的に話しかけたり，先輩や後輩と情報共有を行い，相談しながらサポートプランを考えるなど，さまざまな支援をしていたことに気づくことができた．

▶抑うつ状態にあることを認識し，対処方法を身につけてもらう

　一般的に高いストレス状態が続くことで抑うつ状態となることがある．その場合，睡眠薬を処方してもらい，休息することが大切であると伝えた．また抑うつ状態であり，集中力が低下しミスをしやすい状況であること，自己肯定感も低くなっているため，迷惑をかけている，退職したほうがよいのではないかとの思いが強まっていることを説明し，いまは退職については考えないように伝えた．さらに不安や緊張が強くなったときは呼吸法を行うことを提案し，一緒に練習を行った．

▶看護師長への相談を促す

　加えて新人教育を例に挙げ，経験年数を重ねたとしても相談しながら取り組んでよいことを伝え，それまで担当していた人も周囲に相談し，協力を得ながら取り組んでいたのではないかと見方を変え，つらい思いを話しやすいスタッフに相談することについて話し合った．その中で看護師長がJさんのことを気にかけていたことを伝え，看護師長に相談してみることを提案した．

　また面接の内容を看護師長に伝えることについて了承を得て，Jさんと相談のうえ，精神科受診や休息が必要な状態であること，部署内で相談してもよいのか迷っていることを

看護師長へ伝えた．看護師長は相談しやすいように意図的にJさんに声かけを行い働きかけていくこととした．また勤務調整により受診できる環境を整えるため，看護部長と相談のうえ，まずは1週間の休職を提案し，Jさんに受診を促すこととなった．

b. 休職から復職まで

Jさんは近隣の精神科クリニックを受診し，適応障害と診断された．睡眠薬を処方され，1ヵ月間の病気休暇が必要という診断であったため，1ヵ月間休職することになった．

休職期間中は実家に帰り，ゆっくりとした時間を過ごし規則正しい生活を送っていた．その中で薬物療法，リラクセーション法の実施と休息により抑うつ状態は改善し，夜間の睡眠もとれるようになり，食欲も増して食べられるようになった．

▶**復職にあたっての業務調整を行う**

1ヵ月後，看護師長から，「Jさんと面接を行ったところ，復職希望があった．主治医より復職の許可はでているが復職が可能な状態であるか，復職した場合のサポートについて相談したい」との依頼があった．リエゾンナースはJさんと復職前に面接を行った．面接時，Jさんの身なりは整っており視線も合い，休職中の生活や気持ちの変化について落ち着いた口調で話した．復職に関しては「休んだことで気持ちも身体も楽になったので，働いても大丈夫だと思います．ただ，仕事を始めることでまた症状が出てしまわないか心配です」と話した．Jさんの様子からリエゾンナースは，「抑うつ症状は改善しており復職は可能ではあるが，以前と同様の働き方では再燃する可能性もあるため軽減勤務から始めたほうがよいのではないか」と考えた．軽減勤務に関してJさんは「軽減勤務は必要だと思うが，自分からは言い出しにくい」とのことで，リエゾンナースより看護師長へ伝えることとした．またJさんは産業医とも面接を行っていたため，Jさんの承諾を得て産業医に復職について確認すると，復職は可能であるが軽減勤務を行うことが望ましいとの返答があった．

看護師長へ，復職は可能であるが軽減勤務が必要であることを伝え，看護部長も含めた話し合いにより，まずは日勤のみの軽減勤務とし，係活動には当面参加せず，様子をみながら参加時期を検討するといった業務調整も行われた．

c. 復職後

復職後，リエゾンナースは再びJさんと面接を行った．Jさんは「業務制限も有りスタッフに迷惑をかけているが，症状は再燃することなく過ごせています」と話した．リエゾンナースは，休職前よりも症状はよくなっていること，規則正しい生活をして内服を継続することが大切であること，いつでも相談にのれることを伝えた．看護師長に対しても同様のことを伝えた．

3 ● 看護師のメンタルヘルスの事例から学ぶこと

経験年数が経つにつれて責任のある立場を任されるようになり，また日々の業務に加え，係活動や勉強会への参加などの機会が増えることにより，自身が気づかないうちにストレス状態となっていることがある．そのため本人が気づかないうちに少しずつ心身のバランスが崩れていき，さまざまな身体的・精神的不調が生じることがある．それらがどのような状況や経緯で生じたのか，看護師の精神状態やその人の特性を踏まえたアセスメントを

行い，問題を焦点化し，介入について検討していくことが必要である．また自身の心身の変化やストレス状態に気づけること，適切なストレス対処方法を身につけられるようなスタッフ教育が大切である．

リエゾン精神看護とは

この節で学ぶこと

1. リエゾン精神医学・精神看護が必要とされた背景を理解する.
2. 一般診療科で精神保健看護の知識や技術を活かして活動するリエゾン精神看護専門看護師の役割について学ぶ.
3. コンサルテーション活動について学ぶ.

　医療の発展に伴う複雑な臨床の問題, 社会の複雑化, 価値観の多様性などから, バイオ・サイコ・ソーシャルに全人的に患者をみることの複雑さは増している. 本章1節で学んだ各事例のように, 身体疾患に関連した複雑な精神的問題を抱える患者も少なくない. また, 統合失調症などの精神疾患をもつ患者が身体疾患を併発して, 一般診療科で治療・ケアを受けることもある. このような患者に対して, 専門的な精神医学・看護の介入が求められ, リエゾン精神医学, リエゾン精神看護の分野が発展してきた. リエゾン（liaison）というフランス語には,「つなぐ」「連携する」などの意味があり, リエゾン精神看護はこころと身体の問題をつなげる, 連携, 調整する役割を担っている. この節では, リエゾン精神看護の分野が発展してきた歴史を概説する. また, 精神看護専門看護師の中で, サブスペシャリティとしてリエゾン精神看護の専門家として活動しているリエゾン精神看護専門看護師（リエゾン精神看護師, リエゾンナース, リエゾンCNSなどとよばれることもある）の役割や具体的な活動を紹介する.

A. リエゾン精神看護の歴史と発展

　リエゾン精神看護に先立ち, コンサルテーション・リエゾン精神医学の発展の過程がある. それは, 米国で19世紀末から今世紀初頭にかけ, 身体疾患を有する者の中には気管支喘息のように精神面の治療が病状の改善に影響する患者がいることに, 精神科医が注目し始めたことに端を発する. 1920年代から, 総合病院の中に精神科が併設され, 身体疾患をもつ患者に対して精神的アプローチを開始するようになり, こころと身体を分離不可の統一体ととらえる心身医学が発達していった[1].

　事実上最初のコンサルテーション・リエゾン精神医学の論文は, 1929年のヘンリー（Henry T）の論文とされている[2]. ヘンリーは, 2,000症例以上の臨床経験を分析して,「身体科医は身体疾患の診断がつかなくなって最後の手段として精神科に相談をもちかける傾向があるので, すべての総合病院には, 定期的に病棟を訪れ, その科のカンファレンスに参加して, 込み入った症例についてフランクに議論できる精神科医が少なくとも一人

は必要である」という内容を報告したが，当時はリエゾンという用語は使われていなかった.

　リエゾン精神医学という用語が最初に使われたのは，1939年のコロラド総合病院のビリングス（Billings）による論文といわれている[2].　日本では，1970年代後半にリエゾン精神医学の概念が紹介され，少しずつ臨床現場で活動が開始された.

　米国では，1950年代から大学院において専門看護師（clinical nurse specialist）の教育が開始され，1970年代には同じく米国で，リエゾン精神看護師の養成プログラムが看護学修士課程において始まった.　日本では，1980年代後半に南により，リエゾン精神看護の概念が紹介され，大学院においてその教育が開始された[1].　そして，1996年に日本看護協会の専門看護師（certified nurse specialist：CNS）の認定制度が始まり，同年，精神看護分野のCNSが2名誕生した.　このうちの一人が，精神看護領域の中のサブスペシャリティとしてリエゾン精神看護を担った.　現在，精神看護専門看護師のサブスペシャリティの1つとして，リエゾン精神看護が位置づけられている.

　リエゾン精神看護師は少しずつ増えており，主に総合病院で活動を行っている.

B.　リエゾン精神看護専門看護師の役割

　ルイス（Lewis A）とレヴィー（Levy J）[3] は，**リエゾン精神看護**の目標として次の5つの視点を挙げている.

　①精神保健の概念とその臨床看護実践への適応を実施し，教育する.
　②適切な精神科看護介入を行う.
　③看護師が質の高いケアを提供し続けられるようにサポートする.
　④看護師の専門職として個人としての自尊感情を高めることを促す.
　⑤看護師が即時に有効な介入や解決できないことに対して耐えることができるように
　　支える.

　リエゾン精神看護専門看護師は上記の目標に向かって，専門看護師の6つの役割（「実践」「相談」「調整」「教育」「研究」「倫理調整」）[4] に則り，臨床では主に以下のような役割を担っている.

　①精神科的問題を有する患者への直接ケア，または間接的な精神看護の知識・技術に
　　関する相談機能の役割
　②身体疾患，およびその治療・療養過程でストレス下に置かれた患者の対処行動の理
　　解が難しい事例に対して，諸理論を活用してアセスメントし，患者理解を促進する
　　役割
　③精神症状，精神の専門領域の言葉，治療などに慣れない身体科の看護師と精神科を
　　つなぐ，医療者間のコミュニケーションの推進の役割
　④医療チームの調整の役割
　⑤在宅での生活を見据えたアセスメントを行い，地域との連携を行う役割

⑥倫理調整の役割

⑦看護師のメンタルヘルス支援の役割

⑧精神看護に関する自身の臨床研究を行ったり，最新の研究結果を臨床活動に活用する．また，看護師の研究指導やサポートも行う．

C. リエゾン精神看護の対象者

リエゾン精神看護の主な対象者は，川名[1] が以下のように挙げている．

①総合病院の中で，身体的問題およびそれに関連した問題による負荷（ストレス）のために精神科的な症状（抑うつ，せん妄，妄想など）を起こしたり，病院の規則を守らないとか攻撃的になるなど，一般看護師の常識的な思いやり，いたわり，教育などの精神的ケアだけでは対応が難しくなった患者

②犯罪・事故・災害の被害者や，重篤な疾患の発症や診断告知後のように，心身共に危機的な状況のために一般看護師では対応困難な患者

③もともと精神疾患があるために一般看護師にとって対応が難しい患者

④これらの患者をケアすることにストレスを感じている一般看護師

身体疾患に罹患すると，生命の危機や苦痛，不自由さなどの身体の問題だけでなく，心理・社会的な問題を生じる人が少なくない．身体疾患により，仕事や日常生活上の制限，ボディイメージの変容，コントロール感の消失，経済的問題などさまざまなストレス下に置かれる．また，医療の発達に付随するさまざまな問題を抱える人も少なくない．臓器移植に伴う複雑な心理・身体・精神状況，複数ある治療選択肢への迷いや不安，植え込み型除細動器や補助人工心臓など医療機器の発達に伴う精神的問題への介入や，遺伝疾患に関連する不安や家族も絡む問題に対しては遺伝専門医，遺伝カウンセラーなどと連携した精神的支援が求められる．

このような身体的問題に関連した要因から，抑うつ，不安，せん妄などの精神科的な症状を呈し，精神看護の専門的対応が必要になることがある．また，これまで用いてきた対処機制ではうまく対応できなくなる人がおり，ストレスによりもともともっている性格傾向が強化され，神経質な人はより神経質になって細かなことを看護師に要求してきたり，不安などを背景にした怒りが看護師に向けられたりすることも少なくない．リエゾン精神看護専門看護師はこのような人々を対象に，精神症状，心理状態を理解するための諸理論を活用し，患者・家族をバイオ・サイコ・ソーシャルにアセスメントして直接介入を行っている．

D. リエゾン精神看護専門看護師の活動

リエゾン精神看護専門看護師は，前述の役割の遂行のため，看護師からの相談依頼によるコンサルテーション，定期的な病棟ラウンド，せん妄の予防・早期介入などのリエゾン活動，看護スタッフへの精神看護に関する教育・研究などのさまざまな活動を行っている．

活動の比重は，所属する施設の体制やニーズ，個々の活動の方針に応じて異なっている．また，2012年からは，診療報酬に精神科リエゾンチーム加算が算定されるようになり，精神科リエゾンチームのメンバーとしての活動を行う場合もある．

　以下，主な活動について述べる．なお，精神科リエゾンチームでの活動については，第Ⅰ章4節F「精神科リエゾンチームと看護師の役割」を参照されたい．

1 ● コンサルテーション

　コンサルテーションは，主に看護スタッフからの相談に応じているが，他職種からの相談を受けることもある．リエゾン精神看護専門看護師は，コンサルテーションの概念をもとに，コンサルテーションプロセスを経て，コンサルタントとして相談者への対応を行っている．

a. コンサルテーションのプロセス

　野末[5]は，コンサルテーションのプロセスを8段階で示している．最初の段階として，①リエゾン精神看護専門看護師の広報活動，依頼方法などのコンサルテーションの導入から始まり，②安心して話せる雰囲気づくり，③問題に取り組むための基盤づくり，④問題の明確化，⑤目標設定，⑥具体的対策の提案と検討，⑦コンサルテーションの総合評価，⑧フォローアップを挙げている．リエゾン精神看護専門看護師は，このコンサルテーションのプロセスを踏みながら，患者への直接ケアとして精神看護の知識と技術を用いた面接やリラクセーションなどを行う．また，直接には患者にかかわらず，患者の精神・心理状態の分析内容やケアについての看護スタッフへの相談を中心に行う間接的ケア活動も行っている．具体的な活動内容は，本章1節の事例を通してイメージしていただきたい．

　問題の分析を行う際には，患者自身の問題だけでなく，患者を取り巻く家族，身体科の医師，看護師などの医療スタッフ，医療チームも含めて包括的にアセスメントを行っている．多くの専門職からなるチームがあることのメリットとともに，デメリットも混在している．コミュニケーションの問題や，各専門職・チームの方針や価値の相違によるコンフリクト（葛藤）が生じることで，治療・ケアに影響し，時には，患者の問題行動，症状としてとらえられることがある．たとえば，医療チーム内の意見の違いが患者に伝わることで患者が混乱し，不安の増強がみられることもある．そのため，効果的なチーム医療の推進は患者ケアには欠かせない．リエゾン精神看護専門看護師だけが行う必然性はないが，互いの専門性を尊重し，それぞれの役割の確認，目的・方向性の確認を行いながら連携，調整を行っていくことは大切な役割である．

b. 看護師の陰性感情への気づきを促す

　また，看護師の患者に対する陰性感情が，本来の看護師のケアをうまく機能させなくすることがある．たとえば，患者からの暴言・暴力を受けた看護師は，怖さから萎縮してしまう，気持ちに寄り添うことが難しくなるなど，普段行っているケアが十分に機能できなくなることがある．暴言・暴力は，患者自身が要求をかなえるための操作性であったり，その裏にある一次感情としての不安や恐怖などの表現であったり，せん妄などの意識障害，薬剤性の感情コントロールの問題などいくつかの原因が背景にある．そのため患者理解と看護師自身の感情に気づくことで，本来もっている看護の力が戻ってくることがある．

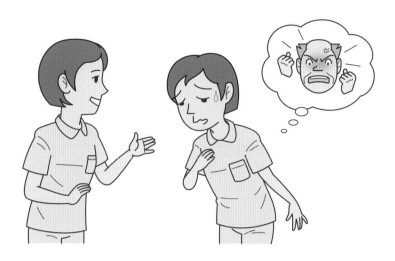

　リエゾン精神看護専門看護師は，このように直接患者にかかわるだけでなく，看護師の本来もっている力を引き戻す，または，精神看護の分野で知識・技術が不足している部分を教育的にかかわることで，看護師の精神看護分野の知識・技術の向上に貢献することも大切な役割であり，活動の1つである．

2 ● 看護相談外来

　外来での看護相談もリエゾン精神看護専門看護師の活動の1つであり，外来通院中の患者の相談や，入院中から継続での看護相談外来を行っている．

　外来では，精神状態の査定と精神科治療の必要性の判断や，精神的問題への介入などの相談依頼に対する身体科外来での面接を行い，必要に応じて精神科医への橋渡しを行っている．また，入院時にかかわった患者で，継続して直接ケアが必要と判断されれば，患者のニーズに応じて精神科外来での面接を行っている．昨今，平均在院日数の短縮化が進み，外来治療の推進，たとえば，通院での抗がん薬治療が多くなっているなど，入院時だけでなく，治療経過を通しての介入も重要となってきている．入退院を繰り返す患者への精神面の継続看護の視点からも重要な活動と考える．

　また，精神科外来でのリエゾン精神看護専門看護師の面談は，精神科医の診察と合わせて予約され，そこでの看護相談外来と精神科医との協働ケアの役割もある．

　外来での主な役割・活動を以下にまとめた[6]．

①相談依頼の目的と患者の状態に応じた，精神症状のアセスメント，精神療法的アプローチ，精神科医や他の診療科および社会支援部門との調整機能などの役割
②入退院を繰り返す患者の継続的ケア，在院日数の短縮化に伴う入院と外来治療での継続した精神ケアの役割
③精神科医との協働ケアの役割：診療，看護ケアのお互いのサポートにもなり，精神科リエゾンチームとしての治療・ケアが円滑に行える．この結果，患者・家族を含めたチーム医療が促進される．

3 ● 看護師のメンタルヘルス上のサポート

　看護スタッフのメンタルヘルスのサポートは，看護師自身の精神衛生上から必要であることはもちろんであるが，看護ケアの質，医療安全の観点からも重要である．新人看護師のリアリティショック，配置転換による職場への適応困難，看護師としてのアイデンティティの揺れ動き，人間関係上の問題やプライベートの出来事などから，精神的不調をきたした看護師の相談・介入を行っている．

　ストレスにより引き起こされる不眠や抑うつ症状などは，注意力の低下，学習意欲の低下などを引き起こし，インシデントの増加とも関連している．その結果，さらに看護師のストレス要因が増えることにもなり，介入と共に予防活動も重要である．産業医，産業カウンセラーが常駐し，相談内容に応じて役割分担を行い，看護師のメンタルヘルスサポートを担っている施設もある．

　"看護師は感情労働"といわれるように，日々の臨床で感情を揺さぶられることが多い．患者の状態が改善したり，感謝を伝えられたり，やりがいを感じたときのポジティブな感情だけでなく，患者からの暴言・暴力による傷心，患者ケアの中で抱く不全感や無力感，患者への陰性感情なども抱く．リエゾン精神看護専門看護師は，コンサルテーションを通して，これらに対して，個人，看護チームを対象にカンファレンスなどを介してメンタルヘルスのサポートを行っている．患者理解だけでなく，看護師自身の感情面にも焦点を当て自己理解を深めること，お互いの気持ちを話し合うことは，自分自身だけでなく他の看護師も同様に悩んでいたことを知ることできる場にもなる．カンファレンスでは，グループ療法のアプローチなどを活用した活動も行っている．

4 ● 地域連携

　平均在院日数の短縮化，在宅医療の推進などから，病院だけでは完結しない問題は多くなっている．そのため，地域支援者との連携，治療・ケアの継続は重要な課題である．身体疾患と共に精神科的問題を抱える患者が在宅に移行する際に，多職種と共に地域カンファレンスに参加し，在宅での問題点・課題を検討して，地域につなげていく役割・活動を行っている．訪問診療を行っている精神科医の北田[7]は，精神科と地域連携での臨床課題として，「身体合併症問題」と「精神科未治療・治療中断者に対するアウトリーチ」支援を挙げており，少しずつリエゾンの分野でのアウトリーチ活動（II巻第VIII章4-5節参照）が行われてきており，これからさらに求められる領域であると考える．

　また，総合病院では，精神疾患を合併した患者の地域からの受け入れや，他施設の精神科病院入院中の患者の受け入れの問題もある．精神疾患を合併していると，受け入れを拒否されることがあるが，患者の精神科的評価や精神科リエゾンチームでの支援があることで，身体・精神の問題に医療チームで取り組むことができる．とくにリエゾン精神看護専門看護師が身体科の看護師から患者ケアについての相談・不安に対応することで，身体・精神の連携した看護ケアが提供されると考えられ，このような観点からも地域連携の推進は重要な役割・活動である．

　主なリエゾン精神看護専門看護師の役割・対象者・活動を述べたが，それぞれが所属す

る組織のニーズ，組織背景によって，対象者や活動内容は異なる．患者のコンサルテーション活動，精神科リエゾンチームのメンバーとしての活動を主に行っている人や，看護師のメンタルヘルスを担う役割の組織のニーズが高い施設の場合は，対象者の多くが看護師であることも多いと考えられる．また，教育的，管理的役割を求められる場合もある．

▌引用文献▌

1)　川名典子：リエゾン精神看護師とは．看護学テキストNiCE精神看護学Ⅰ，第2版（萱間真美，野田文隆編），p.80 84，南江堂，2015
2)　萬谷智之，井上真一，山脇成人：コンサルテーション・リエゾン精神医学の歴史と定義．リエゾン精神医学とその治療学（山脇成人編），p.3-4，中山書店，2003
3)　Lewis A, Levy J：Psychiatric liaison Nursing, p.7, Reston, 1982
4)　日本看護協会：専門看護師，〔http://nintei.nurse.or.jp/nursing/qualification/cns〕（最終確認：2021年9月6日）
5)　野末聖香：リエゾン精神看護師によるコンサルテーションプロセス．リエゾン精神看護―患者ケアとナース支援のために（野末聖香編著），p.222-234，医歯薬出版，2004
6)　白井教子：リエゾン精神看護専門看護師と精神科リエゾンチームでの活動について．日本精神保健看護学会誌**23**（2）：114-120，2014
7)　北田志郎：在宅医療を主とした内科診療所における精神疾患を有する患者の割合と精神科医の関与．日本社会精神医学会雑誌**26**（1）：70-77，2017

学習課題

1．リエゾン精神看護が発展した歴史や背景を考えてみよう．
2．リエゾン精神看護の対象者について考えてみよう．

索　引

看護学テキスト NiCE

精神看護学Ⅰ　こころの健康と地域包括ケア（改訂第3版）
現代に生きる人々のこころの健康を支える

2010 年 2 月 1 日	第 1 版第 1 刷発行	編集者 萱間真美，稲垣　中
2015 年 3 月 20日	第 1 版第 6 刷発行	発行者 小立健太
2015 年12月10日	第 2 版第 1 刷発行	発行所 株式会社 南 江 堂
2020 年 9 月 5 日	第 2 版第 6 刷発行	〒113-8410 東京都文京区本郷三丁目 42 番 6 号
2022 年 1 月 20日	第 3 版第 1 刷発行	☎(出版) 03-3811-7189 (営業) 03-3811-7239
2024 年 2 月 20日	第 3 版第 3 刷発行	ホームページ https://www.nankodo.co.jp/

印刷・製本　三美印刷

Ⓒ Nankodo Co., Ltd., 2022